AF369805

DE

L'ONANISME

ET DES AUTRES

ABUS VÉNÉRIENS.

TYPOGRAPHIE DE A. PINARD,

QUAI VOLTAIRE, 15.

DE
L'ONANISME

ET DES AUTRES

ABUS VÉNÉRIENS

considérés dans leurs rapports

AVEC

LA SANTÉ.

PAR

M. LE DOCTEUR **Léop. DESLANDES.**

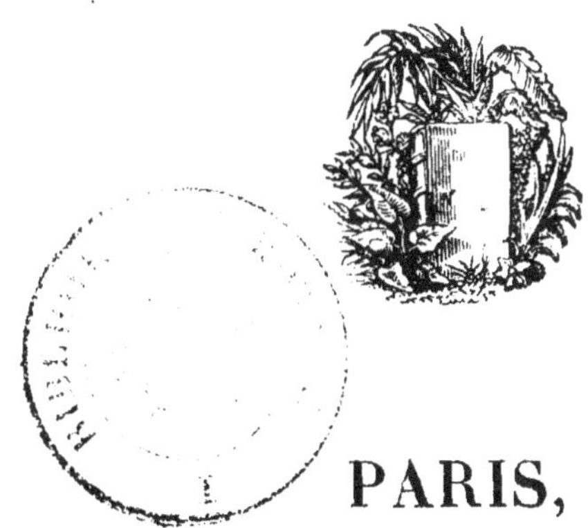

PARIS,

CHEZ A. LELARGE, LIBRAIRE-ÉDITEUR,

RUE DE SORBONNE, N° 12;

LES LIBRAIRES DE LA RUE DE L'ÉCOLE DE MÉDECINE;

ET DELAUNAY, AU PALAIS-ROYAL.

—

1835.

AVANT-PROPOS.

Quelques mots sur le but que je me suis proposé. Je n'en ai eu qu'un seul : celui de faire un exposé, selon la science, des suites que les abus vénériens peuvent avoir, et des règles qui se rattachent à ces abus. On a reproché à Tissot d'avoir, pour frapper mieux l'esprit de ses lecteurs, exagéré ses tableaux [1] : si un pareil reproche m'était adressé, comme

---

[1] Voyez, page 526, les jugemens qui ont été portés sur son ouvrage par divers auteurs.

il supposerait des intentions que je n'ai pas eues, d'avance je le repousse. Dire la vérité entière sur mon sujet, et la dire clairement, voilà tout ce que j'ai voulu : je ne m'adresse qu'aux lecteurs qui la désirent et peuvent la comprendre; ceux-là qui me liront, se trouveront donc trai-tés, s'ils sont des gens du monde, comme des médecins, et, si ce sont des jeunes gens, comme des hommes. J'estime, au surplus, que, dans les matières dont je traite, le langage de la vérité est tou-jours le meilleur, attendu qu'il porte en soi tout ce qu'il faut pour effrayer ceux-ci, pour rassurer ceux-là, et, conséquem-ment, pour prévenir les excès, les arrêter, et rendre calme quand on ne s'y livre plus. La fausse vérité, c'est-à-dire l'exagé-ration ou l'erreur, pourrait seule avoir des dangers : la vérité proprement dite n'en aurait que pour ceux qui la saisiraient mal. Aussi était-ce un devoir pour moi, après avoir tâché d'être vrai, de tâcher d'être clair : on pourra dire que j'ai manqué ce double but ; mais, quel que soit l'effet moral de mon ouvrage, ce reproche est le seul qui pourra m'être adressé.

DE

L'ONANISME

ET DES AUTRES

ABUS VÉNÉRIENS.

PREMIÈRE PARTIE.

EFFETS DES EXCÈS VÉNÉRIENS.

La faculté que possède l'homme de se livrer à l'acte vénérien est-elle susceptible d'abus? ou, en d'autres termes, peut-il, par l'usage qu'il fait de cette faculté, causer à sa santé ou à sa constitution un dommage quelconque? Qu'il me suffise de dire sur cette question que jamais aucun auteur ne l'a posée, que jamais il ne s'est trouvé en aucun temps, en aucun pays, d'intelligence assez aveugle pour ne pas voir, près des jouissances vénériennes, les excès vénériens, et que l'idée qu'on peut se nuire par la masturbation ou le coït, est du petit nombre de celles qui ont passé devant les esprits faux de toutes les époques, sans qu'il s'en trouvât un seul qui pensât même à la contester.

L'acte vénérien peut donc être nuisible. Mais l'est-il souvent et beaucoup? Cette question est la seule qu'on ait débattue, qu'il y avait à débattre. Qu'ils sachent donc, ceux qui se persuadent que les jouissances vénériennes n'ont de lendemain que pour le souvenir; que, trompés par leurs désirs, par leurs besoins peut-être, ils marchent en aveugles vers une limite funeste, plus ou moins proche sans doute, mais qui toujours existe, et que dépassent plus vite ceux qui n'y croient pas.

Généralement on pense que les excès vénériens, et particulièrement ceux de la masturbation, contribuent dans une proportion considérable aux maux de l'humanité. Sur ce point, il existe un accord presque unanime entre les auteurs. Quelques uns même considèrent cette cause de maladie comme une des plus actives, des plus funestes. « A mon avis, dit M. Réveillé-Parise, ni la peste, ni la guerre, ni la variole, ni une foule de maux semblables, n'ont de résultats plus désastreux pour l'humanité que la funeste habitude de la mastur-

3

bation ; c'est l'élément destructeur des sociétés civilisées , et il est d'autant plus actif qu'il agit continuellement et mine peu à peu les populations [1]. »

Les dangers de ce genre d'excès n'ont été contestés par personne. Cependant plusieurs auteurs ont estimé qu'il y avait quelque peu d'exagération dans ce qu'on a écrit à cet égard. Ainsi Montègre a dit « qu'il pensait qu'on avait *quelquefois* exagéré les inconvéniens, *très réels cependant*, attachés aux jouissances prématurées [2]. » Georget a émis une opinion analogue. Suivant lui, la plupart des auteurs, et entre autres Tissot, ont beaucoup exagéré les effets de la masturbation [3]. On voit avec quelle réserve ces auteurs s'expriment. Le mal que fait cette habitude est grand, disent-ils, mais on l'a fait plus grand encore qu'il n'est réellement. Examinons ce qui les a portés, eux et quelques autres, à considérer comme outrées les craintes qu'elle inspire : nous verrons par quels raisonnemens ils ont été conduits à se rassurer un peu, et s'ils ont eu raison de se rassurer ainsi.

[1] *Revue médicale.* Avril 1828, p. 93.
[2] *Diction. des Sciences médicales*, t. VI , p. 100.
[3] *Physiologie du système nerveux* , t. Ier.

Ce qui avait surtout frappé Montègre, c'est l'exemple d'individus livrés à la masturbation dès l'enfance, et qui cependant étaient parvenus, pleins de vigueur et de santé, à un âge que le commun des hommes n'atteint pas, ou n'atteint que pour en sentir le fardeau. Mais ne voit-on pas aussi de vieux soldats que le boulet n'a jamais touchés? Or, que prouvent ces faits, sinon que de tels individus existent? On a dit encore que préoccupés de leurs lectures, où ils n'ont trouvé que les cas les plus graves, attendu que ceux-là seulement ont le privilége de l'impression, beaucoup de médecins ont attribué des proportions trop fortes à la gravité des maux que cause l'onanisme. Mais cette préoccupation admise, ne devrait-on pas aussi en conclure qu'elle a dû souvent empêcher qu'on rapportât à cette habitude les affections peu graves qu'elle avait produites ? Qu'en attendant la consomption dorsale, l'épilepsie, la paralysie, la perte de la vue, etc., etc., on a dû laisser souvent passer des maux moins dangereux, sans en suspecter l'origine ? Combien de fois, par exemple, n'a-t-on pas ignoré la vraie cause de ces affections à caractère changeant, à figure peu déterminée, que chaque jour ramène, qui inquiètent d'abord, mais avec lesquelles on se familiarise bientôt ; qui sont moins le signe d'une maladie ayant son nom, sa place parmi les autres maladies, que l'indice des atteintes que la constitution a subies ; de ces affections, enfin, qui, paraissant naître devant une multitude d'influences, sont rapportées à chacune d'elles? Et cependant il est bien constant, comme nous le verrons plus tard, que ce genre d'affection est celui que présentent le plus souvent les individus qui ne se livrent que depuis peu de temps à la masturbation, qui s'y abandonnent rarement, ou dont la constitution résiste bien à ce genre d'excès.

On fait aussi un appel à l'observation directe ; on l'a mise en demeure d'évaluer le nombre des victimes de la masturbation. Dépouillez vos souvenirs, a-t-on dit; cherchez-y tout ce qu'une longue pratique y a laissé de traces : vous y trouverez sans doute des exemples déplorables et même nombreux des maux que l'onanisme traîne après lui : mais ce nombre, si grand qu'il soit, approche-t-il de celui des individus qui s'abandonnent à ce vice ? Il est peu de personnes qui ne se soient adonnées à la masturbation : eh bien, s'en trouve-t-il beaucoup dont elle ait vicié la constitution et détruit la santé? Convenez donc que si les plaisirs prématurés, si les jouissances trop fréquemment et inconsidérément répétées, peuvent nuire souvent et quelquefois nuire beaucoup, ceux-là qu'elles ont laissés vivans sont en grand nombre, et qu'il y a plus de distance que généralement on le croit, de l'usage à l'abus.

Cette manière de compter les blessés et les morts a quelque chose de spécieux, mais elle est vicieuse en ceci, qu'elle ne tient aucun compte de ce qui a échappé à l'observation, de ce qu'elle n'a pu saisir. Assurément, tout compte fait, chaque praticien a vu plus de masturbateurs que de victimes de la masturbation : mais aussi, combien de circonstances ont soustrait à ses regards des maux qu'elle avait causés, ou bien l'ont empêché de remonter à leur origine ? Déjà nous avons signalé l'influence que ses lectures, ses préoccupations ont pu avoir sous ce rapport : à cette cause d'erreur nous pouvons en ajouter d'autres. Combien de malaises, d'incommodités, pour lesquelles on ne se présente pas au médecin, que l'on supporte en secret ou que l'on traite soi-même ! Combien de praticiens qui s'évitent la peine de remonter aux causes immédiates ou éloignées des maladies qu'ils observent, qui se bornent à les traiter sans se demander d'où elles viennent ! Combien d'autres qui apportent dans ce genre de recherches un scepticisme qui le rend presque toujours stérile, ce qui décourage bientôt de s'y livrer ! Combien de fois n'a-t-on pas attribué des maladies résultant de l'onanisme à des causes fort innocentes du fait, aux causes qui étaient signalées, soit par des personnes abusées et sans méfiance, soit par le malade lui-même qui est ou se croit intéressé à donner le change sur le principe de ce qu'il éprouve ! Combien de fois le praticien ne s'est-il pas abstenu d'émettre, pour s'éclairer, des doutes que tous les parens entendent avec déplaisir, que la plupart repoussent avec empressement et presque comme un outrage ! Combien de fois n'a-t-il pas retenu des questions nécessaires, dans la crainte de blesser la pudeur d'un jeune sujet, de lui apprendre ce que peut-être il ignore, ou au moins d'exciter en lui une curiosité dangereuse ! Enfin, combien de fois est-il arrivé que ses doutes se sont évanouis devant l'art avec lequel les masturbateurs, même les plus jeunes, savent dissimuler une habitude dont secrètement ils rougissent ! Et l'on voudrait que le médecin, entouré de tant de causes d'erreurs, procédant en statisticien au compte de ses souvenirs, évaluât, d'après eux, la somme totale des maux que l'onanisme et les excès de même sorte répandent sur l'humanité ! Une telle méthode conduit inévitablement à prendre la partie pour le tout, et conséquemment à se faire une idée rétrécie du tout. C'est précisément parce qu'ils l'ont suivie, parce qu'ils ont tenu pour n'existant pas le mal qu'ils ne saisissaient pas, que plusieurs auteurs se sont trouvés dans le cas, non de nier les inconvéniens et les dangers des excès vénériens, mais de leur en supposer moins qu'ils n'en ont réellement.

A Dieu ne plaise que je conteste l'utilité de l'observation directe, que je prétende qu'il faille la négliger. J'ai seulement voulu dire qu'en lui donnant trop de portée, on se trouve conduit à des conséquences fausses et qui pourraient inspirer une sécurité dangereuse. Le médecin qui commet cette faute, raisonne comme le masturbateur, qui, ne sachant discerner, soit chez ses camarades, soit en lui même, les effets de sa pernicieuse habitude, en conclut qu'elle est innocente et qu'il peut s'y abandonner sans réserve. L'observation des maladies causées par la masturbation a pour utilité principale de déterminer *quelles sont celles qu'elle peut produire et quelle est la fréquence relative de chacune d'elles.* Assurément, on peut aussi, d'après ce que l'observation montre, se faire une idée plus ou moins juste de ce qui échappe : mais ce n'est qu'*à priori*, par induction, qu'il est possible d'estimer l'étendue des maux qu'engendrent les abus vénériens. *Le mal que ces abus font ne peut être évalué que d'après celui qu'ils peuvent faire.* Ce n'est qu'après avoir étudié l'appareil générateur dans ses rapports avec les autres organes, apprécié l'influence qu'il exerce sur eux, supputé le désordre que, dans certaines circonstances données, son action est susceptible de produire, que l'on peut dire combien l'abus de cet appareil porte en lui de malaises, de maladies, d'infirmités, de dangers de toute sorte. Cette étude va nous occuper d'abord. Ensuite nous exposerons ce que l'observation directe a fait connaître sur les affections diverses qui résultent des excès vénériens.

CHAPITRE PREMIER.

Abuser de la masturbation, du coït, c'est abuser des organes qui servent à l'exécution de ces actes, des *organes génitaux* [1]. Ceux-ci sont mis alors dans un tel état qu'ils deviennent, pour le reste du corps, une source de désordres, des agens de détérioration, de maladie. Or, quelle est leur puissance à cet égard? Mis dans le cas de faire du mal *peuvent-ils* en faire beaucoup? Telle est la question que nous allons étudier *à priori* dans ce chapitre.

Le mal que les organes génitaux peuvent faire au reste du corps quand on en abuse, est la conséquence naturelle de l'influence qu'ils exercent quand on n'en abuse pas. Ce mal est en raison directe de cette influence :

---

[1] Les organes génitaux sont, chez la femme, la vulve, le clitoris, le vagin, la matrice, les trompes et les ovaires. Ceux de l'homme sont la verge, les conduits séminifères et les testicules.

c'est donc par elle qu'on doit le mesurer. Il est clair, en effet, que si les divers organes ont, dans l'état ordinaire, des degrés différens de puissance, ils doivent, quand ils deviennent nuisibles, l'être à des degrés différens. Cherchons donc à évaluer celle que possèdent les organes génitaux. S'il est démontré que lorsqu'ils ne sont qu'à l'état de repos, d'éveil ou d'usage, leur influence sur les autres fonctions est dejà considérable, la question de ce qu'ils peuvent faire quand on les met à l'état d'abus, sera jugée. On ne pourra se refuser d'admettre que des organes dont le pouvoir s'étend sur toutes les parties du corps humain, dont la manière d'être sert en quelque sorte de régulateur à celle des autres, qui ne peuvent sentir, agir, fonctionner enfin, sans que les autres prennent part à ce qui se passe en eux ; que de tels organes, dis-je, quand on s'en est fait des instrumens de désordre, ne puissent en causer beaucoup.

Les organes génitaux s'offrent à l'observation sous trois états, le premier est celui *de repos*. Alors ils se bornent à vivre, ne se révèlent par aucune sensation spéciale et ne procèdent point à l'acte vénérien. Au second état, ils sont devenus le siége, le foyer de sensations plus ou moins vives et qui ont pour caractère particulier d'inviter, de pousser, de contraindre avec plus ou moins d'empire à cet acte : chez les animaux, cet état se nomme *le rut;* dans notre espèce il n'a reçu de nom particulier que lorsque, poussé au dernier degré d'exagération, il constitue une maladie. C'est alors le *Satyriasis*, la *Nymphomanie :* je l'appellerai *état d'éveil.* Le troisième est celui *d'action :* c'est l'état où sont les organes génitaux quand ils exercent leurs fonctions spéciales, quand ils accomplissent l'acte vénérien. Alors ils ne se bornent plus à *vivre* comme dans le premier état, à *sentir* comme dans le second; *ils agissent,* puis ensuite ils rentrent dans un des états précédens, et particulièrement dans le premier; ils se reposent. Tels sont les trois aspects sous lesquels nous allons envisager ces organes. Ajoutons, pour rendre l'intelligence de ce que nous avons à dire plus facile, quelques définitions à celles qui précèdent. La faculté de mettre les organes génitaux en état d'action, est la *faculté vénérienne;* cette mise en action est *l'acte vénérien.* Si cet acte résulte du concours des deux sexes, il y a *copulation, coït.* S'il est la conséquence de manœuvres solitaires, alors il reçoit divers noms dont les plus employés sont ceux de *masturbation, onanisme.* L'acte vénérien, qu'il ait lieu ou non avec le concours des sexes, peut ne pas être ou être nuisible. Quand, à un degré quelconque, il l'est, il y a *excès vénérien, abus des organes génitaux.* Ce sens est le seul que, dans cet ouvrage, nous attacherons à ces manières de s'exprimer; car, si au point de vue de la morale et de la religion, le seul fait de la copulation dans certains cas et de l'onanisme toujours, constitue un vice, un excès, un abus, le médecin ne doit les qualifier ainsi que lorsqu'ils peuvent être la cause d'un dommage quelconque pour la santé.

§ I. **Puissance des organes génitaux considérés à** *l'état de repos.*

On pourrait croire que ces organes, alors qu'ils sont à cet état, qu'on n'en fait ni usage, ni abus, que le sens vénérien y sommeille, qu'ils paraissent n'être occupés que d'eux-mêmes, de leur développement, de leur nu-trition, que ces organes, dis-je, ne prennent aucune part ou n'en prennent qu'une très faible à ce qui se passe autour d'eux : on se tromperait beaucoup. Nous allons voir que cette vie sourde qui les anime, suffit déjà pour les rendre un foyer puissant d'action ; que tous les autres organes, tous, lui doivent une partie de leur manière d'être, de leur configuration, de leur substance. Par là nous pourrons juger de ce que peut l'appareil générateur quand il s'est éveillé, quand, de la main ou autrement, on a porté son action au plus haut degré qu'elle puisse atteindre.

Considérez l'eunuque d'enfance, l'homme qui n'a jamais eu d'organes génitaux, dont le corps, l'esprit et le cœur, se sont développés sans éprouver leur influence ; cherchez, en le comparant aux autres hommes, ce qui lui manque : car sous les rapports physique, intellectuel et moral, il doit lui manquer tout ce dont ces organes l'auraient pourvu. Cette étude vous révélera leur puissance, en vous montrant toute la distance qui sépare l'homme, au développement duquel ils ont présidé, de celui qui a dû se développer sans eux.

Jamais les eunuques n'ont une haute stature : souvent même ils sont petits, et quelquefois très petits. Une femme de 52 ans, privée de matrice, et dont l'appareil génital fut présenté à l'Académie de Médecine le 28 mai 1826, par M. Renauldin, n'excédait pas trois pieds et demi de hauteur. Les membres des eunuques, quand ils ne sont pas gonflés de liquides blancs, sont généralement grêles et mal développés. Leurs os n'acquièrent ni l'étendue, ni la forme qu'ils présentent communément, ainsi que l'ont remarqué un grand nombre d'observateurs, particulièrement M. Mojon de Genève [1]. Ce défaut d'accroissement est bien plus remarquable encore dans le larynx. Cet organe qui, à la puberté, acquiert ordinairement les deux tiers de son volume, reste comme dans l'enfance : aussi la voix conserve-t-elle, chez les eunuques, ce timbre aigre qu'elle a chez les jeunes gens, et n'acquiert un peu plus de force que parce que la poitrine s'agrandit. Non seulement les divers tissus prennent moins de développement, mais il en est qui ne se développent pas du tout. Ainsi chez les eunuques point de barbe au visage, point de poils au pubis : leur peau reste nue comme au jeune âge. Les organes génitaux interviennent donc puissamment dans le travail de la nutrition, puisque, lorsqu'ils manquent, l'accroissement se fait mal, ou ne se fait pas. Mais cette

---

[1] Alibert, *Nouveaux élémens de thérapeutique,* 3ᵉ édit., t. II, p. 515.

intervention se manifeste encore par les caractères que les divers tissus présentent quand ils ont été soustraits à l'action des parties génératrices. Pour saisir ces caractères, il suffirait de comparer la chair des animaux qui ont subi la castration à celle des autres ; par exemple, de comparer, sous ce rapport, le bœuf au taureau, le mouton au bélier, le chapon au coq, etc., etc. Chez l'eunuque, ces caractères ne sont pas moins saillans. Son organisation est en quelque sorte stationnaire. Arrivé à l'âge adulte, il conserve en grande partie les attributs physiques de l'adolescence ; et puis, quand il les perd, c'est pour revêtir peu à peu, et sans passer par la virilité, ceux de la vieillesse. Ce sont donc les organes génitaux qui, chez l'homme non mutilé, colorent et affermissent la peau, donnent aux chairs plus de consistance, de fermeté, et qui peu à peu dégagent le tissu cellulaire de ces fluides blancs sous lesquels on cherchait en vain les saillies des os et des muscles. L'organisation de l'eunuque est donc inachevée, incomplète. Des organes qui auraient dû paraître à l'époque de la puberté ne viennent pas ; d'autres n'acquièrent qu'une portion de la substance qu'ils auraient dû avoir : tous conservent une partie des caractères qu'ils auraient dû perdre, et sans prendre ceux qu'ils auraient dû acquérir. Ces faits sont d'une haute importance. Leur étude, mieux que toute autre, indique l'étendue des maux que causent les excès vénériens; car les organes, dont le masturbateur, dont le libertin abusent, sont ceux-là mêmes qui prennent une part si active, si profonde à la vie intérieure de tous nos tissus, qui leur impriment ce cachet de virilité dont l'eunuque reste toujours dépourvu.

Considérez-le maintenant dans sa vie de relation; cherchez en lui l'homme actif, sensible et pensant. Sous ce rapport aussi, combien a-t-il perdu! il est mauvais marcheur, nonchalant, sans énergie: vous le verrez coudre ou broder, mais soulever de lourds fardeaux, jamais. Non moins que la mollesse de ses chairs et la blancheur de sa peau, son insensibilité, son apathie, font de lui le type vrai du tempérament lymphatique. Il a conservé de l'enfance cette disposition que donne la faiblesse, à s'émouvoir, à trembler pour la moindre cause: aussi est-il timide et pusillanime jusqu'à la lâcheté. Privé de ce quelque chose intérieur qui rend l'ame gaie, il est morose, ennuyé. Ces sentimens qui rattachent l'individu à ses semblables, qui le rendent capable d'attachement, d'amour, de dévouement; il en est dépourvu. Il ne vit, il ne végète que pour lui-même; c'est l'égoïste parfait. S'il éprouve quelques sentimens, c'est la haine ou l'envie; ce sont enfin des sentimens répulsifs : mais le plus souvent il n'en éprouve pas ou n'en éprouve que de très faibles. La bassesse, les crimes de l'eunuque, viennent moins en effet des sentimens qu'il a que de ceux qu'il n'a pas. Son esprit, ayant comme son corps et son cœur, manqué de sève, est aussi resté en ébauche. Il n'a qu'une intelligence médiocre, et jamais on ne le voit ni concevoir de grandes choses, ni les exécuter. Ce tableau, qu'on le sache bien, n'est pas une œuvre faite à plaisir; il est la conséquence exacte d'observations recueillies en tous temps, dans tous lieux et sur toutes les espèces d'eunuques. Un d'eux, que **M.** Bedor a observé, résumait en lui les principaux traits de ce tableau. C'était un eunuque de naissance que la conscription avait fait soldat. Il avait l'air humble et languissant; ses yeux couverts et enfoncés paraissaient n'oser soutenir les regards des autres ; loin d'être belliqueux, il était timide, pusillanime, craignant les morts et surtout l'obscurité. De son propre aveu il n'avait jamais eu d'attachement pour personne, même dans sa famille; mais aussi il était incapable d'aversion. La musique ne lui plaisait pas, et jamais l'idée de chanter ne lui était venue : enfin il n'éprouvait aucune sorte de jouissance. Du reste il ne se plaignait pas de son sort. Il avait une intelligence bornée, un langage obscur, incorrect, et l'éducation avait si peu de prise sur lui, que bien qu'il ait vécu depuis un an dans les casernes, il n'avait rien contracté des habitudes morales du soldat [1].

Tel est l'eunuque. L'opérateur, en le mutilant, a mutilé son cœur, ses sens, son esprit. Le développement des forces morales et intellectuelles est donc attaché, comme celui du corps, à l'existence des organes générateurs. Vous priveriez un enfant d'un membre, de ses quatre membres, c'est-à-dire de la moitié au moins de sa substance, qu'il continuerait de se développer comme si cette ablation n'eût pas eu lieu. Mais otez-lui ses testicules; tous ses tissus, toutes ses facultés, porteront les traces indélébiles de cette mutilation. Ces or-

---

[1] *Journal de méd. chir. et phar.*, t. **XXV**, p. 75.

ganes sont donc, à eux seuls, une puissance plus forte que ses quatre membres à la fois Eh bien, c'est d'elle, c'est de cette puissance que le masturbateur se joue dès son enfance, à chaque instant, sans scrupule, sans mesure. Est-il besoin maintenant de suivre ce jeu dans ses chances funestes pour le déclarer dangereux ?

C'est encore à l'influence que les organes générateurs exercent sur les autres, que les sexes doivent les insignes généraux qui les séparent. Soumise à un appareil génital différent, leur organisation présente une manière d'être, d'agir et de sentir différente. Aussi voyez les caractères sexuels, peu marqués au moment de la naissance, se prononcer davantage à mesure que les parties génératrices se développent, devenir tout à coup profondes lorsque la puberté éclate, être à leur plus grande distance quand ces parties sont parvenues à l'état parfait, et s'effacer dans la vieillesse. La destruction des testicules chez l'homme et des ovaires chez la femme, a pour effet d'empêcher le développement régulier, ou même d'altérer les insignes spéciaux de la sexualité. Déjà nous avons vu que cette destruction effémine l'homme; ajoutons qu'elle *virilise* la femme, qu'elle lui donne des caractères qui, dans l'ordre naturel, sont l'apanage exclusif du sexe masculin. C'est ce qui résulte de faits qui paraissent authentiques. Et d'ailleurs ne voit-on pas, quand l'âge vient éteindre chez les femmes l'activité des organes vénériens, mettre ces organes hors de rôle, la voix devenir rauque, prendre quelque chose de mâle, la lèvre supérieure et le menton se couvrir de poils, le caractère moral acquérir plus de fermeté, les goûts, les habitudes, se modifier beaucoup et se rapprocher de ce qu'ils sont chez l'homme? Pareille chose a lieu chez les animaux, ainsi que M. Duméril l'a observé [1].

Ce n'est pas seulement la comparaison des deux sexes qui montre que des organes génitaux différens ont une action différente. Ce fait résulte encore de l'observation de ces êtres douteux que l'on a nommés *hermaphrodites, androgynes*. Chez ces individus, les organes génitaux, troublés dans leur développement régulier, présentent des apparences équivoques et qui appartiennent en même

---

[1] *Dict. des Scienc. méd.*, art. *Continence*, p. 118.

temps aux deux sexes. Eh bien, l'organisation
de ces individus influencée autrement, se développe autrement. Fidèle à ces organes, qui
d'ordinaire lui impriment le cachet sexuel, l'é-
tat général du corps devient équivoque comme
eux, et offre un mélange, en proportions diverses, des attributs féminins et de ceux de la virilité. Ainsi, chez une fille dont Béclard a rapporté
l'histoire, et qui, entre autres imperfections
de ses parties génitales extérieures qui ren-
daient son sexe douteux, présentait une occlu-
sion complète de la vulve, et un clitoris tellement développé qu'il ressemblait à une verge,
le larynx et la voix étaient comme ceux d'un
adolescent; la lèvre supérieure, le menton et
les joues, étaient couverts d'une barbe blonde
et naissante; des poils nombreux, longs et
rudes, couvraient les membres inférieurs et
entouraient l'anus; enfin les proportions du
tronc et des membres, la conformation du
bassin, étaient celles qui appartiennent à
l'homme [1]. Il me serait facile de multiplier
des faits semblables, qui ne sont point rares
dans les auteurs. L'état général de l'économie

---

[1] *Bulletins de la Faculté de médecine*, t. IV, p. 273.

reflète donc en quelque sorte celui des parties génératrices, varie comme elles, et prend sa part des altérations qu'ils subissent. Après cela est-il étonnant de voir des libertins, des masturbateurs s'efféminer, dénaturer leur constitution en faisant de ces parties un usage qui les fatigue et les dénature ; et des filles perdre, de la même manière, leur beauté, la délicatesse de leurs formes et le charme de leur voix ?

Quand l'homme est arrivé à son développement complet, les liens qui unissent les organes génitaux au reste du corps deviennent moins apparens et probablement moins étroits que précédemment : cependant ils ne se rompent pas. Assurément la castration ne prive point l'adulte de tous les caractères, de toutes les facultés dont la puberté l'avait précédemment pourvu ; mais elle les modifie profondément. On a vu, dit-on, la barbe tomber après la perte des testicules, comme si son existence étaient liée à la leur, ainsi qu'un effet l'est à sa cause. Les facultés intellectuelles surtout perdent beaucoup de leur énergie quand les organes générateurs ne sont plus là pour l'entretenir. Il n'est pas rare de voir des mutilés tomber dans la mélancolie et finir par le suicide [1]. Une énervation bien remarquable a été observée par M. Richerand chez quelques soldats que des coups de feu avaient privés de leurs testicules. Il en cite un, entre autres, qui précédemment était renommé par son activité et sa vaillance, lequel, après sa mutilation, prit en aversion tout exercice un peu violent et se mit, pour gagner sa vie, à des travaux de femme, particulièrement à coudre des gants [2]. Rapprochez ces faits de ce qui se passe quand l'âge, ce grand opérateur, vient anéantir le principe de la virilité. Devenu vieux, est-on aussi sensible, aussi affectueux, aussi dévoué, aussi intelligent? ne revêt-on pas peu à peu les caractères généraux de l'eunuchisme? Il est donc bien vrai que les organes générateurs, même lorsqu'ils sont en repos, ne cessent à tout âge de régir sous plus d'un rapport le reste du corps humain.

Mais c'est surtout avant et pendant la puberté que ces organes méritent la plus sérieuse attention, car c'est alors qu'ils ont la plus grande somme de puissance. Cette dernière

----

[1] ORFILA, *Leçons de médecine légale*, 1823, p. 126.

[2] *Nosograph. chirurg.*, 2ᵉ édit., t. IV, p. 292.

commence avec eux, et comme eux s'accroît
chaque jour. Aussi voyez les goûts, le caractère, les aptitudes et généralement tout ce qui
distingue, au physique comme au moral, un
sexe de l'autre, se prononcer dès l'enfance.
Cette pauvreté de corps, de cœur et d'esprit
qui caractérise l'eunuchisme, se retrouve chez
les jeunes eunuques, chez ceux par exemple qui ont été mis au monde privés de leurs
organes générateurs. Ce soldat dont j'ai déjà
parlé d'après M. Bedor, avait toujours présenté la nonchalance, la langueur qui sont
ordinaires aux eunuques ; toujours il avait fui
la lutte, la course, le saut, enfin tous les exercices du jeune âge, et, ainsi que je l'ai déjà
dit, jamais il n'avait eu d'attachement pour
personne, pas même pour ses parens. L'influence des parties sexuelles commence donc
en même temps que la vie. Toutefois ce n'est
que pendant la puberté qu'elle a toute l'intensité dont elle est susceptible.

Cette époque, qui commence de douze à
seize ans dans nos climats, un peu plus tôt
chez les filles que chez les garçons, est celle où
les organes génitaux vivent le plus. Jusque-là
ils ne s'étaient développés que lentement et
d'une manière presque insensible : tout à coup

ils se mettent à croître avec une grande activité, et cet accroissement ne s'arrête que lorsqu'ils sont parvenus à l'état parfait. Ce n'est
pas ici le lieu d'entrer dans des détails sur le
travail qui se fait alors en eux : bornons-nous à
dire que son intensité est souvent si grande que
ce travail présente tous les caractères de l'inflammation. On conçoit que dans un tel état,
ces organes doivent avoir sur l'économie une
action plus puissante que précédemment,
quand leur développement était insensible, et
que plus tard quand ils ne travailleront plus qu'à
se conserver. C'est en effet, ainsi que nous allons le voir, ce que l'observation a démontré.

A aucune époque de la vie, l'accroissement
de la substance du corps ne se fait avec autant
d'activité que pendant la puberté. Les recherches de MM. Quetelet et Villermé, sur le poids
et la taille de l'homme aux differens âges [1],
ne laissent aucun doute à cet égard. Ainsi
l'augmentation annuelle du poids du corps qui,
jusqu'à la puberté, n'était que de trois livres à
trois livres et demie, monte tout à coup à cinq
et six livres quand cette période commence, et

---

[1] *Annales d'hygiène publique, etc.* Mars 1832 et juillet 1833.

va jusqu'à plus de douze livres quand elle est à son summum d'intensité. Et ce qu'il faut bien remarquer, c'est que chez les filles, dont la puberté est plus précoce que celle des garçons d'environ deux années, ce redoublement de nutrition commence aussi deux années plus tôt. Un fait analogue s'observe chez ces êtres exceptionnels, monstrueux, qui offrent dès leur première enfance les insignes de la virilité : chez eux la masse du corps est en raison directe du développement génital : aussi leur taille et leur poids sont-ils énormes. C'est ce que prouvent un grand nombre de faits rapportés par les auteurs, et particulièrement par Moreau de la Sarthe[1], Fages de Cazelles[2], J. Gordon Smith[3], Gedike[4], Meckels[5], Dupuytren[6], etc., etc. Rapprochez maintenant ces faits de ceux que j'ai signalés en parlant de l'eunuchisme, et il restera bien démontré que la puissance des organes génitaux sur la

---

[1] *Journal de méd. chir. et pharm.*, t. XII, p. 274.

[2] *Anc. Journal de méd.*, t. X, p. 37.

[3] *Bibl. méd.*, t. LXXVIII, p. 406.

[4] *Bibl. méd.* Septembre 1826.

[5] *Id.* Janvier 1829.

[6] *Bullet. de la Faculté de méd.*, t. I, p. 148.

nutrition suit, dans ses variations, celles qu'ils éprouvent eux-mêmes ; que l'accroissement général se conforme au leur, qu'il avance s'il avance, et ne se fait qu'incomplétement, que mal, si le leur est empêché.

Ce redoublement d'activité des forces nutritives pendant la puberté ne se révèle pas seulement par l'augmentation de la substance du corps, il se manifeste encore par d'autres symptômes. D'abord plus de chaleur se forme dans les tissus, ce qu'indiquent surtout la facilité avec laquelle les pubères résistent au froid, et cette remarque intéressante de MM. Quetelet et Smitz, que l'été est de toutes les saisons de l'année celle qui leur est le plus funeste [1]. En même temps, des incommodités, des indispositions de toutes sortes, montrent chez la plupart des sujets, que l'influence des organes générateurs sur toutes les parties du corps peut aller jusqu'à en troubler les fonctions : ce sont des douleurs, des pesanteurs de tête, des vertiges, des étourdissemens, la rougeur du visage, des engourdissemens dans les membres, des lassitudes, de l'oppression, des

---

[1] *Annales d'hygiène publ.*, mars 1832, p. 565.

palpitations de cœur, des saignemens de nez, des crachemens de sang, des engorgemens douloureux des ganglions lymphatiques, des inflammations diverses, etc., etc. Le corps enfin répète comme un écho tout ce qui se passe dans l'appareil de la génération. Ai-je besoin d'ajouter que chez les eunuques rien de semblable n'a lieu?

Le développement aigu des parties génitales n'exerce pas moins d'influence sur les fonctions de la vie de relation, sur les facultés de sentir, d'agir et de penser. Ces facultés, dont l'eunuque est si pauvre, sont pendant la puberté dans tout le luxe de leur action. C'est l'âge de l'activité musculaire, de l'agilité. Si les pubères éprouvent quelquefois de l'éloignement pour l'exercice, cette disposition, qui tient à une hypérémie des centres nerveux, ne tarde pas à disparaître. Des sensations nombreuses, diverses, et ordinairement passagères, attestent la part que le système nerveux prend à ce qui se passe dans l'appareil générateur, part qui reçoit d'ailleurs un autre témoignage de la fréquence des affections convulsives et spasmodiques à ce moment de la vie. La susceptibilité morale est encore plus exaltée alors que la susceptibilité physique. L'es-

prit, dirigé, commandé par les impressions les
plus vives, les plus variées, les plus fugaces,
porte, laisse et reprend les jugemens les plus
opposés, adopte et veut accomplir les déter-
minations les moins calculées, et quelquefois
les plus hasardeuses. On a vu cette disposition
portée jusqu'à constituer une sorte de monomanie, tellement passagère qu'elle était presque insaisissable, et pendant laquelle cependant
dant des crimes, particulièrement celui d'in-
cendier, étaient commis. Ce fait a pour lui
l'autorité d'Osiander, de Henke, de la faculté
de médecine de Leipsick, de M. Marc et de
plusieurs autres auteurs [1]. Mais ce qui caractérise surtout l'état mental résultant du travail de la puberté, c'est la facilité avec laquelle
on partage les affections des autres; on s'in-
téresse à leurs intérêts, on s'oublie pour eux,
on sympathise avec eux. C'est le moment des
idées généreuses, ou, comme disent ceux dont
l'esprit ne subit plus l'action d'organes devenus muets, le moment des illusions. Combien, en passant par cette tempête morale,

---

[1] Voyez le Mémoire de M. Marc, sur la monomanie incen-
diaire, *Annales d'hyg.*, octobre 1833.

l'ame doit-elle recueillir de développement, d'expérience! S'étonnera-t-on maintenant de ne trouver que des intelligences faibles, des cœurs froids, des sens engourdis, chez les eunuques? Privés de ces organes qui, à l'époque de la puberté, impriment une secousse si forte, ils ne l'ont pas ressentie : le plus actif de tous les excitans moraux leur a manqué. Qu'on juge par là de sa puissance ; et cependant c'est de lui, c'est de cet excitant, que le masturbateur ne craint pas d'abuser !

Résumons ce qui précède. Nous avons vu, en comparant l'eunuque à l'individu complet, l'homme à la femme, et les hermaphrodites aux personnes dont le sexe n'a rien de douteux, que les organes génitaux exercent, par le seul fait de leur existence, une influence profonde sur la constitution physique, intellectuelle et morale des individus. Nous avons encore vu, en comparant la période de la vie où les organes génitaux se développent activement à celle où il ne se fait plus en eux qu'un simple travail de conservation, que l'influence dont il vient d'être parlé, s'exerce avec une intensité variable, et est en raison directe de l'activité vitale qui règne dans ces organes. Nous pouvons donc poser maintenant comme fait incontestable, que l'appareil générateur modifie profondément la manière d'être, d'agir et de sentir de tous nos organes, et la modifie d'autant plus qu'il est lui-même le siége d'une excitation plus grande. Eh bien, ce fait posé, la question de savoir si les excès vénériens peuvent ou non faire beaucoup de mal, est résolue. Nous pouvons, *à priori*, affirmer que lorsque les organes génitaux passent de l'état de repos à celui d'éveil, et de celui-ci à l'état d'action, leur influence sur les autres organes suit une progression toujours croissante. Et pour affirmer cela, nous n'avons pas besoin d'observations nouvelles. Cette action et cette progression résultent, comme conséquence inévitable, des comparaisons que nous avons faites. La vie est tellement mystérieuse, et d'autre part le rut et le coït sont tellement passagers, qu'on peut ne rien voir de ce qui se passe pendant leur durée dans la profondeur des divers tissus : mais on peut être sûr qu'il s'y passe quelque chose, qu'une perturbation quelconque s'y opère, et que cette perturbation est plus forte pendant l'acte vénérien que pendant les états précédens. Cet acte n'est donc pas seulement ce qu'il paraît être ; il est cela, plus le trouble secret qu'il porte dans tous les points de l'organisation. Si, lorsque l'appareil générateur paraît sommeiller, il exerce sur la vie des autres organes une influence telle que ceux-ci, se développant vite ou lentement, sentent et fonctionnent de telle manière ou de telle autre, suivant la direction qu'il leur imprime, quelle doit donc être sa puissance quand le sens génital s'y éveille, et à plus forte raison quand on porte ce sens par la masturbation ou le coït à son dernier degré d'exaltation ! Combien alors ces fonctions secrètes, dont l'exercice est si étroitement lié à celles des organes générateurs, doivent-elles être modifiées ! Assurément ils n'avaient point réfléchi à tout cela, ceux qui n'ont pas craint de dire qu'on s'est exagéré les conséquences possibles des excès vénériens.

§ II. Puissance des organes génitaux considérés à l'état d'éveil.

Quand ils sont à l'état d'éveil, ces organes présentent un degré d'excitation plus grand qu'à aucune des phases de l'état de repos, sans en excepter celle de la puberté. On pourrait dire qu'ils ont passé de l'état chronique à l'état aigu. Non seulement ils deviennent le siége d'un sens vif, impérieux, spécial, mais ils présentent encore une sorte de turgescence, d'éréthisme, et je dirais presque d'inflammation très remarquable. On les voit se gonfler, s'ériger, devenir plus rouges, plus chauds, plus humides ; leur impressionnabilité surtout devient extrême. Assurément leur puissance doit s'être accrue en proportion de la distance qui sépare un tel état de celui de repos. Toutefois cette excitation est si passagère, et les fonctions sur lesquelles elle réagit sont tellement mystérieuses, qu'une grande partie de son influence immédiate ne peut être prise sur le fait. Car, il ne faut pas s'y tromper, pour recueillir quelques traces de l'action des organes générateurs sur la manière d'être et d'agir des divers tissus, il nous a fallu comparer des individus à des individus, c'est-à-dire une vie entière à toute une vie, ou au moins deux longues portions d'une même vie. Voilà surtout en quoi l'étude de l'état de repos, de cet état qui est incomparablement le plus ordinaire, nous a été utile. Elle nous a permis de saisir sur une grande échelle et par quelques unes de leurs conséquences éloignées, des faits qui, au moment de leur production, échappent complètement. L'état d'éveil, cependant, ne se manifeste pas seulement par les sensations qui l'accompagnent. Des signes divers laissent voir que le reste de l'économie sent bien que la puissance des organes génitaux s'est accrue.

En effet, quand cet état est bien prononcé, une chaleur plus forte paraît circuler dans toutes les parties du corps. Les yeux sont plus brillans; une coloration plus vive anime le teint; le pouls est plus vif, plus accéléré; enfin le sujet éprouve une sorte d'agitation fébrile qui, dans le satyriasis et la nymphomanie, c'est-à-dire dans les degrés les plus extrêmes du rut humain, offre les caractères de la fièvre la plus marquée. Les sécrétions aussi subissent des modifications importantes, peu marquées dans notre espèce, mais plus faciles à saisir chez une foule d'animaux qui exhalent, pendant le rut, une odeur forte et le plus souvent repoussante. La nutrition elle-même souffre de cet état : aussi, pour peu qu'il se reproduise trop souvent ou qu'il se prolonge trop, on voit l'embonpoint disparaître, les chairs se dessécher, le corps enfin prendre cette maigreur qui est si ordinaire à ceux que brûle une salacité continuelle. Mais, je le répète, on méconnaîtrait une grande partie de l'action que les organes générateurs passés à l'état de rut exercent sur les fonctions nutritives, si on la mesurait d'après le petit nombre de phénomènes qui viennent d'être indiqués. Ces phénomènes en effet ne sont que çeux-là seulement qui tombent immédiatement sous les sens, et on peut croire que leur nombre et leurs proportions s'accroîtraient infiniment, si l'observateur pouvait, des yeux, pénétrer jusque dans la profondeur des tissus.

Mais le fait qui, dans l'état d'éveil, frappe le plus, c'est le développement d'un sens spécial, du *sens vénérien*. Ce fait est celui qui caractérise cet état, et il efface tellement les autres, qu'il semble seul le constituer. Je ne chercherai pas à décrire le sens génital : un sens ne se décrit pas. Seulement, on peut dire ce qu'il demande à l'esprit, ce qu'il en exige. Eh bien ! de même que la soif pousse à boire et la faim à manger, il pousse, lui, à l'acte vénérien. C'est le lien qui entraîne les sexes l'un vers l'autre, qui les unit, qui fait, comme disent les disciples d'une croyance nouvelle, de l'homme et de la femme l'individu complet. Ce sens peut n'être que faiblement éveillé, et n'avoir alors qu'un médiocre empire ; mais quand il s'exalte, la chaîne dont il étreint la liberté morale est d'une force qu'on ne saurait calculer. L'homme rêve femme ; celle-ci rêve homme. Ce qu'ils poursuivent de l'esprit et des yeux, ce qu'ils veulent voir, ce qu'ils s'imaginent, c'est le sexe opposé. Ils le cherchent dans leurs souvenirs comme le voyageur haletant de soif songe aux eaux sur lesquelles il a navigué. Ils n'ont de mémoire, d'yeux, d'imagination, ils ne pensent au lendemain que pour lui. Il n'y a de beau que lui, et en lui tout est beau. Des individus, des formes qui, en d'autres instans, eussent paru peu remarquables, communes, semblent parfaites, excitent des transports d'admiration. En même temps, tout ce qui n'est pas ce sexe si désiré est sans valeur, n'existe plus. On ne tient plus à la richesse, à la considération, aux honneurs ; même on ne tient pas à la vie, et le plus lâche en ferait sans trembler le sacrifice. Tous les besoins ont disparu devant un seul. On n'a plus faim, on n'a plus soif ; jamais on n'aura ni faim, ni soif. C'est un délire. Ce qui est, on ne le voit pas ; ce qui n'est pas, on le voit. Tous les sens sont enchaînés à un seul : il leur commande, les entraîne, et reçoit d'eux, comme un maître aveugle, toutes les illusions qu'ils lui apportent ; puis fatigué de cet état violent, épuisé de son propre excès, il finit, même alors que la satisfaction qu'il exigeait ne lui est pas accordée, par s'engourdir et comme s'éteindre. Telle est la force que les organes génitaux, que ces organes sur lesquels le masturbateur porte étourdiment la main, recèlent en eux. On ne croira pas assurément qu'une telle puissance se borne à remuer le cœur et à troubler l'esprit. Qu'on doute donc de l'étendue des maux physiques que peut entraîner son abus.

§ III. Puissance des organes génitaux considérés à l'état d'action.

Si par des moyens légitimes ou non l'individu, voulant satisfaire ses désirs, transforme l'état d'*éveil* en celui *d'action*, ses organes générateurs arrivent alors au plus haut degré de puissance dont ils soient susceptibles. Ce n'est plus, en effet, un simple travail moléculaire, comme dans l'état de repos, qui se fait en eux ; c'est plus aussi que cette excitation, cette turgescence dont je viens de parler en traitant du rut ; c'est à la fois tout cela, mais porté jusqu'à sa dernière limite. Toutes les parties de l'appareil générateur se mettent à l'œuvre. C'est un concert d'efforts dont il ne présente qu'en ce moment le tableau. Les testicules préparent le sperme; leurs conduits excréteurs le charient; les vésicules séminales se remplissent ; la prostate et les follicules mucipares sécrètent leurs humeurs spéciales ; les sucs muqueux affluent aux parties sexuelles et les abreuvent. Le tissu érectile, ce tissu qui forme en totalité le gland, les corps caverneux, le clitoris, et compose en grande partie les petites et les grandes lèvres, le vagin, etc., appelle à lui et retient le sang, se gonfle de tout ce qu'il peut en contenir, se durcit et s'étend au plus qu'il puisse le faire. En même temps, le sens génital franchit avec rapidité tous les degrés de l'exaltation, déborde les organes qui lui servent ordinairement de limites, s'épanche sur les autres, et se grossit de toute la sensibilité qu'il y trouve. Bientôt il arrive à des proportions qu'il ne peut plus ni dépasser, ni conserver : alors la convulsion s'empare de tout ce qui est muscle, fibre motrice dans l'appareil générateur : les vésicules séminales, les muscles qui entourent l'urètre, ceux qui s'attachent à l'anus, se contractent avec violence, et le sperme, cette liqueur dont la perte épuise même quand elle se fait sans émotion, est convulsivement expulsé.

Après ce dénouement, la scène change, et l'état que l'appareil générateur présente vient témoigner, comme un champ de bataille après une action **meurtrière**, de la grandeur du sacrifice. Ces organes, tout à l'heure si **vivans**, sont maintenant froids et flétris. Ces bourses, qui s'étaient presque effacées, sont devenues flasques et pendantes. Plus d'érection : un gonflement mollasse, et comme pourrait le présenter un membre malade, est tout ce qu'il en reste. A l'exaltation du sens vénérien a succédé un sentiment de torpeur, de fatigue, de cuisson, qui fait redouter ces mêmes attouchemens dont on était si prodigue. Une sorte de paralysie a remplacé les secousses convulsives ; enfin, ce serait vainement que de l'imagination et du geste on solliciterait de nouvelles ardeurs : le foyer s'est aussi vite refroidi qu'éteint ; on ne pourrait plus y agiter que des cendres.

Pendant ce tumulte, et après cette crise, l'état général du sujet est en tout conforme à celui de l'appareil générateur. Il est évident que l'un est le produit de l'autre. Ainsi le visage rougit, le cou se gonfle, les veines se remplissent, la peau devient brûlante et se mouille de sueur, la respiration est haletante, le cœur bondit dans la poitrine ; c'est enfin un état de fièvre qui autoriserait presque à placer l'acte vénérien parmi les maladies. En même temps, les centres nerveux, le cerveau, le cervelet, la moëlle épinière, éprouvent une impression telle, que je ne sache pas qu'ils puissent en ressentir de plus forte. Le sujet, j'allais dire le malade, cesse d'être obsédé de l'idée fixe que lui suscitait l'éveil du sens vénérien : il ne songe plus aux moyens de le satisfaire, il y travaille. A mesure que l'œuvre avance, l'intelligence s'efface. Un moment arrive où elle n'est plus assez forte, même pour délirer. Alors sentir, recueillir les mille et une sensations qui s'élancent du foyer commun et pétillent de toutes parts, est la seule occupation de l'ame, la seule dont elle soit capable. La volonté est suspendue. Ce n'est plus à elle, mais à des centres nerveux fortement irrités, que les muscles appartiennent. Aussi le tronc, les membres sont-ils agités de mouvemens et de secousses involontaires. Ce désordre s'accroît encore, parvient au comble quand la crise finale arrive, quand la convulsion libératrice s'empare des organes

générateurs. En ce moment, c'est une épilepsie., un tétanos. Les yeux disparaissent, la
bouche écume, les membres se tordent, le
tronc se raidit, le cou se renverse; il y a
enfin ce qu'on regarderait comme un accès
violent de maladie, si le principe et la fin de
cet état n'étaient connus.

Mais le voici venu ce moment où l'appareil
génital, ayant atteint son but, quitte la partie,
abandonnant le reste du corps aux blessures
qu'il lui a faites. Considérez l'individu qui
vient de se mutiler ainsi : sa face est décolorée;
il a les paupières entr'ouvertes et les regards
incertains. S'il veut soulever ses membres, il
les trouve lourds, engourdis, sans force et
comme paralysés. Son corps ne lui rapporte
que des sensations de malaise, de douleur.
Sa tête lui fait mal : il souffre partout et se dit
brisé, meurtri. S'il cherche à recueillir quelques idées, s'il essaie son intelligence, il la
trouve embarrassée, paresseuse et, comme
ses membres, incapable du moindre effort.
L'ouïe est obscure, la vue est trouble, les sens
extérieurs, enfin, n'apportent à son cerveau que
des impressions incomplètes. Ce sexe, cet individu, ces formes, dont le souvenir, dont
l'aspect occupaient son esprit et embrasaient

son cœur, n'ont plus d'attraits ; même il s'é-
tonne de leur en avoir trouvé, et serait presque disposé à voir en eux des qualités contraires. L'ame dominée par le sentiment intérieur de fatigue, d'épuisement, que tous les
points de l'économie lui envoient, se laisse
aller à une sorte de langueur, de tristesse, de
découragement, et même de dégoût, que des
gens industrieux à se donner le change appellent une douce mélancolie. Ajoutez la faiblesse
des battemens du cœur, la petitesse du pouls,
l'affaissement des veines, la coloration livide des
paupières, et vous aurez une idée assez exacte
de l'état qu'on observe après l'acte vénérien.

Mais ce tableau, comme celui que j'ai tracé de
l'état d'éveil, est loin d'être complet, bien que
j'aie présenté les choses dans leur plus grande
intensité, afin qu'on en saisît mieux toutes les
circonstances. Il faudrait, pour que rien n'y
manquât, qu'il comprît en même temps que tout
ce qu'on voit, tout ce qui est et qu'on ne voit pas.
Si le simple travail qui se fait dans les organes
générateurs pendant la puberté suffit pour modifier profondément les fonctions nutritives,
ces fonctions dont le trouble constitue presque
toutes les maladies, quelle doit être, sous ce
rapport, l'influence de l'acte vénérien et, à plus

forte raison, des excès vénériens. Une telle influence ne peut, comme celle que cet acte exerce sur le système nerveux, être reconnue au moment où elle se produit, car elle n'est pas immédiatement appréciable. On ne peut s'en faire une idée que de deux manières. L'une consiste à mesurer le long intervalle qui existe entre l'état de repos et celui d'action, et à se dire : si le premier a la puissance de modifier d'une manière aussi profonde les organes dans leur masse, leur texture, leur manière d'être, de sentir et d'agir, combien doit être grande la puissance du second. C'est de cette manière que nous raisonnons en ce moment. Avec l'autre, on apprécie cette influence d'après ses conséquences observées, d'après les altérations physiques, les désordres fonctionnels qui en ont été la suite. Ce genre de preuves, qui bientôt nous occupera, ne nous manquera point. Alors nous verrons que les maux qui s'attachent au système nerveux, à ce système dont l'émotion est si forte pendant la masturbation et le coït qu'il paraît presque seul ému, ne sont pas les seuls qui résultent des excès vénériens. Nous verrons qu'il n'y a pas d'altération de tissu, d'affections matérielles, de détériorations physiques, qu'ils ne puissent causer; et de la sorte sera complétée la preuve de ce fait que l'acte vénérien ne produit pas seulement cet état convulsif qui frappe pendant sa durée, mais qu'il exerce encore, sur tous les points du corps, une action qui, pour être plus mystérieuse, n'en est pas moins forte, et qui, elle aussi, est la source d'une multitude de maux.

Comprend-on maintenant toute la puissance de l'acte vénérien ? Or, quand on songe qu'elle est tout entière à la discrétion des individus; à leur discrétion! qu'un attrait, qui a toute la force d'un besoin, les sollicite, les presse d'en user et d'en abuser; que la faculté qu'ils ont de se jeter dans l'état de tourmente que je viens de décrire n'a presque d'autre limite que leur volonté; qu'ils peuvent, si le moyen le plus légitime, le concours des sexes, leur manque, trouver en eux des ressources qui ne manquent jamais ; quand on songe, dis-je, à tout cela, on peut affirmer sans crainte qu'une grande partie des détériorations, des incommodités et des maladies qui affligent notre espèce, lui viennent des excès vénériens.

Jusqu'à présent nous n'avons considéré la masturbation et le coït que d'une manière abstractive, et comme s'il n'y avait pas de circonstances qui pussent faire varier l'influence qu'ils exercent. Mais en est-il ainsi ? N'y a-t-il pas des individus qu'un seul acte vénérien rend malade ? N'y en a-t-il pas d'autres qui ont le privilége de réitérer impunément cet acte à des intervalles rapprochés et pendant une longue suite d'années ? D'ailleurs, a-t-il toujours une influence égale ? N'existe-t-il pas des circonstances qui le rendent, à divers instans d'une même vie, plus ou moins nuisible ou dangereux ? Or, quelles sont ces circonstances, quelles sont les causes de toutes les différences dont nous venons de parler ? C'est à résoudre ces questions que sera consacré le chapitre suivant.

CHAPITRE II.

Ces circonstances sont de deux sortes : les unes tiennent à l'acte lui-même ; les autres lui sont étrangères, et viennent le plus souvent des dispositions où se trouve l'économie au moment où il a lieu. Étudions successivement ces deux ordres de circonstances.

§ I. Circonstances, tenant à l'acte vénérien, qui le rendent plus ou moins nuisible.

Nous avons vu, dans le chapitre précédent, que l'influence des organes générateurs est d'autant plus grande que l'excitation de ces organes est plus vive ; que, par exemple, cette influence a plus d'intensité pendant le travail de la puberté qu'aux autres époques de la vie ; qu'elle en a plus encore dans l'état d'éveil ou de rut que pendant celui de repos ; enfin, qu'elle monte à son plus haut degré dans l'acte vénérien. La conséquence naturelle de ces faits est que plus l'excitation des organes génitaux est grande, durant cet acte, plus aussi l'impression qu'il cause doit être forte. On peut donc dire que la faculté qu'il a de nuire est, *toutes choses égales d'ailleurs*, en raison directe de la force et de la durée de l'excitation qui l'accompagnent. Cette conséquence est, au surplus, en accord parfait avec les résultats ordinaires de l'observation.

Comparez les deux sexes : l'un d'eux, le sexe féminin, nous présente beaucoup moins souvent que l'autre les conséquences fâcheuses des excès vénériens. Pourquoi cette différence? N'est-ce pas parce que le sens génital étant chez les femmes moins susceptible d'exaltation, l'acte vénérien leur cause moins de fatigue? Je sais fort bien qu'on a contesté ce fait; qu'on a prétendu que la femme ne le cède en rien, sous le rapport de la sensualité, à l'homme; que si lesdésirs paraissent moins vifs chez elle, cela tient uniquement à ce que nos mœurs l'empêchent de les exprimer. Je sais aussi que, pour expliquer le peu d'empressement que mettent, en général, les femelles des animaux à se prêter aux approches du mâle, on

leur a prêté un calcul, une coquetterie ten-
dant à redoubler les ardeurs de celui-ci ; et
qu'enfin on a présenté la phlogose que leurs
parties génitales offrent, pendant le rut,
comme un témoignage patent de l'intensité
des sensations qu'elles y éprouvent[1]. Mais ces
argumens ne peuvent tenir contre l'observation de chaque jour qui a établi, comme fait de
notoriété générale, que les femmes sont moins
portées que les hommes aux plaisirs de l'a-
mour, et qu'elles éprouvent moins de fatigue
après s'y être livrées.

L'infériorité, ou si l'on veut, l'avantage que
les femmes ont relativement à nous, sous ce rapport, tient à la passivité naturelle de leur rôle
dans l'acte de la génération. Elle procèdent
moins à cet acte qu'elles ne s'y prêtent : aussi
n'ont-elles besoin de désirs que juste ce qu'il
en faut pour ne pas s'y refuser. Nos mœurs, en
consacrant leur retenue à cet égard, n'ont fait
que reconnaître une circonstance physiologique, ou plutôt elles en sont la conséquence.
Quant à ce qu'on a dit de la coquetterie des
animaux, franchement j'y crois peu ; et, en
ce qui s'agit de celle des femmes, j'y crois

____

[1] Marc, *Dict. des Scienc. méd.*, art. *Célibat*, p. 402.

trop pour ne pas estimer qu'elle en a fait faillir un plus grand nombre que les désirs charnels. Si le sens vénérien avait un développement égal dans les deux sexes, pourquoi, malgré certaines conditions qui devraient rendre la masturbation plus fréquente chez les filles que chez les garçons, est-ce le contraire qui a lieu? Et d'ailleurs, n'est-il pas de fait que c'est sans les désirer ni en jouir, qu'un grand nombre de femmes se prêtent aux caresses de leur époux; cependant, qu'on le remarque bien, cette indifférence ne les empêche pas de devenir mères, car la sensation vénérienne n'est pas chez elles, comme chez l'homme, une condition indispensable de l'œuvre génératrice? Enfin, je le demande, existerait-il des filles publiques si la copulation causait au sexe féminin autant de secousses et de fatigues qu'à l'autre? C'est donc un fait incontestable que généralement la femme est moins sensuelle que l'homme : or, ce fait rapproché de cette autre circonstance qu'elle est beaucoup moins souvent que lui victime des excès vénériens, ne contribue-t-il pas à prouver que l'acte vénérien nuit, toutes choses égales d'ailleurs, d'autant moins, ainsi que je l'ai dit plus haut, que les sensations qui l'accompagnent sont moins vives? Peut-être est-ce pour cette cause que la vie des femmes est en général plus longue de deux ou trois années que celle des hommes, malgré les douleurs et les dangers de la grossesse, de l'accouchement et de l'allaitement: c'est ce qui résulte, suivant John Sinclair, des registres mortuaires des différens pays et des tableaux de rentes viagères qui ont été tenus en Hollande avec beaucoup de soin, pendant cent vingt-cinq ans [1].

Au surplus, une chose avérée est que tout ce qui concourt à donner plus de force et de durée aux sensations qui accompagnent l'acte vénérien, a aussi pour effet de rendre plus grands la fatigue et le désordre qui le suivent. Nul doute que le coït, quand, réduit à ses plus simples termes il n'est guère plus qu'une excrétion de sperme, cause beaucoup moins de préjudice que s'il a lieu avec un grand éclat. Aussi le commerce avec les filles publiques, et généralement avec les femmes qui n'inspirent point de vifs transports, a-t-il généralement des inconvéniens moindres, ainsi que l'a remarqué Hunter [2], que celui qui s'ac-

---

[1] *Principes d'hyg.*, *etc.*, traduction d'Odier, 1810, p. 45.

[2] *Traité des Maladies vénériennes*, traduction d'Audiberti, p. 209.

compagne d'une violente passion. Quelques auteurs cependant ont émis une opinion contraire. « Post nimium coïtum, dit Sanctorius, cum muliere quàm maximè concupitâ,
non sentietur illicò lassitudo ; animi enim con-
solatio juvat tunc perspirationem cordis, et
auget ejus robur ; unde in ipso, quod amitti-
tur, promptiùs remittitur. [1] » Tissot a reproduit la même idée [2] ; mais il est évident que
ces auteurs ont confondu l'état du corps avec
celui de l'ame. Assurément, quand elle est dominée par une passion forte, les ardeurs amoureuses durent plus long-temps , et la satiété
arrive moins vite : mais s'en suit-il que le corps
résiste plus ? A n'en pas douter, non ; seulement on sent moins les atteintes qu'il subit ;
mais elles se révèleront plus tard, quand le
sens génital ne parlant plus permettra de sonder les plaies qu'il a faites.

Une des causes qui font que la masturbation
est, en général, plus pernicieuse que le coït,
vient précisément de l'état de l'ame pendant
qu'ils s'accomplissent. Le masturbateur, et ici
je n'entends parler que de celui qui a déjà quel-

---

[1] *Aphoris*, VI, sect. vi.
[2] *L'Onan.*, sect. viij.

ques idées de sexe et d'amour, n'ayant pas, comme dans le congrès, un objet matériel qui soit le principe et la fin de ses plaisirs, il faut que son imagination y supplée et invente. Ce travail d'esprit rend à la fois les secousses qu'il se procure plus fortes et le corps plus disposé à les sentir. Ajoutez que désireux de prolonger le rêve dont il se berce, et, maître de certaines circonstances qui, dans l'union des sexes, peuvent, malgré lui, précipiter le dénouement, il s'étudie et ne réussit que trop bien à le retarder. C'est ainsi qu'avec un art vraiment funeste il parvient à donner au vice qui le ronge, toute la puissance qu'il peut avoir, ne perdant pas une parcelle du mal que ce vice est susceptible de causer.

§ II. *Circonstances étrangères à l'acte vénérien qui le rendent plus ou moins nuisible.*

L'économie n'offre pas une prise égale aux excès vénériens chez tous les individus et à tous les instants de la vie. Il y a des *circonstances* qui font que la masturbation ou le coït ont besoin d'être plus ou moins répétés pour être nuisibles. Il faut donc, si l'on veut connaître la portée réelle de ces actes, non seulement les considérer en eux-mêmes comme nous venons de le faire, mais encore les mettre en regard des *circonstances* qui peuvent ôter ou ajouter quelque chose à cette portée. C'est à quoi nous allons procéder maintenant.

Les circonstances dont il vient d'être parlé sont nombreuses, et il s'en faut de beaucoup qu'elles soient toutes connues. Deux individus se masturbent : l'un tombe malade au bout de quelques semaines ; l'autre résiste long-temps encore. Assurément ces deux individus étaient dans des conditions différentes : l'événe-ment le prouve. C'est un fait cependant que rien n'avait précédemment indiqué : leur âge, leur constitution apparente, leur manière de vivre étaient semblables ; à présent même on ne sau-rait dire pourquoi la résistance a été si iné-gale chez eux. Ce que ces deux individus pré-sentent, on peut l'observer sur un seul en le considérant à des époques, à des instans di-vers. Il offrira une prise plus ou moins grande aux excès de la masturbation et du coït, sans qu'on puisse déterminer quelles sont les con-ditions instables d'où sortent ces différences. Il y a donc des *circonstances inconnues, occul-tes, insaisissables*, qui font que l'on supporte inégalement l'abus des plaisirs. Ces remarques sont d'une haute importance, et méritent d'être bien comprises. Il est clair que, devant elles, il n'y a plus de sécurité possible pour le masturbateur : en vain il chercherait des encouragemens en se comparant à d'autres ou à soi-même; en se disant d'un camarade : s'il avait eu ma constitution, s'il eût été aussi fort que moi, sa santé serait encore bonne, il n'aurait pas succombé ; ou encore en se disant : pourquoi craindrais-je ce que déjà j'ai fait impunément? Ce langage ne lui est plus possible du moment qu'il sait que rien n'indique d'une manière certaine qu'on vaille mieux ou autant qu'un autre, même qu'on vaille ce qu'on valait. Il n'y a donc pas moyen de se faire illusion par des comparaisons rassurantes, quand on est bien pénétré de la vérité de ces considérations : aussi est-ce parce qu'une foule de jeunes gens les ignorent, parce qu'ils s'estiment meilleurs que ceux-ci, et aussi bons que ceux-là, qu'il y en a tant qui éprouvent le regret de s'être abusés.

Indépendamment de ces circonstances, il en est qui n'ont rien de mystérieux, et qui concourent, avec plus ou moins de puissance, à rendre plus préjudiciable l'acte vénérien. Ces circonstances consistent : 1° dans l'état général des fonctions aux différens *âges*, et dans l'état particulier de quelques unes aux divers *momens* de la vie; 2º dans une coïncidence d'action entre l'acte vénérien et diverses autres causes de maladie; 3º dans les altérations que la constitution peut avoir déjà subie, ainsi que dans les dispositions existantes à contracter certaines maladies; 4º enfin dans celles de ces dernières dont le sujet est actuellement affecté quand il se livre à l'acte vénérien. Ces circonstances étant les seules qu'on puisse saisir, sont les seules que nous ayons à étudier.

Influence que l'état général des fonctions aux divers âges, *et que l'état particulier de quelques unes aux divers* momens *de la vie peuvent avoir sur les conséquences de l'acte vénérien.* —La vie se compose de trois périodes bien distinctes. Dans la première, le corps se développe et se constitue, c'est une époque de progrès; tant qu'elle dure les organes gagnent en force et en substance; elle finit quand ils sont arrivés à l'état de perfection dont ils sont susceptibles: c'est généralement vers la vingt-cinquième année que ce terme a lieu. Pendant la seconde période, l'homme use de ses organes tels que la première les a formés et constitués. Le travail qui se fait en eux a seulement pour but de les renouveler : c'est la période de *maturité*, de *conservation* ; elle finit ordinairement vers la cinquantième année. La troisième est l'antithèse de la première, c'est la période de *décadence*. Il y a, pendant cette dernière, détérioration progressive des forces et des tissus. Son terme est celui de la vie. Ainsi, état de développement ou de progrès, état de conservation, et état de décadence, voilà les trois aspects sous lesquels une vie entière se présente. Suivons dans ces diverses phases l'action des excès vénériens.

De la portée des excès vénériens pendant la première des trois périodes de la vie, celle où le corps se développe et se constitue. — Aucun des animaux, et surtout des animaux vertébrés, n'est capable de procréer à son entrée dans le monde. Alors, sans doute, les organes génitaux existent, mais c'est sous une forme rudimentaire, et qui atteste suffisamment leur incapacité. Ce n'est qu'à une époque plus avancée de la vie, époque qui varie dans les différentes espèces, mais qui est toujours à

peu près la même pour les individus de chacune d'elles, que ces organes acquièrent le
pouvoir de remplir leurs fonctions spéciales.
Jusque là il n'y avait ni sécrétion de sperme prolifique chez le mâle, ni création d'ovules chez la
femelle; la faculté de procréer n'existait pas.

L'homme ne fait pas exception à cette règle
commune. Ses organes génitaux, quoique distincts, sont à peine développés au moment de
la naissance. Le pénis chez les garçons, les
nymphes et le clitoris chez les filles, paraissent,
il est vrai, avoir une certaine étendue, mais
on peut aisément s'assurer que ce volume n'est
pas dû au développement de la partie vraiment spongieuse, érectile de ces parties. L'appareil générateur continue à s'accroître, quoique lentement pendant l'enfance; mais ce
n'est que plus tard, et à la suite de ce développement aigu qu'il présente pendant la puberté [1]
qu'il devient apte à la reproduction. Il est donc
bien positif que chez l'homme, comme chez
tous les animaux, ce n'est qu'après une assez
longue durée de la vie que la faculté de procéder au renouvellement de l'espèce arrive.

---

[1] Voyez p. 25 et suiv.

Quelle est cette époque ? pourquoi n'arrive-t-elle pas ou plus tôt, ou plus tard ? Qu'importe : il me suffit de constater en ce moment qu'il faut avoir vécu pendant un temps assez long pour qu'elle vienne. Or, comme Dieu n'a rien fait d'inutile, on peut affirmer sans crainte que ceux qui, avant l'âge de la procréation, cherchent et éveillent en eux les sensations qui l'accompagnent, font un acte contre nature et qui, par cela seul, est nécessairement pernicieux.

C'est ainsi qu'*à priori*, et par la seule application des lois générales, on arrive à frapper de réprobation les jouissances prématurées. L'étude du corps humain, dans le premier tiers de l'existence, vient confirmer ce jugement. Deux faits de la plus haute importance marquent ce temps de la vie. C'est alors que les organes *se forment*, qu'ils acquièrent en substance, en étendue, en texture, tout ce dont ils ont besoin pour être à l'état parfait. C'est alors, aussi, qu'ils se *constituent*, qu'ils acquièrent en action et en impressionnabilité les caractères d'où résulte leur constitution spéciale, c'est-à-dire cet état qui, envisagé à la fois dans tous les organes, compose ce qu'on appelle le *tempérament*. Il y a donc à la fois, pendant l'enfance et la jeunesse, formation de la substance du corps et de sa constitution. Plaçons en regard d'un pareil travail, à la régularité duquel la santé, le bien-être, sont attachés pour toujours, plaçons, dis-je, les jouissances vénériennes, ou plutôt la masturbation, car elle seule est possible alors : nous verrons pourquoi la faculté génératrice n'a pas été donnée en même-temps que la vie, pourquoi l'excitation précoce du sens génital porte en soi tant de danger.

Cette excitation a d'abord pour résultat de hâter le développement matériel et sensitif des organes génitaux. Le volume prématuré que la masturbation donne à la verge, chez les enfans, est tellement remarquable, que souvent il suffit seul pour déceler cette habitude. Et quant au sens vénérien, non seulement cette excitation l'éveille avant, bien long-temps avant l'âge légitime de son apparition, mais elle lui donne un empire tel, que l'on voit les plus jeunes sujets braver tous les moyens de correction et de répression pour le satisfaire. Voici donc un système d'organe jeté violemment au milieu de ceux dont le développement devait précéder le sien, et leur demandant en force et en matière une part qui ne lui est pas encore due. Un tel fait est incontestablement un désordre, et mît-on les organes génitaux sur la même ligne que ceux dont la sensibilité est le plus obscure, on peut en préjuger les conséquences. Qu'on se reporte en effet aux accidens, souvent si graves, qui accompagnent la dentition; à ceux, non moins redoutables, qui sont le résultat d'une croissance trop rapide, d'une élongation trop précipitée des os; puis, qu'on mesure toute la distance qui sépare la vitalité du système osseux, de celle que possède l'appareil générateur, alors on pourra se faire une idée du mal que l'avénement prématuré de celui-ci peut faire. Même sans qu'il y ait de maladie proprement dite, l'amaigrissement, l'énervation qui résultent d'une croissance excessive, suffisent souvent pour donner à un jeune homme la livrée du masturbateur.

Si de simples os peuvent causer une perturbation si grande, que doit-il arriver quand l'onanisme, avec son cortége obligé d'exaltation morale, de secousses sensuelles et de pollutions, force les organes générateurs à intervenir au milieu de tous les efforts de l'accroissement? La puissance dont ils s'emparent alors est celle que nous avons vue s'étendre sur tous les points de l'organisation [1], celle dont l'action, quand elle est régulière, contribue tant à donner à chaque tissu les qualités de l'état parfait, celle enfin qu'il suffit d'anéantir pour que l'organisation s'arrête et que l'homme présente les caractères de l'eunuchisme. Considérez l'onanisme armé d'une telle puissance, et employant pour faire le mal toute l'énergie qu'elle possède pour le bien. Conçoit-on des limites à l'action possible d'un tel fléau? et cependant il s'est trouvé quelques auteurs qui ont cru devoir resserrer celles que la notoriété générale lui attribue.

De même que les signes locaux de la puberté, plusieurs des phénomènes généraux de cette époque ne se font pas attendre quand des jouissances prématurées en sollicitent le développement. Ainsi la barbe vient au menton, le pubis se couvre de poils, la voix prend un timbre plus grave, et les premiers indices de la virilité se montrent à un âge qui ne devrait pas encore les connaître. Ces symptômes, qui rapprochent les masturbateurs de ces créa-

---

[1] Voyez tout le chap. I.

tures repoussantes qu'on voit au sein d'une nourrice avec les attributs de l'âge mûr [1], servent à suivre les traces des aberrations que l'onanisme introduit dans la formation des organes. Mais ce n'est pas seulement à la hâter ou à l'empêcher que ce vice borne ses effets; il fait pis encore, il la trouble. Car, il ne faut pas s'y tromper, ce n'est point par des irrégularités de conformation, d'aspect, de texture que, le plus souvent, le désordre des fonctions se manifeste; c'est par des altérations matérielles, des maladies proprement dites. Voilà pourquoi les inflammations de toute sorte et des affections organiques nombreuses sont, comme l'observation le prouve, la conséquence plus ou moins prochaine des plaisirs anticipés : or, comme la vulnérabilité des organes diffère selon les individus, comme c'est chez celui-ci le cœur, chez tel autre les poumons ou l'estomac, ou le cerveau, etc., etc., qui offrent le plus de prise aux causes de destruction, on s'explique pourquoi la liste des maladies déterminées par l'onanisme, comprend la plupart de celles qui affligent le corps humain.

---

[1] Voyez p. 27.

Ce n'est pas tout ; la provocation d'un sens qui, lorsqu'il est exalté, déborde sur tous les organes, pour lequel ils ont tous un écho, ayant lieu à une époque où leur manière d'agir et de sentir, où leur *tempérament*, se forment, celui-ci doit se constituer autrement que s'il se fût développé dans le calme, à l'abri d'une telle influence. Ce n'est donc pas seulement *la santé* qui peut souffrir de l'émancipation trop précoce des organes générateurs, c'est aussi *la constitution*. Tel qui eût abordé l'âge viril, riche d'un tempérament robuste, d'un de ces tempéramens qui donnent au corps la faculté de résister victorieusement à cette foule d'influences mauvaises dont il est sans cesse assailli, sera destiné à vivre, grâce à l'onanisme, avec une susceptibilité, une impressionnabilité qui le rendra vulnérable à toutes ces influences. Ce vice compromet donc à la fois et le présent et l'avenir. Le présent par les maladies qu'il donne, l'avenir par celles qu'il prépare. Si l'existence actuelle du jeune homme lui échappe, ce n'est que grevée d'un tribut de maux qu'il devra payer long-temps, et peut-être toujours. La part indirecte que l'onanisme prend ainsi aux douleurs humaines est énorme ; je la considère même comme étant proportionnellement plus grande que celle des conséquences plus immédiates de cette funeste habitude. Il m'est évident que cela est ainsi, non seulement parce que l'observation de chaque jour le montre, mais parce qu'il est impossible que cela ne soit pas. Combien donc ils s'abusent ceux qui cherchent autour d'eux des masturbateurs malades, avant de croire aux dangers de la masturbation; qui se rassurent et continuent de la pratiquer, parce qu'ils n'en voient pas; combien ils s'abusent! Ils pourront, eux et ceux-là que des yeux ils interrogent, traverser tous les temps de la vie, atteindre même la vieillesse la plus reculée; les maladies qui viendront les saisir, les souffrances de chaque jour, ils les attribueront à des circonstances de chaque jour. Quand affligés du présent ils penseront au passé, quand ils songeront à leur enfance, à leur jeunesse, ce sera seulement pour en admirer les beaux jours, et peut-être pour se réjouir encore des plaisirs qu'ils y ont goûtés. Incapables d'apercevoir la chaîne fatale qui les unit à ce passé, ils le contempleront sans soupçons, sans regrets; et puis quand l'heure dernière sera venue, le boulet qu'ils auront si long-temps traîné se séparera d'eux sans qu'ils aient connu la main qui le leur avait attaché.

Si les jouissances prématurées peuvent causer tant de préjudice, ce doit être une des occupations qui intéressent le plus l'humanité que d'y soustraire l'enfance et la jeunesse. Les législateurs de toutes les époques et de tous les pays ont senti ce devoir. Seulement, comme l'onanisme n'est point susceptible de tomber sous l'action des lois, elles n'ont pu que fixer un âge au dessous duquel le mariage serait interdit. Toutefois, il faut le dire, des considérations relatives à l'état social des divers peuples, à la faculté de pourvoir à la subsistance d'une famille, et au besoin d'obtenir des générations vigoureuses, ont contribué autant que le soin dont nous venons de parler à la fixation de cet âge. Aussi les législations présentent-elles sous ce rapport des différences nombreuses qui souvent ne peuvent s'expliquer que par les nécessités diverses au milieu desquelles on les a fondées. Un seul point leur est commun à toutes, c'est que l'âge où elles permettent le mariage, est constamment fixé à une époque moins avancée de la vie pour les filles que pour les garçons. Par là on a reconnu ce double fait, que la puberté est plus précoce dans le sexe féminin que dans l'autre, et que celui-ci a besoin d'une organisation plus avancée pour résister aux fatigues de la génération.

L'âge auquel la faculté vénérienne entre dans toute sa plénitude, où son exercice peut avoir le moins d'inconvéniens, a été généralement déterminé d'après deux bases bien distinctes : 1° l'aptitude physique au congrès ; 2° l'état général de l'organisation. Selon que les savans et les législateurs ont préféré l'une ou l'autre de ces bases, ils ont fixé l'âge nubile plus tôt ou plus tard. La première a servi à la confection des lois matrimoniales canoniques et romaines, et probablement ils étaient guidés d'après la seconde, Lycurgue qui défendait aux hommes de se marier avant trente-sept ans, Platon qui voulait que tout enfant procréé par une femme au dessous de vingt ans, ou un homme au dessous de trente, fût marqué d'infamie ; et les anciens Gaulois qui, comme dit Montaigne, « estimoient à extresme reproche d'avoir eu accointance de femme avant l'âge de vingt ans. » J.-J. Rousseau raisonnait de la même manière : « Jusqu'à vingt ans, dit-il, le corps croît, il a besoin de toute sa substance ; la continence est dans l'ordre de la nature, et l'on n'y manque guère qu'aux dépens de sa constitution[1]. »

Lorsque l'aptitude physique à la copulation arrive chez les pubères, ce fait ne prouve rien, sinon que cette aptitude est venue, et que conséquemment on peut en user. Il ne s'ensuit pas que la faculté génératrice ait déjà toute son étendue, que le corps soit déjà dans les conditions les plus favorables à son usage, que ce dernier enfin n'ait pas d'autres limites que celles qu'il aura plus tard. Qui oserait dire : la masturbation est possible dès la première enfance, donc elle n'a pas plus d'inconvénient alors qu'elle n'en aurait à une époque plus avancée de la vie? C'est donc surtout dans des circonstances étrangères à l'appareil générateur, dans le point où se trouve la maturation du reste de l'organisme, qu'on doit chercher, ainsi que nous pensons l'avoir précédemment démontré, la cause et la mesure des inconvéniens attribués aux jouissances trop précoces. Aussi nous croyons-nous en droit de dire : *La période de la vie où l'acte vénérien a*, TOUTES

---

[1] *Émile*, liv. IV.

CHOSES ÉGALES D'AILLEURS, *le moins d'inconvéniens*, *est celle qui commence quand l'organisation est achevée, est arrivée à l'état parfait :* et, comme complément de cette formule, nous pouvons ajouter : *Les jouissances vénériennes, antérieures à cette période, ont,* TOUTES CHOSES ÉGALES D'AILLEURS, *d'autant plus d'inconvéniens que l'âge où l'on s'y abandonne s'en éloigne le plus.*

L'*état parfait*, voilà donc le point où il conviendrait que l'organisation soit parvenue, pour que l'acte vénérien fût permis, pour que la *nubilité* fût acquise. Alors on n'a plus à craindre de porter le trouble dans un travail de formation et de constitution qui est achevé. Considérez les animaux, ceux du moins dont l'organisation n'a pas senti la main de l'homme; ils ne se livrent à l'acte de la reproduction que lorsqu'ils ont atteint toute leur vigueur, qu'ils sont en état, comme il arrive souvent, d'acquérir la jouissance d'une femelle au prix de combats plus ou moins acharnés. Soumis à une manière de vivre qui hâte le développement du sens vénérien, les animaux domestiques s'abandonnent souvent, il est vrai, à des copulations trop précoces, mais ils en portent aussi la peine. Il est constant, par exemple, qu'un étalon perd irrévocablement ses forces, si on lui permet de sauter une jument avant l'âge de quatre ans, terme auquel son accroissement est presque toujours complet. Il paraît aussi constaté, par les recherches de MM. Hofalker, d'Inspruck [1], et Girou de Buzaringues [2], tant sur les animaux que sur l'homme, que l'âge des individus qui s'accouplent influe beaucoup sur le sexe et la qualité des produits. Mais pourquoi chercher des preuves en dehors de notre espèce? l'observation de chaque jour, le témoignage de tous les auteurs, ne suffisent-ils pas pour mettre hors de toute contestation le danger des jouissances précoces? Assurément ils sont nombreux les individus de tout âge qui s'abandonnent à des excès vénériens: quelles sont cependant les personnes que ce genre d'excès conduit devant nous, ou dont les épouvantables histoires sont racontées dans les auteurs? Ce sont pour la plupart des enfans, des jeunes gens. Diverses causes, je le

---

[1] Voyez un extrait de la *Gazette médico-chirurgicale d'Inspruck*, dans la *Bibliothèque médicale*, juillet, 1829.

[2] *Recherches statistiques sur la prédominance relative des sexes dans les diverses parties de la France*, mémoire lu à l'Institut, le 24 novembre, 1828.

sais , peuvent contribuer à ce résultat : une des principales résulte de ce que l'acte vénérien, dont on abuse le plus avant l'âge adulte, est la masturbation, et que celle-ci est généralement plus pernicieuse que le coït. Déjà nous avons signalé une des raisons de cette différence [1] : nous pourrions ajouter que la masturbation n'exigeant pas le concours des sexes, rencontre moins d'obstacles que l'autre et doit être, pour ce motif, une source plus abondante d'excès. Mais ces causes peuvent-elles expliquer seules pourquoi les conséquences immédiates des excès vénériens ne se montrent, à peu d'exception près, que dans la première période de la vie? C'est donc surtout à la précocité de ces excès que l'énorme disproportion que nous signalons ici doit être attribuée. L'état de l'économie avant sa maturité parfaite fournirait, au surplus, ainsi que nous l'avons vu précédemment, la raison de ce fait, s'il venait à s'élever sur ce point des contestations dont, jusqu'à présent, on ne saurait trouver aucune trace dans les auteurs.

Il nous reste maintenant à déterminer l'époque de la vie où le corps est parvenu à l'état

---

[1] Voy. p. 52.

parfait, et la distance qui le sépare de cet état aux divers âges qui le précède. Mais avant de procéder à cette détermination, je dois dire qu'un grand nombre de circonstances font varier cette époque, et que conséquemment elle est loin d'être la même chez tous les individus, soit qu'on les prenne dans un même pays, soit qu'on les considère sous des climats différens. Nous ne pouvons donc présenter que des résultats moyens, et comme ceux qui ont été recueillis autour de nous sont les plus exacts et les plus nombreux, c'est à eux seulement que nous allons nous attacher.

Ainsi que nous l'avons déjà dit, le travail d'organisation du corps humain se compose de deux faits : le développement des tissus et celui de la constitution. L'économie ne peut donc être dite à l'état parfait qu'autant que ce double développement est achevé, que les organes n'ont plus rien à gagner soit en force, soit en substance. Malheureusement le travail de constitution, le progrès en activité et en impressionnabilité, ne sauraient être estimés d'après des mesures certaines, et ce serait en vain qu'on voudrait en dresser l'échelle : mais il est lié d'une manière si intime au développement matériel, que celui-ci peut fournir une idée assez exacte de sa marche et de son état. Nous pourrons donc, tout en ne donnant un aperçu que du développement en texture, fixer avec une certaine précision la valeur de ces mots : *jouissances prématurées*, *précoces*, *anticipées.*

Il serait trop long et d'ailleurs déplacé de prendre ici un à un les divers organes et de faire le tableau de leur accroissement particulier. On ne pourrait d'ailleurs, dans l'état présent de la science, donner à ce travail toute la précision dont il aurait besoin pour atteindre notre but. Mais il est un fait, qui est mesurable et que l'on a mesuré, qui résume dans sa généralité tout le développement matériel du corps; c'est le poids de celui-ci. Établissons donc l'état et les variations que ce poids présente aux diverses phases de la vie; les belles recherches de MM. Quetelet et Villermé, sur ce sujet, nous rendront cette œuvre aisée.

L'enfant mâle [1] pèse, *terme moyen*, au moment de sa naissance, 3 kil. 20 déc. Chaque année son poids s'accroît dans les proportions suivantes :

---

[1] Nous ne donnons, pour ne rien compliquer, que les poids relatifs au sexe mâle. Qu'il me suffise de dire que les filles pèsent généralement un peu moins que les garçons.

A	1 an, il pèse	9 kil.	45 déc.
	2 ans, —	11	34
	3 —	12	47
	4 —	14	23
	5 —	15	77
	6 —	17	24
	7 —	19	10
	8 —	20	76
	9 —	22	65
	10 —	24	52
	11 —	27	10
	12 —	29	82
	13 —	31	38
	14 —	38	76
	15 —	43	62
	16 —	49	67
	17 —	52	85
	18 —	57	85
	20 —	60	06
	25 —	62	93
	30 —	63	65
	40 —	63	67
	50 —	63	46
	60 —	61	94
	70 —	59	52
	80 —	57	83
	90 —	57	83 [1].

Ce tableau nous montre que l'homme n'est

---

[1] *Annales d'hygiène*, etc., etc., juillet 1833. Ai-je besoin d'avertir que ces poids n'étant que des poids *moyens*, ne sauraient être vérifiés sur des résultats individuels.

au *maximum* de son poids qu'à quarante ans. Toutefois, depuis vingt-cinq ans, son accroissement est peu sensible. On peut donc regarder l'économie comme parvenue à l'état parfait lorsque cet âge est atteint. Or, quand on considère que c'est surtout sur les sujets de douze à dix-huit ans que la masturbation a le plus d'empire ; que cette habitude peut se montrer dès l'âge le plus tendre ; qu'il n'est pas rare de l'observer chez des enfans encore à la mamelle : on peut aisément pressentir le mal qu'elle doit causer. Cette conséquence acquerra plus d'évidence et de précision par le tableau suivant :

Le poids moyen de l'homme dont l'organisation est achevée étant de 63 kil. 67 déc., il a encore à acquérir au moment de sa naissance . . . . . . 60 kil. 47 déc.

A	1 an,	54	22
	2 ans,	52	33
	3 —	51	20
	4 —	49	44
	5 —	47	90
	6 —	46	43
	7 —	44	57
	8 —	42	91

A	9	ans,	41	kil.	02	déc.
	10	—	39		15	
	11	—	36		57	
	12	—	33		85	
	13	—	29		29	
	14	—	24		91	
	15	—	20		05	
	16	—	14		00	
	17	—	10		82	
	18	—	5		82	
	20	—	3		61	
	25	—	0		74	
	30	—	0		02	

Ainsi donc, l'homme qui, au moment de sa naissance, n'a encore que 5 pour 100 environ de la substance à laquelle il peut prétendre, en aura au plus un quart à cinq ans, âge où beaucoup d'enfans se masturbent déjà. Il aura encore à en acquérir plus de 60 pour 100 à l'âge de dix ans, et près de 40 lorsqu'il atteindra sa quatorzième année. A seize ans, il lui manquera encore plus d'un cinquième de son poids, et à dix-huit ans près d'un dixième. Son accroissement, bien que presque achevé à vingt-cinq ans, ne le sera cependant pas encore complétement , puisque , même après trente ans , le poids du corps est susceptible d'une imperceptible augmentation.

De la portée des excès vénériens pendant l'âge mûr. — L'âge de maturité est celui où généralement les plaisirs vénériens ont le moins d'inconvéniens et de dangers. Non seulement ces plaisirs peuvent, pendant sa durée, ne pas être nuisibles ; ils peuvent encore être nécessaires. Ce dernier fait suffirait pour distinguer cette période de celles d'accroissement et de décadence où l'utilité de ces plaisirs n'existe jamais. Qu'on ne croie pas cependant que l'âge mûr soit à l'abri des excès vénériens, que, lorsqu'on y est parvenu, les plaisirs de l'amour n'aient d'autres bornes que la faculté même de s'y livrer ; on se tromperait très fort : la part qui appartient à l'usage est seulement alors plus forte ; on arrive moins promptement à l'abus ; mais on y arrive aussi. L'expérience ne le montrerait pas , que les plus simples raisonnemens suffiraient pour le prouver.

Arrivé à l'âge mûr le corps ne s'accroît plus que d'une manière peu sensible , ce qui ne signifie pas que le travail de la nutrition s'y arrête. L'étendue et le poids du corps ne s'augmentent plus, il est vrai ; mais sa substance se renouvelle sans cesse. L'acte vénérien peut donc intervenir, comme précédemment, dans ce travail, le troubler et provoquer ainsi les maladies de toute sorte qui résultent du trouble des fonctions nutritives. Il peut encore frapper la constitution, non plus en dérangeant le cours régulier de sa formation, mais en la détériorant, car elle est toujours susceptible d'être détériorée, et il exerce une influence trop forte sur la manière d'agir et de sentir des divers organes, pour que, certaines limites passées, cette manière d'agir et de sentir ne souffrent pas. Ainsi donc, la santé peut se perdre et la constitution s'altérer, dans l'âge adulte, par suite des excès vénériens : seulement elles résistent mieux, et cette différence est la seule qui, sous ce rapport, existe entre cet âge et ceux entre lesquels il est placé. L'âge adulte peut même, à certains égards, se présenter aux excès vénériens dans des conditions plus défavorables que l'âge précédent. Il peut s'y présenter avec les dispositions mauvaises, et même les maladies que les années antérieures lui auront léguées. On paie dans l'âge

adulte les fautes et les souffrances de la jeunesse ; déjà la misère , la débauche , les abus
de toute sorte et mille causes accidentelles de
maladie, ont pu marquer le corps de leur empreinte. Les excès vénériens trouvent alors
une constitution détériorée, une santé incomplète, et ont peu de peine à augmenter un
mal, à féconder des dispositions qui déjà existent. Ceux-là surtout qui ont fatigué leur jeunesse par la masturbation s'aperçoivent, quand
arrivés à l'âge mûr ils veulent goûter, même
avec modération , les jouissances de l'amour,
que cet âge est loin d'être pour eux l'état parfait : des malaises, des incommodités diverses
viennent aussitôt leur rappeler que avec c'est
usure qu'on paie alors les avances en plaisir
que la nature avait précédemment cédées.

Diverses circonstances encore peuvent rendre l'acte vénérien nuisible dans l'âge dont il
est ici question ; mais comme elles n'appartiennent pas exclusivement à cet âge, nous
en parlerons plus tard.

*De la portée des excès vénériens dans l'âge
de décadence.* — La faculté de procréer n'est
pas indéfinie chez l'homme : de même qu'elle
ne lui arrive qu'après une certaine durée de la

vie, il la perd aussi, lorsqu'une partie de sa carrière lui reste encore à parcourir. Le développement des organes génitaux avait attendu pour se faire que celui du reste du corps fût suffisamment avancé ; ils n'attendent pas que la vie soit au terme qui suit la décrépitude pour s'attrophier ou se flétrir. Les animalcules spermatiques, ce signe microscopique du pouvoir d'engendrer, ne s'offrent à l'observation que pendant une partie de la carrière humaine ; c'est seulement à la puberté qu'ils paraissent, et on les chercherait en vain dans la vieillesse. Ce que je dis de l'homme est applicable à tous les animaux ; la règle est générale. Dieu a voulu que la période de maturité soit la seule que l'on consacrât à l'amour. Ne doit-on pas en conclure qu'en voulant autrement on s'expose à tous les dangers qui résultent de la transgression des lois qu'il a posées ?

Le sens vénérien peut survivre à la faculté d'engendrer, de même qu'il lui arrive si souvent de la précéder : alors il provoque à des jouissances trop tardives, comme il en sollicitait de prématurées. Les exemples de cette anomalie sont tellement nombreux qu'elle est de notoriété générale. Je n'irai donc chercher ni dans la Genèse, ni dans Saint Augustin, ni dans une foule d'auteurs plus ou moins anciens, ceux qu'on y trouve ; il me suffira de faire remarquer qu'une portion considérable des attentats à la pudeur et des viols sur de jeunes filles, que nos tribunaux poursuivent chaque année, ont été commis par des vieillards qui, ne pouvant user des ressources accoutumées de l'âge mûr, ont recours au crime pour appaiser leur gothique ardeur. Heureusement pour la vieillesse, le sens vénérien est celui que les excès antérieurs et les infirmités éteignent le plus vite; et si quelquefois il peut encore susciter des désirs, l'état où, le plus souvent alors, il trouve ses anciens instrumens, ne lui permet guère d'être dangereux.

Quelquefois il en est autrement : excités de manières diverses, les parties génitales peuvent, chez certains vieillards, retrouver pour quelques instans des apparences, une faculté, qu'on devait croire perdues. Ces imprudens s'enorgueillissent de ces symptômes de résurrection ; mais généralement ils les paient trop cher pour s'en réjouir long-temps. Que l'on réfléchisse à l'état où les plaisirs vénériens trouvent l'homme dans la vieillesse. Sa substance, au lieu de s'accroître ou de se conserver, se perd. Nous avons vu précédemment[1] qu'à dater de la quarantième année, le poids du corps commence à diminuer : ajoutons que les tissus s'éloignent peu à peu, sous tous les rapports, de cet état parfait que dans l'âge adulte ils avaient présenté. De plus, la sensibilité s'épuise, l'activité vitale s'affaiblit, les facultés s'énervent ; en un mot, l'économie, sous quelque point de vue qu'on la considère, présente le tableau d'une détérioration profonde, d'une déchéance complète. Ai-je besoin de mettre en regard de cette consomption générale la plus énervante des actions humaines, pour qu'on en comprenne le danger ? Et cependant nous n'avons dépeint que la vieillesse normale, que celle-là qui chemine doucement et sans qu'aucune infirmité en précipite le cours. Par malheur, elle est si rare, qu'on pourrait croire qu'elle n'existe pas : le plus souvent, en effet, ce n'est pas, comme on le répète, faute d'huile que la lampe s'éteint ; c'est parce qu'elle a si longtemps servi et tant souffert, que le plus léger choc suffit pour la briser.

En parlant de l'âge adulte, je le mon-

---

[1] Voyez p. 74.

trais avec les affections dont il est déjà grevé. C'est bien pis dans la vieillesse! Toutes les parties du corps ont essuyé de si nombreuses atteintes, ont accaparé tant de maux, qu'il n'en est aucune peut-être que l'on voudrait réputer saine. Aussi n'y a-t-il point pour cet âge de causes de maladie qui soient indifférentes ou légères. Toutes elles trouvent des désordres prêts à s'accroître, ou au moins des dispositions que la moindre influence peut féconder. Quelle doit être au milieu de ces ruines la portée de l'acte vénérien? Voyez-le frappant de ses secousses un édifice qui tombe de toutes parts. Ne trouvera-t-il pas, lui dont l'action pénètre partout, les germes de quelque maladie dans ces tissus qui en sont en quelque sorte semés? Ce n'est plus en effet, comme dans les âges précédens, quelques lézardes qu'il se borne alors à produire: il s'attaque immédiatement à la vie, et une mort prompte, quelquefois subite, est le prix d'efforts qui ne devaient plus être tentés. Combien de vieillards ont trouvé dans le lit nuptial une fin qu'ils auraient pu retarder encore, s'ils n'eussent exhumé une force dont la carrière légitime était depuis long-temps achevée!

Nous avons dit que l'état particulier de quelques fonctions peut faire que l'acte vénérien soit, dans certains momens de la vie, plus nuisible que dans d'autres. Les fonctions que nous avions en vue, sont la digestion, la menstruation, la grossesse et l'allaitement.

La masturbation et le coït sont pratiqués souvent après le repas. Il arrive même assez fréquemment que l'excitation générale qui accompagne le travail digestif, s'étend aux organes générateurs et provoque à ces actes. On ne pourrait dire qu'elles sont alors constamment nuisibles ; trop de faits démentiraient cette assertion ; mais on peut affirmer sans crainte qu'il leur arrive souvent de l'être : c'est au demeurant l'opinion de tous les auteurs qui ont écrit sur ce sujet. *Usus coïtus a cibo*, dit Sanctorius, *lædit. Viscerum officia divertit* [1]. Cet auteur attribue même une influence semblable aux simples pensées vénériennes. *Diuturnæ venereorum cogitationes*, dit-il, *modò gravius et modò levius efficiunt corpus : gravius, si pleno ; levius, si vacuo fiant stomacho* [2]. Son

---

[1] *Aphor*. XL, sect., vj.

[2] *Aphor*. V, sect. vj.

commentateur Lorry a tenu un langage analogue.

L'acte vénérien, pendant la digestion, peut
nuire de deux manières. D'abord en la troublant et en exposant l'appareil où elle s'opère
aux affections qui sont la conséquence ordinaire d'un pareil trouble. Je ne doute pas qu'on
ne doive rapporter à cette circonstance une
grande partie des dérangemens que les fonctions digestives présentent ordinairement
chez les masturbateurs. Ceux-ci en effet ne
choisissent pas autrement le temps de leurs
manœuvres qu'en saisissant les occasions de
s'y livrer : que la digestion soit achevée ou se
fasse encore, c'est la chose dont ils s'inquiètent le moins. Heureusement le vomissement
vient quelquefois, alors, débarrasser l'estomac d'alimens dont la digestion ne pourrait
se faire bien. *Salutaris sæpe a coïtu*, dit Lorry, *præpostero vomitus excitatur. Sin minus,
sæpe in diarrheam putridam abit, vitiata et
spontaneæ mutationi commissa alimentorum
moles* [1].

La seconde manière dont l'acte vénérien agit
pendant la digestion consiste dans l'excitation

---

[1] *Comment. sur l'aph.* xxxij, *sect.* vj, *de Sanctorius.*

générale qu'il ajoute à celle que ce travail détermine. Tous les organes, le cœur, les poumons, le cerveau, etc., etc., sont pendant la digestion, dans un état d'hypérémie, de congestion, de turgescence sanguine, qui se révèlent par un grand nombre de symptômes. On conçoit que l'excitation vénérienne, si elle est ramenée souvent en de pareilles circonstances, peut devenir la source d'une foule de phlegmasies et d'affections organiques, ou, au moins, concourir à leur développement. Elle peut aussi, en exagérant une congestion déterminée par un repas abondant, provoquer immédiatement des accidens graves et promptement mortels. Les exemples d'individus morts subitement dans le coït, au sortir de table, ne sont pas rares. C'est de la sorte que finit un ancien directeur des fermes, dont Campet a rapporté l'histoire. [1] Rentrant chez lui après un dîner copieux qui avait été arrosé de fréquentes libations, il est accosté par une fille publique, monte chez elle, et meurt dans ses bras. Une fin analogue a été, dit-on, celle d'un maréchal de France, il y a quelques années.

---

[1] *Traité prat. des maladies graves des pays chauds.* 1802; p. 461.

L'acte vénérien pratiqué pendant le cours des règles peut, quelquefois, le déranger. Je ne crois pas cependant que ce soit la crainte d'un tel accident qui ait inspiré la loi de mort portée par Moïse contre l'homme et la femme qui se seraient livrés au coït dans un pareil moment[1]. Les résultats fâcheux que les jouissances vénériennes peuvent avoir pendant la grossesse, n'ont jamais été mis en doute par aucun auteur : seulement ils ont été exagérés par les uns et trop réduits par les autres. Levret attribuait au coït la plupart des avortemens dont on ne pouvait déterminer la cause. Zimmermann, Gardien[2], MM. Murat[3], Dugès[4], etc., ont aussi regardé cet acte comme une cause fréquente de ces accidens. Diverses conséquences ont été tirées de cette opinion. Certains auteurs ont prétendu, par exemple, que les femmes sont en droit de se refuser, pendant la gestation, à l'acte conjugal. On a été même jusqu'à faire interve-

---

[1] *Levit.*, liv. XX, vers. 18.

[2] *Traité complet d'accouchemens*, 2ᵉ édit. t. II, p. 124.

[3] *Dict. des Sciences méd.*, art. *Grossesse*, p. 440.

[4] *Dict. de méd. t de chirurg. prat.*, articles *Avortement*, p. 667, et *Grossesse*, p. 311.

nir le sentiment religieux et la loi, pour écarter les inconvéniens qu'il peut avoir alors. « C'est une religieuse liaison et dévote que le mariage, dit Montaigne; voilà pourquoi le plaisir qu'on en tire, ce doit être un plaisir retenu, sérieux et mêlé à quelque sévérité. Ce doit être une volupté aucunement prudente et consciencieuse, et parce que sa principale fin c'est la génération, il y en a qui mettent en doute si, lorsque nous sommes sans espérance de ce fruit, comme, quand elles sont hors d'âge ou enceintes, il est permis d'en rechercher l'embrassement. C'est un homicide à la manière de Platon. Certaines nations, et entre autres la mahométane, abominent la conjonction avec les femmes enceintes. » Chez quelques peuples nègres les femmes grosses sont séquestrées assez sévèrement, pour que personne n'ose même les toucher. Pallas rapporte que les Calmouckes condamnent celui dont l'incontinence a été la cause d'un avortement, à payer autant de fois neuf pièces de bétail que le fœtus avait de mois.

Au surplus, l'opinion la plus généralement admise aujourd'hui parmi les médecins sur ce sujet, est que le coït exercé avec modération pendant la grossesse, et lorsqu'il n'y a pas de disposition à l'avortement, ne cause généralement aucune espèce de préjudice ; que c'est seulement quand on répète imprudemment cet acte qu'il peut déterminer dans la matrice une vive excitation, et provoquer de la sorte un travail anticipé d'accouchement. La continence est particulièrement recommandée aux femmes nerveuses, et on exige qu'elle soit absolue, quand les antécédens ou l'état présent font craindre une fausse couche. Cependant je dois dire qu'il est à ma connaissance que des excès vénériens ont souvent été commis pendant la grossesse, dans des intentions coupables, sans que le résultat désiré ait été obtenu.

L'allaitement a aussi été considéré par quelques auteurs comme une contre-indication des plaisirs de l'amour. On a vu, dit-on, des enfans être pris de convulsions, pour avoir pris le sein aussitôt après que leur mère venait de se livrer aux jouissances du coït. Généralement les nourrices lascives sont regardées comme mauvaises. Ce qu'il y a de certain, c'est qu'une foule de mères se prêtent aux approches conjugales sans que leur nourrisson paraisse en souffrir. Je suis loin, cependant, de regarder comme sans fondement les craintes relatives à l'influence que l'acte vénérien peut exercer sur le lait des nourrices : aussi, à mon avis, ne doivent-elles user de cet acte qu'avec beaucoup de modération.

Influence que peut avoir l'acte vénérien, lorsqu'il coïncide soit avec l'action de diverses autres causes de maladies, soit avec des altérations que la constitution et la santé auraient déjà subies. — Quand un individu quitte tout à coup le genre de vie, les influences auxquelles ils était depuis long-temps habitué, pour vivre autrement et au milieu d'influences nouvelles, il est rare, quel que soit ce qu'il laisse et ce qu'il trouve, que sa santé ne souffre pas, à un degré quelconque, de cette subite mutation. C'est ce qu'on observe chez le jeune homme qui passe immédiatement de l'air et de la vie de province à ceux de la capitale, et chez l'Européen qui vient d'être transporté sous le ciel brûlant des tropiques. Dans de pareilles circonstances l'acte vénérien est généralement un excès, et cela dure jusqu'à ce qu'il y ait acclimatement. L'action de causes puissantes de maladies, d'une chaleur excessive, d'émanations délétères, ajoute souvent alors aux dangers du simple changement d'habitude. Aussi tous les auteurs qui ont écrit sur les maladies des pays chauds, s'accordent-ils à considérer l'acte vénérien comme une des causes occasionelles les plus actives de la fièvre jaune, des fièvres pernicieuses, du choléra-morbus, de la peste, et généralement des maladies graves que les Européens y contractent. Pareille chose peut s'observer chez le jeune homme qui respire tous les jours, pendant un grand nombre d'heures, l'air malsain des hôpitaux, et surtout des salles de dissection, s'il se livre aux femmes ou à la masturbation : des fièvres typhoïdes, dont l'issue a été fatale, n'ont pas eu d'autre origine. L'individu qui vit dans la malpropreté, au milieu des privations de toute espèce, dont la nourriture est malsaine, insuffisante, qui s'abandonne à des excès de vin et de liqueurs alcooliques; celui qui se livre à des travaux excessifs, soit de corps, soit d'esprit; qui se prive de repos, de sommeil; que ronge une affection triste, comme l'ennui, le regret; qui est démoralisé par des revers, etc., etc., supportent aussi très mal l'acte vénérien qui, ajoutant ses secousses et l'énervation qui le suivent aux influences mauvaises que ces individus subissent, les place dans une position dont ils sortent rarement avec leur santé. Il faut surtout s'abstenir des plaisirs vénériens pendant les épidémies : chacun alors est prédisposé à la maladie régnante, et un seul coït peut suffire pour la faire éclater.

La portée de l'acte vénérien est bien plus nuisible encore, quand les causes que nous venons d'énumérer, et généralement toutes celles qui peuvent détériorer la constitution, lui ont déjà fait subir des atteintes plus ou moins graves. Nous avons vu précédemment l'influence que le simple progrès de l'âge exerce sous ce rapport[1]. De longues maladies, des traitemens prolongés et mal dirigés, les fautes commises contre les principes vrais de l'hygiène, la misère qui les résume toutes, les excès antérieurs, et plus encore ceux dont nous traitons, peuvent avoir mis le corps dans des conditions telles que les jouissances, même les moins réitérées, sont pour lui une source abondante d'incommodités, de souffrances et de maladies. On conçoit aussi que les excès vénériens doivent aisément féconder les dispositions spé-

---

[1] Page 81.

ciales qu'ils rencontrent. C'est ce qu'on observe chez le convalescent, qui est naturellement disposé à retomber dans la maladie dont il sort; chez les sujets qui déjà ont eu des accès de goutte, de folie, de convulsions, d'épilepsie, etc., etc.; chez ceux qu'une susceptibilité excessive prédispose à toutes les affections nerveuses, et chez les enfans qui ont quelque tendance au rachitisme ou aux scrophules. En un mot, créer des prédispositions et les transformer, ainsi que celles qui ont une autre origine, en affections diverses, tel est le rôle habituel des excès génitaux.

Chacun sait que l'appétit vénérien ne survit pas ordinairement à l'état de santé. On peut croire qu'il en est de même de la faculté génératrice, si l'on en juge d'après cette remarque de Haller, que les animalcules spermatiques disparaissent pendant toute la durée de l'état de maladie [1]. Ce qu'il y a de positif, c'est que le nombre des conceptions est en raison directe de la santé publique, augmente quand elle est bonne et diminue quand le contraire a lieu. Ce fait a été mis

---

[1] *Élement. physiol.*, lib. XXVII, sect. ij.

hors de doute par les recherches de M. Villermé sur le rapport des naissances et des décès en France, en Italie, en Angleterre et en Belgique, et, sur ce même rapport, dans les parties marécageuses de la France aux diverses époques de l'année[1]. Ainsi donc, le sens génital, comme celui de la faim, et probablement la faculté d'engendrer, comme celle de digérer, se suspendent, le plus souvent, quand la maladie arrive. N'est-ce pas là un de ces avertissemens nombreux que l'organisation porte en elle, pour éclairer le sentiment de la conservation ?

Il n'est que trop vrai, cependant, que des individus ne craignent pas de se livrer à la masturbation ou au coït, bien qu'ils soient dans un état, même avancé, de maladie. Le plus souvent ce sont des masturbateurs qui continuent à subir le joug de leur habitude. « J'ai vu, dit Pinel, un jeune homme attaqué d'une fièvre ataxique, entièrement épuisé, et dont la fureur de l'onanisme était portée si loin, que, le sixième jour de sa maladie, il provoquait encore ses organes flétris, pendant que la mort était annoncée par les présages les

---

[1] *Annales d'hyg. publ.*, janvier, 1831.

plus sinistres [1]. » Il n'y a pas de praticien qui n'ait vu des cas semblables, et nous en rapporterons plus d'un dans la suite de cet ouvrage. Ainsi donc, l'état de maladie le plus grave n'est pas un obstacle absolu à l'acte vénérien. Cherchons maintenant quelle portée il peut avoir quand ce sont des malades qui s'y livrent.

On conviendra qu'il est alors au moins inutile, si ce n'est dans les cas très rares où un excès de continence est la cause de la maladie. Peut-il quelquefois être indifférent? A la rigueur, ce cas est possible dans certaines affections chroniques, et chez quelques individus exceptionnels ; mais il doit être rare. La puissance de l'acte vénérien est si profonde et les organes malades sont, en général, si prompts à ressentir les impressions qu'éprouve l'économie, qu'on peut croire que s'il y a des maladies qui paraissent indifférentes à cet acte, c'est parce que la modification qu'elles en reçoivent échappe à l'observation. On peut donc poser en règle générale que pratiqué par des sujets malades il doit leur faire du mal, et, le plus souvent, leur en faire beau-

---

[1] *Dict. des Scienc. med.*, t. XLVI, p. 55.

coup. Ce mal doit bien être plus grand, quand ce sont les jouissances vénériennes elles-mêmes qui ont causé la maladie! Qu'on se figure une plaie dans laquelle on laisse et on enfonce toujours l'instrument qui l'a faite. C'est pourtant de la sorte que les masturbateurs entretiennent et aggravent les maladies qu'ils se sont eux-mêmes données.

Il arrive souvent, et j'en ai vu plus d'un exemple, que des maladies résistent à tous les moyens, sans qu'on puisse se rendre compte d'une telle ténacité. Des soupçons viennent, enfin, et on finit par apprendre que le sujet, déjà masturbateur avant sa maladie, n'a pas cessé, ou n'a cessé que très momentanément de porter les mains sur lui. D'autres fois, les symptômes de la maladie que l'on traitait disparaissent peu à peu : on s'attend à voir les forces reparaître, et la convalescence commencer : il n'en est rien. La faiblesse, loin de diminuer, s'accroît ; l'amaigrissement augmente, la fièvre continue ; enfin le malade tombe dans une étisie sur laquelle on se perd en conjectures, si la funeste habitude qui en est la cause ne vient à être découverte. Chez d'autres sujets, c'est une affection qu'on pouvait croire terminée ou sur le point de l'être, et qui tout à coup se réveille, parce que le malade s'est trop hâté de se livrer à la masturbation ou au coït. C'est ce qui arriva à un homme de cinquante ans, goutteux, abandonné aux femmes et au vin, dont Hoffmann a rapporté l'histoire. S'étant livré au coït dans les premiers jours de la convalescence d'une fausse pleurésie, cet homme fit une rechute qui le mit dans un danger beaucoup plus grand que celui dont il venait de sortir. Le même auteur rapporte, d'après Fabrice de Hilden, un exemple à peu près semblable, mais où la mort paya l'imprudence qui avait été commise[1]. Les scrophules, le rachitisme, la goutte, la pierre, sont, dit M. Marc, autant de maladies qui, lorsqu'elles sont parvenues à un certain degré, s'exaspèrent par le coït[2]. On peut tenir le même langage sur toutes les autres. La folie par exemple s'accroît très souvent sous l'influence de cette cause. M. Falret m'a parlé d'une mélancolique de la Salpêtrière, dont l'affection mentale a été plusieurs fois réveillée par l'onanisme, alors qu'on pouvait la croire dissipée. Les maladies de la peau peu-

---

[1] *De morb. ex nim. vener.*, § 20, 21.
[2] *Dict. des Scienc. méd.*, art. *Copulation*, p. 277.

7

vent donner particulièrement une idée de l'influence que l'acte vénérien exerce sur celles qui sont plus profondément cachées. M. Alibert raconte l'histoire d'un jeune homme atteint d'une dartre pustuleuse disséminée sur toute la surface des tégumens, laquelle dartre n'était jamais plus intense que lorsqu'il se livrait à la masturbation : alors ce malheureux était dévoré par un prurit brûlant [1].

Ce qui frappe surtout chez les malades qui se masturbent, c'est l'irrégularité avec laquelle marchent leurs affections, et l'étrangeté des symptômes qu'elles présentent. Il est évident que le système nerveux éprouve une influence autre que celle de la maladie, ou est disposé à ressentir d'une manière toute spéciale celles qui lui arrivent. Ce fait qui a été entrevu par Tissot [2] et par Georget [3], est un de ceux dont les praticiens doivent garder le souvenir. On peut se faire une idée du désordre que l'acte vénérien peut apporter dans la marche et la forme des maladies, par les accidens graves dont il complique souvent les plaies,

---

[1] *Dict. des Scienc. méd.*, art. *Dartres*, p. 61.

[2] *Onanis.*, sect. IV.

[3] *Physiol. du système nerveux*, t. 1, p. 394.

et particulièrement les plaies de tête. Le tétanos, le délire et autres symptômes nerveux en ont été souvent alors la conséquence. Fabrice de Hilden rapporte qu'un jeune homme ayant eu la main amputée après un coup de feu, son chirurgien lui défendit sévèrement tout commerce avec sa femme qu'il avertit aussi du danger. Mais quand tous les accidens furent dissipés, et alors que la guérison allait bon train, le malade se sentant des désirs auxquels sa femme ne voulait pas répondre, se procura, sans coït, une émission de semence : elle fut immédiatement suivie de fièvre, de délire, de convulsions et d'autres accidens, dont il mourut au bout de quatre jours [1].

Souvent aussi la mort a été le résultat immédiat du coït chez des malades atteints d'affection du cœur et des gros vaisseaux. C'est ce qui est arrivé à un nommé Corroy, garçon d'amphithéâtre de l'hôpital de la Charité. Un soir il rentre ivre, amenant une fille publique avec laquelle il se proposait de passer la nuit ; mais au milieu des transports qu'elle excite, Corroy meurt subitement et sans pousser un seul cri. L'ouverture du cadavre faite le lendemain

----

[1] *Obs. chirurg.*, cent. 1, obs. 22.

offrit un anévrisme vers le commencement de la crosse de l'aorte. La rupture de cette tumeur, dont rien pendant la vie n'avait pu faire soupçonner l'existence, était la cause évidente d'une mort si prompte[1]. On peut croire qu'un événement analogue eut lieu chez un homme dont on trouve l'observation parmi celles de Félix Plater. S'étant marié une seconde fois dans un âge avancé, cet homme éprouva, en consommant le mariage, une suffocation si violente qu'il fut obligé de suspendre ses efforts : toutes les fois qu'il voulait s'approcher de sa femme, le même accident se manifestait et ne lui permettait pas de satisfaire ses désirs. Alors, désespéré de ce contre-temps fâcheux, il se livra à une multitude de charlatans, parmi lesquels il y en eut un qui lui recommanda de pousser hardiment l'opération jusqu'au bout. L'essai ne fut pas d'abord favorable ; mais, rassuré par la promesse de son guérisseur, le malade voulut passer outre : il mourut dans l'acte même[2]. Les exemples de mort subite pendant le coït

----

[1] Richerand. *Nosograph. chirurg.*, 2ᵉ édit., t. IV, p. 75.
[2] *Observat.*, lib. 1, p. 174.

ne sont pas rares. Ils appartiennent généralement à des cas d'anévrisme ou d'apoplexie. Pline le naturaliste en cite deux [1], et Tabourot a conservé dans ses *Bigarrures* les épitaphes de plusieurs individus qui avaient perdu la vie de cette manière [2].

---

[1] *Historia mundi*, lib. VII, cap. LIII.

[2] En voici une :

CY GIST LE SEIGNEUR DE MANAS,

LEQUEL DE SA PROPRE ALLUMELLE

SE TUA PRENANT SES ÉBATS,

SUR....., ETC.

Bigarrures et Toucher du seigneur DES ACCORDS, ch. XXII.

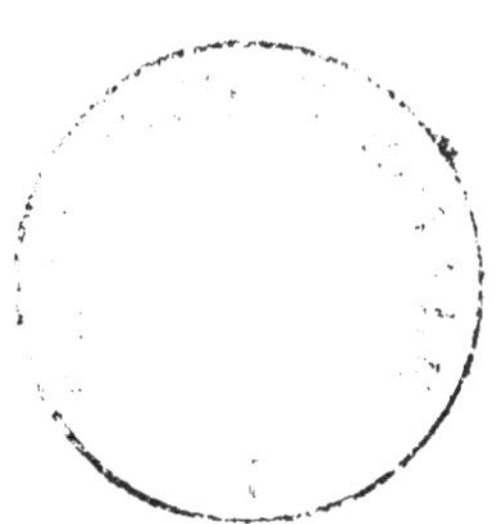

CHAPITRE III.

Les organes génitaux, quand ils sont à l'état d'abus, se trouvent exactement dans les mêmes conditions que s'ils étaient malades. Dans ce cas, en effet, ils sont en dehors de l'état régulier, car ils agissent quand la santé voudrait qu'ils fussent en repos. Lorsqu'on les considère alors, soit en eux-mêmes, soit dans leur action sur le reste du corps, on voit qu'ils se comportent exactement ainsi que le feraient des organes passés à l'état morbide : ils sont comme s'ils étaient atteints d'une affection intermittente, ayant des accès distincts, lesquels se répètent plus ou moins selon les provocations du masturbateur. L'état local de ces organes n'est d'abord que celui qu'ils offrent pendant l'acte vénérien ; mais plus tard ils peuvent présenter des altérations diverses qui survivent aux accès, comme on voit des tissus se modifier, s'altérer de plus en plus, si la cause qui les avait rendus malades continue d'agir sur eux. L'état général des masturbateurs est aussi parfaitement analogue à celui qu'on observe dans les maladies. Chez eux, les organes génitaux sont le foyer de *symptômes* divers et le point de départ d'une foule de *maladies*. Les symptômes ne se montrent d'abord que pendant l'*accès*, ou pendant les heures qui le suivent; puis, ils se prolongent davantage et les intermissions finissent par devenir moins franches, moins complètes, par ne plus être que de simples rémissions : enfin, arrive un moment où le mal est tout-à-fait continu, où les pollutions ne marquent plus que comme des exacerbations pourraient le faire. Telle est la marche ordinaire des symptômes de cette affection, que l'on pourrait nommer *génitale*. Mais souvent il arrive qu'un des désordres dont l'appareil reproducteur est le foyer, prend, en vertu des dispositions individuelles, un caractère plus déterminé que les autres, et acquiert une sorte d'indépendance. Ce désordre devient alors plus qu'un *symptôme*, devient une *maladie* véritable qui sera chez les uns une phthisie, chez d'au-

tres une myélite, une épilepsie, une amaurose, etc. , etc. C'est ainsi qu'on voit une plaie
qui d'abord n'avait déterminé que du malaise,
de la fièvre et autres *symptômes* dont le sort
était intimement lié au sien, se compliquer
ensuite d'une gastro-entérite, d'un tétanos,
ou de toute autre *maladie*, ayant dans le cadre
nosologique une place déterminée. *La pollution volontaire*, quand elle devient nuisible,
doit donc être considérée à la fois comme une
affection, ayant ses symptômes, et comme
une *cause* de maladies. Nous allons l'étudier sous ce double rapport, dans deux sec-
tions différentes. La première sera consacrée
à la description des symptômes de cette pollution; dans la seconde, nous exposerons les
maladies qui peuvent en être la suite.

§ I. Symptômes spéciaux des excès vénériens.

Avant de procéder à la description de ces
symptômes, je ferai deux remarques. La première, c'est que les résultats des excès vénériens ont avec ceux des pollutions *involontaires*
une analogie telle, que je défierais qu'on trouvât des différences essentielles entre le tableau
des uns et celui des autres. La seconde, c'est
que les effets *généraux* des pollutions, qu'elles

aient été ou non provoquées, ont aussi une ressemblance très marquée avec ceux que détermine la destruction lente d'un organe, ceux, par exemple, qu'on observe dans la phthisie pulmonaire, le cancer utérin, les grandes suppurations, les diarrhées chroniques, etc. Ainsi donc, les résultats de la masturbation et du coït sont les mêmes que ceux de la spermatorrhée involontaire, c'est-à-dire, d'une maladie non équivoque des organes génitaux, et que ceux de plusieurs autres maladies graves ayant des siéges variés. Ces analogies ne suffiraient-elles pas pour prouver que nous avons pu considérer avec fondement, comme une maladie véritable, l'état où sont momentanément jetés les organes générateurs, lorsqu'on en fait abus.

Un des effets les plus constans des pollutions excessives, est l'amaigrissement. Ce symptôme se montre plus ou moins rapidement et va plus ou moins loin, mais il existe généralement à un degré quelconque. On peut le considérer comme une des circonstances par lesquelles les masturbateurs ressemblent le plus aux phthisiques, aux diarrhériques et en général aux individus affectés d'une maladie grave et prolongée. Plus d'une fois il est arrivé d'attribuer aussi l'amaigrissement qui résulte de l'onanisme, à une croissance trop rapide, et réciproquement. Ce symptôme frappe d'autant plus chez certains masturbateurs, qu'on le voit se prononcer de plus en plus malgré une faim insatiable et des digestions encore faciles. Combien faut-il qu'elle soit grande l'influence que les organes génitaux, mis à l'état d'abus, exercent sur la nutrition, pour que la substance du corps se perde ainsi, malgré les conditions réputées les plus favorables à son accroissement! C'est chose commune de voir des masturbateurs, que leur déplorable habitude a jetés dans le marasme le plus complet : leur corps, réduit à sa charpente osseuse, offre une image anticipée de l'état où la mort le mettra probablement bientôt. Plusieurs parties, comme les lombes, les fesses et les extrémités inférieures, se font souvent remarquer plus que les autres par leur émaciation. M. Sainte-Marie qui a noté ce fait, l'attribue, non sans raison, ainsi que l'affaiblissement que ces mêmes parties présentent alors, à un état morbide de la moëlle épinière[1]. Mais ce qui n'est pas moins remarqua-

---

[1] *Traduction de la dissertation de* WICHMANN *sur la pollution diurne*, 1817, p. 12.

ble que la rapidité de l'amaigrissement, c'est la facilité avec laquelle l'embonpoint renaît chez la plupart des masturbateurs quand ils se font trêve, en suspendant leurs manœuvres. Toutefois, il est des individus qui restent, toute leur vie, grêles et desséchés, par suite de l'abus qu'ils ont fait d'eux-mêmes pendant leur jeunesse.

D'ordinaire les forces suivent l'embonpoint et diminuent ou reviennent en même temps que lui. La faiblesse ne se montre d'abord qu'après l'acte, mais ensuite elle se prolonge davantage et le sujet se procure des pollu- tions nouvelles, alors qu'il n'a point encore retrouvé les forces qu'il avait précédemment dissipées. Le matin il ne quitte son lit qu'avec peine : pendant le jour, fatigué, engourdi, il est paresseux, indolent, et n'aborde plus qu'a- vec mollesse les occupations dans lesquelles il déployait toute sa vigueur. S'il monte un escalier, s'il gravit une élévation, son cœur bat avec force et sa respiration devient hale- tante. Cet affaiblissement, si la cause qui le produit ne cesse d'agir, peut s'accroître jus- qu'au degré le plus effrayant. On voit des mas- turbateurs dont le tronc entraîné par le poids de la tête et celui de la poitrine, se courbe comme dans la vieillesse; qui ne peuvent rester debout, leurs membres abdominaux étant devenus incapables de les porter; qui, au moindre mouvement, éprouvent des vertiges, des défaillances, et qu'on voit finir par achever ce qui leur reste d'existence, dans un fauteuil ou un lit dont ils ne peuvent sortir. Plusieurs auteurs ont avancé que l'affaiblissement est plus ou moins considérable suivant la situation qu'on donne au corps pendant l'acte vénérien et selon le mode d'accomplissement de ce dernier. « *Corporis agitatio in coeundo, instar canum, magis nocet*, dit Sanctorius, *quam seminis emissio. Hæc solum viscera ; illa omnes nervos et viscera defatigat* [1]. » Le même auteur dit encore : « *Usus coitus stando lædit musculos et eorum perspiratum diminuit* [2]. » Tissot a émis une opinion analogue. « Quand on perd ses forces, dit-il, par deux moyens à la fois, l'affaiblissement augmente bien considérablement [3]. J'avouerai que je n'attache qu'une importance médiocre aux circonstances dont il

---

[1] *Aphor.* XXXIV, sect. VI.

[2] *Aphor.* XL, sect. VI.

[3] Sect. VIII.

vient d'être parlé, sans toutefois les considérer comme entièrement indifférentes. Je regarde comme plus fondée l'observation faite
par M. Sainte-Marie, et dont j'ai déjà parlé,
que la partie inférieure du corps présente souvent un affaiblissement plus prononcé que le
reste, à cause de l'état ou la moëlle épinière
peut être jetée à la suite des pollutions.

Ainsi que l'embonpoint, les forces reviennent ordinairement avec assez de rapidité,
quand le masturbateur se réforme. Mais il y
en a, et le nombre en est grand, qui conservent
pendant toute leur vie une débilité profonde,
ce qui les rend inhabiles à une foule de travaux.
Rien n'est plus ordinaire que de rencontrer
dans la pratique des individus qui se plaignent
d'être incapables de tout effort physique, et
qui demandent au médecin de leur rendre des
forces. Eh bien, qu'on les questionne : presque
tous avoueront qu'ils ont fait dans leur jeunesse abus de l'onanisme. Quelques uns même
n'attendent pas qu'on les interroge, pour s'accuser de leurs anciens excès, et les dénoncer
comme la cause de leur débilité actuelle. Le
plus grand nombre cependant remonte moins
haut pour chercher son origine, ou même ne
songe pas à la pénétrer ; ils restent en paix avec

eux-mêmes, et leur ignorance mériterait peut-être qu'on la respectât, s'ils n'étaient ou ne pouvaient devenir pères, et s'il ne fallait exciter leur vigilance à l'égard de leurs enfans. Ainsi donc il est constant que les abus vénériens peuvent causer non seulement une faiblesse passagère, mais encore un épuisement véritable susceptible de se prolonger autant que la vie.

L'amaigrissement et la perte des forces ne sont pas les seuls signes de l'espèce de consomption qui mine sourdement le masturbateur: des symptômes nombreux viennent indiquer qu'une sorte d'adynamie frappe toutes les fonctions. C'est le visage qui, au lieu de présenter ce ton vermeil qui atteste une circulation active, est pâle, sans fraîcheur, ou d'une teinte jaunâtre, terreuse, plombée, livide : c'est la décoloration dès lèvres, le cercle bleuâtre qui entoure les yeux, le gonflement œdémateux des paupières : c'est encore la mollesse et la flaccidité des chairs, la faiblesse et la petitesse du pouls : ce sont des sueurs abondantes qui, au moindre mouvement, ou pendant le sommeil, mouillent le front, la poitrine et la paume des mains : c'est, chez quelques sujets, une bouffissure œdémateuse, particulièrement des mains et des pieds : ce sont enfin les signes d'une atonie générale, auxquels une fièvre lente, une véritable fièvre hectique, vient quelquefois se joindre, comme pour témoigner que l'économie ne cède pas sans réagir au mal qui la détruit.

Je devrais peut-être attendre pour parler du trouble des digestions, effet presque constant des abus vénériens, qu'ayant achevé la description des *symptômes* de la spermatorrhée volontaire, j'en fusse à l'exposé des *maladies* qui en sont la conséquence. Les digestions, en effet, ne sont dérangées alors que parce que les organes digestifs sont malades, que parce qu'ils sont affectés de dyspepsie, de gastrite, d'entérite, etc.; mais leurs dérangemens sont tellement ordinaires après les pertes de semence, que je me crois autorisé traiter ces dérangemens comme des symptômes. Les excès vénériens peuvent affecter les organes digestifs de plusieurs manières : d'abord, en troublant la digestion, s'ils ont lieu pendant sa durée; c'est un fait dont nous avons parlé précédemment [1]. Nous aurions pu alors ajouter que lorsqu'on se hâte trop de manger après un

---

[1] Voyez p. 85.

excès de masturbation ou de coït, il est rare
que la digestion soit bonne. Cette remarque
n'avait pas échappé à Sanctorius, qui en a fait
un si grand nombre de bonnes. *Cibus copiosor
solito*, dit-il, *post immoderatum coitum, interi-
meret, nisi succederet aliqua ciborum corrup-
tela* [1]. Les excès vénériens peuvent encore
affecter l'appareil digestif autrement que par
le trouble direct de ses fonctions. Cet appareil
est lié d'une manière tellement intime à toutes
les parties du corps humain, qu'il n'en est aucune qui pourrait souffrir à son insu. Si donc
il est peu d'états morbides qui ne troublent les
fonctions digestives, pourraient-elles rester intactes quand l'appareil générateur est devenu
le foyer d'une foule de symptômes? Assurément non : aussi ces fonctions prennent-
elles une part, et une large part, aux désordres qui sont la conséquence ordinaire des
excès dont nous traitons.

Un exercice modéré des organes génitaux
peut exciter l'estomac, rendre l'appétit plus
vif et les digestions plus rapides. C'est pourquoi
les jeunes gens qui commencent à se mas-

---

[1] *Aph.*, xxxij, sect. vj

turber ou à faire usage des femmes, sont ils fréquemment tourmentés par un besoin insatiable d'alimens , qui les porte à manger presque
sans cesse, ce qui frappe d'autant plus, que la
maigreur et la faiblesse arrivent de même , ou
ne cessent d'augmenter. Mais un tel état de
choses ne saurait durer long-temps ; aussi des
signes nombreux viennent-ils bientôt montrer
que les excès vénériens peuvent agir sur l'appareil digestif d'une autre manière qu'en ren-
dant l'appétit plus vif et les digestions plus
aisées.

L'appétit, en effet, ne résiste pas long-temps
aux excès de masturbation : il diminue , d'a-
bord, puis il disparaît et finit souvent par faire
place au dégoût le plus prononcé pour toute
espèce d'alimens : chez quelques sujets il devient irrégulier, bizarre; d'autres le conservent,
et ce sont ceux-là peut-être qu'il faut plaindre
le plus, car il survit aux digestions. « J'ai
conservé l'appétit, écrivait un masturbateur
à Tissot, mais c'est un malheur, puisque j'ai
des douleurs d'estomac dès que j'ai mangé et
que je rends tout ce que je mange. » Beaucoup
de masturbateurs éprouvent des douleurs
semblables après le repas. Chez d'autres, c'est
un sentiment d'oppression, de gêne, dans la

région épigastrique. Il en est chez lesquels ce sont des tiraillemens qui simulent un besoin d'alimens : ce symptôme s'observe particulièrement chez les filles qui sont devenues leuchorréiques, par suite de leurs pratiques secrètes. D'autres fois, la face et particulièrement les pommettes présentent, après le repas, une rougeur d'autant plus remarquable qu'elle contraste avec leur pâleur habituelle : souvent alors aussi les masturbateurs ont la tête pesante, des vertiges, des bouffées de chaleur à la face, etc. Il en est chez qui des rapports, des éructations témoignent, long-temps encore après la sortie de table, de la lenteur des digestions : ou bien encore le ventre est tendu, balonné, gonflé de vents. Des alimens que précédemment on digérait sans peine, ne peuvent plus passer ; le cercle de ceux parmi lesquels on peut choisir, se rétrécit chaque jour. On a vu des masturbateurs qui s'étaient mis en cet état, s'adonner aux liqueurs fortes dans l'espoir trompeur de réveiller leur appétit, d'exciter leurs digestions et de rétablir leurs forces. Des vomissemens répétés, une douleur habituelle de ventre, une fièvre lente, sont aussi des symptômes fréquens de l'altération profonde des organes digestifs. Le canal intestinal est, chez beaucoup de sujets, plus impressionnable que l'estomac aux excès vénériens. Une constipation opiniâtre chez les uns, du dévoiement et des borborygmes chez les autres, sont les signes ordinaires de l'affection de ce canal. MM. Fournier et Bégin parlent d'un jeune homme qui éprouvait presque constamment, après les excès de coït, des coliques fortes suivies d'une diarrhée abondante et d'un ténesme insupportable. Le repos, les boissons gommeuses, l'usage des alimens farineux et d'une petite quantité de vin rouge, dissipaient bientôt ces accidens qui le jetaient quelquefois dans un état alarmant de langueur et de faiblesse [1]. Hoffmann a rapporté un exemple analogue. J'ai plus d'une fois rencontré de pareils effets. Un jeune homme à qui j'ai donné des soins en 1832, est mort, à la suite d'excès de masturbation, d'une diarrhée que rien ne put arrêter. Ce malheureux, bien que réduit au dernier degré de consomption, se livrait encore, aussitôt qu'on le perdait de vue, à sa déplorable habitude. Au surplus

---

[1] *Diction. des Scienc. méd.*, art. *Masturbation*, p. 115.

la diarrhée, ou plutôt les ulcérations intestinales qui en sont alors la cause, se montrent ordinairement chez les masturbateurs, comme chez les phthisiques, quand ils atteignent le dernier degré de la consomption. C'est ainsi qu'un jeune homme de 19 ans, livré depuis son enfance à la masturbation, mourut il y a quelques années, à l'Hôtel-Dieu. La surveillance la plus active, les moyens mécaniques les plus sévèrement administrés n'avaient pu mettre obstacle à ses fatales manœuvres. Le dévoiement vint se joindre à ses pertes habituelles de semence et il périt trois mois après son entrée à l'hôpital, dans un marasme complet [1].

Beaucoup d'auteurs ont répété, d'après Hippocrate [2], que les individus affectés de consomption par suite d'excès vénériens, n'ont pas de fièvre. C'est une erreur : ils meurent alors, ainsi que je l'ai déjà dit, dans un véritable état de fièvre hectique que motive suffisamment l'état des divers organes et particulièrement celui de l'appareil générateur. Je pourrais en citer de nombreux exemples ; en

---

[1] *Nouvel. Bibl. méd.* Septembre 1827.

[2] *De morbis,* lib. II, c. xlix, Foës, p. 479.

voici un rapporté par le docteur Federigo :
« J'ai connu, dit-il, une femme qui, depuis
plusieurs années, était atteinte d'une grande
faiblesse et avait perdu tout-à-fait l'appétit.
Une fièvre lente du soir l'avait réduite à une
extrême maigreur ; ses yeux étaient enfoncés
et pâles ; elle éprouvait une chaleur très pénible à la peau, et ne pouvait se tenir debout
qu'avec beaucoup de peine ; un écoulement
très abondant augmentait de plus en plus la
faiblesse ; elle était parvenue à un degré de
marasme très avancé. Tous les remèdes les
plus actifs, par exemple, les martiaux, les dé-
coctions de quinquina avec le lait, les eaux de
Recovaro, furent inutiles. Elle finit ses jours
ayant été réduite à la plus déplorable consomption. J'eus beau la questionner relativement à sa manière de vivre, pour découvrir
la cause de cette maladie, je ne pus y réussir :
seulement, un mois avant de mourir, elle
m'avoua, les larmes aux yeux, qu'elle-même
avait contribué à sa propre perte en se livrant,
presque constamment, depuis plusieurs années, à une faiblesse secrète et meurtrière [1]. »

---

[1] Traduction italienne des Observations de M. Portal sur la
matière et le traitement de la phthisie pulmonaire.

Ajoutons que M. de Sainte-Marie, ayant cherché plus souvent la pollution diurne involontaire dans les maladies de langueur, du moment qu'il eut connu la dissertation de Wichmann , découvrit qu'un grand nombre de
fièvres lentes nerveuses étaient entretenues
par cette affection [1].

Après ce que nous avons dit de l'action que
les organes génitaux exercent sur le système
nerveux, même quand ils ne sont qu'à l'état
d'éveil ou de repos, on ne s'étonnera pas de
nous entendre avancer que c'est dans ce système qu'il faut chercher les affections qui résultent le plus fréquemment de l'abus de ces organes. En effet, les lésions du mouvement, du
sentiment ou de l'intelligence, c'est-à-dire des
facultés dont le système nerveux est le siége
ou le foyer, sont réellement les conséquences
les plus ordinaires de la masturbation et en
général des excès vénériens. Déjà nous avons
fait le tableau de la diminution graduelle de
la faculté locomotive chez les masturbateurs.
Celle de sentir présente des phénomènes bien
différens, elle s'exalte d'autant plus que la première s'épuise davantage. Au surplus c'est un

---

[1] *Loc. cit.*, p. 7.

fait non contesté, que ces deux facultés sont généralement en raison inverse l'une de l'autre. Cet accroissement de la susceptibilité peut s'opérer à tout âge par suite d'excès vénériens ; mais il se fait avec bien plus de facilité chez les jeunes gens, c'est-à-dire à cette époque de la vie où la manière de sentir prend les caractères qui devront, plus que tous les autres, constituer le tempérament. Aussi, l'impressionnabilité excessive qu'offrent en général les masturbateurs, n'est-elle pas de ces symptômes passagers qui surviventpeu à leur habitude : bien loin de là ; elle se prolonge long-temps après que celle-ci a disparu et fait le tourment d'une foule d'existences entières. Combien de gens de tout âge qui se plaignent d'avoir, comme ils disent, le genre nerveux d'une extrême mobilité. Quelques uns n'ignorent pas, et c'est pour eux une source non interrompue de regrets, qu'ils ne doivent cela qu'à eux-mêmes. Interrogez les autres, la plupart avoueront les excès de leur jeunesse. Rarement j'ai manqué les occasions nombreuses qui se sont offertes à moi de vérifier ce que j'avance ici, et presque toujours les réponses qui m'étaient faites confirmaient les conjectures que j'avais formées. Il est rare que ces individus n'éprouvent pas un malaise, une douleur, une incommodité quelconque : leurs indispositions peuvent varier à l'infini, subir les mutations les plus promptes et les plus nombreuses, mais toujours, ou presque toujours, ils sont indisposés d'une manière ou d'une autre. Cela se conçoit aisément ; tout ce qui est influence a prise sur eux : le froid, le chaud, le sec, l'humide, la pluie, l'orage, les alimens, les boissons, l'exercice, le repos, la veille, en un mot tous les modificateurs trouvent en eux une organisation constamment prête à les sentir avec excès. L'acte vénérien surtout, cette source première de leur impressionnabilité, leur cause des incommodités qui les obligent à des privations continuelles. Un jeune homme de 22 ans, auquel je donnais des soins il y a quelques mois, me racontait avec un sentiment profond de tristesse les incommodités sans cesse renaissantes qu'il devait à l'onanisme. Voici à peu près la relation qu'il m'a faite : je la rapporte parce qu'elle offre un tableau assez fidèle de l'état où le système nerveux se trouve chez la plupart des sujets qui ont fait abus de la masturbation.

« C'est à 16 ans, me disait-il, que de per-

lides conseils m'instruisirent à me masturber,
ce que je fis, pendant quelques années, avec
une sorte de fureur. Bientôt ma santé s'altéra,
je perdis mes forces, mes digestions ne se
firent plus, je sentais dans l'estomac une chaleur, des douleurs continuelles; ma gorge était
en feu, j'avais de l'enrouement, et j'éprouvais
des malaises de toute sorte. Les avertissemens
qu'on me donna, et plus encore le délabre-
ment de ma santé, me firent prendre la résolution de renoncer à mon habitude. Ma situation
ne tarda point à devenir meilleure, je me réta-
blissais chaque jour; mais en même temps mes
désirs se réveillèrent, et je retombai dans mes
précédentes fautes. La même cause ramena
les mêmes effets, et j'abandonnai de nouveau
l'onanisme, me promettant bien de n'y plus
revenir. Il y a deux ans au moins de cela, et
j'ai tenu parole. Par malheur, cette fois, ma
santé ne s'est pas rétablie comme la première,
et je n'ai cessé d'éprouver, quoiqu'à des degrés moindres, toutes les souffrances que je
vous ai décrites. De plus, je suis devenu tellement sensible, que tout m'incommode; le
moindre changement de temps, et surtout l'o-
rage, me font le plus grand mal. Je ne saurais
dire, au surplus, quelle est la température qui

me convient le mieux, car je ne me trouve bien ni quand il fait froid, ni quand il fait chaud. Quant aux femmes, elles m'inspirent peu de désirs : cependant il m'est arrivé à de longs intervalles d'avoir commerce avec elles ; ce n'était alors que lentement et avec peine que je mettais fin à la tâche que je m'étais imposée, et ensuite j'étais malade, pendant plusieurs jours, de la même manière qu'à l'époque où je me masturbais le plus. Je sens à chaque instant des douleurs, des élancemens et comme des secousses dans les membres ; quelquefois aussi j'éprouve, mais rarement, des douleurs dans le dos. J'ai presque toujours aussi des maux d'estomac et souvent des coliques. Quant à mes digestions, quoique moins mauvaises que précédemment, elles sont encore loin d'être bonnes ; il n'y a qu'un petit nombre d'alimens que je puisse me permettre, et je ne pourrais prendre, sans en être fortement incommodé, la plus petite quantité de vin, de liqueur ou de café. » Tel est le récit que me fit ce jeune homme : j'ajouterai qu'il ressentait, pour la moindre cause, une émotion profonde ; qu'il avait l'air triste, était ennuyé de lui-même et sans cesse poursuivi du souvenir de ses anciens excès. Je l'ai revu plusieurs fois depuis, et j'ai lieu de croire que l'exactitude avec laquelle il se conformait à mes conseils améliorera sa santé.

Ce sujet, pourra-t-on me dire, est un hypochondriaque : je suis loin de le contester. Mais qu'est-ce que l'hypochondrie, sinon une susceptibilité excessive, plus toutes les incommodités qui en sont la conséquence et le dérangement des fonctions digestives? Aussi tous les auteurs qui ont parlé de cette maladie et de l'hystérie, qui lui ressemble à tant d'égards, ont-ils rangé les excès vénériens parmi leurs causes les plus fréquentes. Je pourrais citer en témoignage Tissot [1], MM. Louyer-Villermey [2], Fodéré [3], Foville [4], et beaucoup d'autres. M. Oppenheim, médecin du grand-visir, attribue la fréquence de l'hypochondrie et de l'hystérie, chez les orientaux, à l'abus qu'ils font des plaisirs [5]. Pinel donne

---

[1] *Onanis.*, sect. iij et iv.

[2] *Dict. des Sciences méd.*, art. *Hypochondrie*, p. 146, et *Hystérie*, p. 234.

[3] Même Dict., art. *Mariage*, p. 29.

[4] *Dict. de Méd. et de Chirur. pratiques*, art. *Hystérie*, p. 281.

[5] Essai sur l'état de la médecine et sur les maladies endémiques dans la Turquie d'Asie et d'Europe. *Hambourg*, 1833.

l'histoire d'un hypochondriaque qui, à l'âge de la puberté, s'était abandonné à des excès de masturbation qui avaient été suivis de pollutions involontaires fréquentes [1]. Ailleurs il a parlé encore d'un cas analogue [2]; et au surplus il n'est pas de praticien qui ne puisse en citer plusieurs.

L'affection du système nerveux, chez les masturbateurs, ne consiste pas seulement dans un accroissement de la susceptibilité; elle s'annonce encore par une multitude de symptômes, tels que des douleurs, des malaises, des sensations, des spasmes de toute sorte. M. Angelot a rapporté l'observation d'un jeune homme affecté d'une spermatorrhée continuelle qui, entre autres phénomènes, présentait une irritation nerveuse telle, qu'il sentait vibrer tout son corps au moindre bruit [3]. Certains sujets éprouvent des douleurs dans les membres, comme s'ils avaient été meurtris de coups; d'autres sont sujets à des céphalalgies très intenses, à des douleurs lombaires qui se reproduisent à chaque pollution; ou bien ce sont des douleurs plus ou moins

---

[1] *Nosog. philos.*, 4ᵉ édit., t. III, p. 81.
[2] *Id.*, p. 207.
[3] *Annales de la méd. physiol.*, août, 1826.

vagues, quelquefois fixes, qui se font sentir sur le trajet des nerfs et ressemblent beaucoup à des névralgies. Plus tard nous verrons que des affections douloureuses de diverses nature ont été la conséquence plus ou moins directe des excès vénériens. Des sensations d'engourdissement, de formication, etc., peuvent aussi en être la suite; quelques sujets éprouvent des crampes qui d'abord ne se font sentir que pendant l'acte vénérien, mais qui se répètent ensuite dans d'autres momens. Les spasmes, les contractures et généralement les mouvemens convulsifs qu'on observe souvent chez les masturbateurs, sont généralement le résultat d'affections graves des centres nerveux, affections dont nous parlerons bientôt. «Un accident très fréquent et qui ne m'a jamais trompé sur sa nature, dit Georget, ce sont des palpitations de cœur accompagneés de gêne dans la respiration, de légers étouffemens [1]. » Il dit encore que des syncopes, des tremblemens partiels ou généraux se manisfestent à la moindre contrariété, et souvent sans sujet, chez les masturbateurs. Ces remarques sont pleines de vérité : j'ajouterai seulement que les palpi-

---

[1] *Physiologie du système nerveux*, t. 1er.

tations, les étouffemens survivent quelquefois pendant de longues années à l'onanisme,
et qu'on voit assez souvent les syncopes, les
tremblemens, les extases, etc., se montrer
pendant l'acte vénérien ou immédiatement
après.

Le cœur et l'esprit ne souffrent pas moins
que le corps, des excès de masturbation. Il
suffirait, pour n'en pas douter, de se rappeler
ce que nous avons dit relativement à la puissance que les organes génitaux exercent, dans
l'état physiologique, sur les idées et les sentimens[1]. Généralement, le besoin que le masturbateur de profession éprouve de dissimuler des goûts, une habitude, qu'on trouve au
moins ridicules et vils, le rendent taciturne
et peu expansif ; ses regards, loin de chercher
ceux des autres, semblent les fuir ; il aime la
solitude, évite le monde, y est embarrassé,
mal à l'aise et presque honteux. L'air qu'il y
apporte pourrait quelquefois passer pour de
la timidité, je dirais presque de l'innocence,
s'il ne changeait tout-à-fait d'allure, quand se
trouvant avec des masturbateurs avoués, il n'a
plus de contrainte à se faire. C'est à ce besoin

---

[1] Voyez le chap. Ier.

de dissimulation, à cette inquiétude dont l'o-
naniaque est continuellement obsédé, que
Montègre attribuait surtout la différence qui
existe entre l'abus de soi-même et celui du
coït sous le rapport de leurs inconvéniens [1] :
mais ce tourment moral est loin, comme nous
allons le voir, d'être le seul qui affecte le masturbateur.

En effet, il éprouve habituellement un
sentiment réel de tristesse et d'ennui dont sa
physionomie est empreinte, et qui est la conséquence naturelle du malaise, de la fatigue qu'il
ressent toujours. Il est triste comme on l'est
quand on souffre, quand on est faible et qu'on
se sent défaillir. Cette honte intérieure, à laquelle on se soustrait difficilement quand on
se livre à des actions réputées mauvaises, doit
contribuer aussi à augmenter sa mélancolie,
sa tristesse. J'en dirai autant de ses efforts
secrets, et trop souvent infructueux, pour
échapper à un penchant qu'il commence à redouter. Mais les pires, peut-être, des sentimens
qui le tourmentent, sont le regret et le remords.
L'épuisement où il s'est jeté, les souffrances
qu'il éprouve, la mort qu'il aperçoit, le jettent

---

[1] *Dict. des Sciences méd.*, art. *Continence*, p. 100.

souvent dans le plus affreux désespoir. Il se rappelle cette époque où, plein de santé, il ne connaissait pas encore l'onanisme; il se rappelle, pour les maudire, ceux-là qui lui ont donné les premières notions de ce vice; la honte qu'il ressent, les aveux qu'il a dû faire, l'impuissance, l'exténuation où il se trouve; ses maux, ses craintes, tout cela, il aurait pu l'éviter. Artisan de toutes ses misères, il ne cesse de se les reprocher. Ce qu'on lui a dit pour l'arracher à sa funeste habitude, ce qu'il a lu, il se le rappelle, et se grossit encore ce qu'il s'en rappelle. Tout ce qu'on lui a prédit, il le sent, et il en sent bien plus qu'on ne ne lui en a prédit. Cette fin qu'on lui annonçait, il la considère comme proche, inévitable. Son père, sa sœur, ses amis, tout ce qu'il aime, il va falloir leur dire adieu. Encore si je pouvais conserver la vie, se dit-il quelquefois; la conserver, fût-ce au prix de mille douleurs! On y tient si fort à cet âge où l'on a devant soi tant d'avenir! Qu'on se figure maintenant avec ces regrets, ces craintes, le désespoir que je viens de décrire, un masturbateur tellement dominé par son insatiable habitude, qu'il ne peut s'y soustraire. Ce mal qu'elle lui a fait, la fin qu'elle lui prépare , il les connaît et peut-être se les exagère, cependant il continue d'accroître l'un et de rapprocher l'autre, ne pouvant s'en empêcher. Je n'imagine pas de position morale plus affreuse que celle où se trouve un tel individu.

On conçoit que des masturbateurs, tourmentés d'un présent et d'un avenir qui ne leur apparaissent que sous des couleurs sombres et ordinairement chargées, ont pu vouloir mettre une fin criminelle à leurs angoisses : c'est effectivement ce qui est quelquefois arrivé. « Je ne crois pas, écrivait un onaniaque à Tissot, que jamais créature humaine ait été affligée d'autant de maux que je le suis. Sans un secours particulier de la providence, j'aurais bien de la peine à supporter un fardeau si pesant. » Quelques uns n'ont pas eu ce courage. M. Esquirol a vu souvent la masturbation jeter dans la mélancolie et conduire au suicide [1]. M. Orfila range aussi parmi les causes occasionelles de ce genre de mort, « le dégoût physique et moral, l'apathie intellectuelle, sans espoir de guérison, qui suivent souvent l'abus préma-

---

[1] *Dict. des Scienc. méd.*, art. *Folie*, p. 191, et même ouvrage, art. *Suicide*, p. 249.

turé des jouissances de toute sorte [1]. » Assurément s'ils avaient connu les ressources de la nature, ceux-là qui se sont abandonnés à un tel acte de désespoir ; s'ils avaient été, comme nous, témoins de la rapidité avec laquelle la santé se répare, quand la masturbation ne travaille plus à la détruire ; s'ils avaient eu dans la puissance médicatrice du temps la foi qu'elle mérite, ils auraient vu leurs maux se dissiper, leurs forces revenir, et ils n'auraient pas brisé une existence qui pouvait être encore longue et bonne. Le fait que nous allons rapporter, prouvera mieux, au surplus, que tout ce que nous pourrions dire, combien ils auraient tort les masturbateurs qui se hâteraient de désespérer de leur avenir.

Un gentilhomme âgé de vingt-quatre ans, et un des plus beaux hommes que j'aie vus, dit M. Sainte-Marie, s'enferma, pour échapper à la conscription qui l'atteignait, dans un château isolé, sous la garde d'un vieux domestique qui avait la confiance de sa famille. Là, pour tromper l'ennui de la solitude, il se livrait avec fureur à la masturbation : après trois ans de cette réclusion forcée et de

---

[1] *Leçons de médecine légale*, p. 733.

dangereux excès, il reparut dans le monde avec un visage pâle, défait, souffrant, et une maigreur que l'on attribuait à l'isolement extrême dans lequel il avait vécu. On s'empressa de le marier pour le dédommager, par un établissement agréable et avantageux, du long ennui qu'il avait souffert ; mais ses forces le trahirent dès la première nuit de ses noces : il se leva le lendemain, plein de honte et de confusion, n'ayant pu, comme dit Montaigne, *estrenner la couche nuptiale*. Il en conçut un mépris de lui-même qui, bientôt, dégénéra en un sombre et profond désespoir. Un jour, au sortir de table, il avala une assez forte dose d'arsenic ; mais cette substance fut rejetée, l'instant d'après, avec les alimens qu'il avait pris. Il vint alors à Lyon pour y chercher une mort qu'il croyait plus digne de sa naissance et de son rang. Il s'attacha pendant quelques jours aux pas d'un fameux spadassin, la terreur des maîtres d'armes, et trouva le moyen de l'insulter, n'ayant d'autre but que de perdre, l'épée à la main, une vie qui lui était devenue odieuse. Le sort des armes en décida autrement : quoique faible et languissant, il blessa son adversaire, et ce léger avantage changea tout-à-coup sa résolution. Il comprit que la vie n'est pas toute composée de défaites et d'humiliations ; il désira de vivre, et c'est dans cette disposition d'esprit plus favorable au succès, qu'il vint me consulter. L'impuissance qu'il m'accusait ne me parut que la moindre des choses dans son état ; je découvris facilement qu'elle n'était que le symptôme d'une consomption dorsale bien commencée. Je lui ordonnai un traitement qui consistait particulièrement dans l'emploi de la glace pilée prise à l'intérieur, de douches glacées le long de la colonne vertébrale, et dans la diète lactée. Après trois mois de ce traitement, le malade offrait les signes les moins équivoques d'une santé parfaitement rétablie. Il quitta Lyon, et alla rejoindre sa famille qu'une si longue absence avait plongé dans les plus vives inquiétudes. J'apprends en ce moment (mars 1817) qu'il est le plus heureux des époux, et que sa femme l'a rendu trois fois père depuis sa guérison [1].

Indépendamment des effets intellectuels et moraux dont nous venons de parler, l'onanisme produit souvent un affaiblissement très marqué de l'intelligence et particulièrement de la

---

[1] *Traduct.* de WICHMANN, p. 91.

mémoire. Des jeunes gens qui avaient précédemment donné des témoignages non équivoques d'une certaine vivacité d'esprit et d'aptitude à s'instruire, deviennent, après s'être livrés à cette habitude, lourds, comme hébétés
et incapables de toute application : il est évident
que cet état transitoire qui succède immédiate-
à l'acte vénérien est devenu continuel, parce qu'on ne lui permet pas de se dissiper d'une
manière complète. Cet affaiblissement des facultés intellectuelles ne doit pas être toujours
regardé comme étant sans remède : en effet, il
n'est pas rare de voir ces individus retrouver
plus ou moins complétement leur intelligence
primitive, quand l'habitude qui l'avait affaiblie cesse d'agir avant que la détérioration soit
profonde et ancienne. Nous pourrions rapporter un certain nombre d'exemples en témoignage de ce retour. Le plus remarquable, assurément, est celui d'une idiote à qui le docteur Graefe, de Berlin, rendit l'intelligence par
l'amputation du clitoris. Nous donnerons plus
loin ce fait intéressant dans toute son étendue.
Malheureusement la simple cessation de l'onanisme ne suffit pas toujours pour que les
traces de son passage parviennent à s'effacer
complétement, et on voit beaucoup d'individus

conserver pendant toute leur existence une certaine faiblesse d'esprit qu'ils doivent aux excès de leur jeunesse. C'est un fait que les médecins peuvent très souvent vérifier.

L'affaiblissement des facultés intellectuelles ne s'arrête pas toujours au point que je viens d'indiquer : il peut aller jusqu'à l'idiotie, l'abrutissement le plus complets. Presque toujours alors, le cerveau ou ses dépendances sont profondément lésés, ce qu'annoncent divers symptômes, comme la perte de la vue, de l'ouie, des accès convulsifs, la paralysie, etc. C'est, à n'en pas douter, le cas où se trouvait un individu dont M. Serrurier a rapporté l'histoire, et que la masturbation avait réduit à un état d'imbécillité si complet, qu'il satisfaisait à toute place aux besoins qu'il éprouvait[1]. J'en dirai autant d'un idiot que Pinel a eu long-temps sous ses yeux dans les infirmeries de Bicètre. C'était un sculpteur, âgé de 28 ans, qui avait été précédemment épuisé par des excès d'intempérance et les plaisirs de l'amour. Il restait presque toujours immobile et taciturne, ou bien, par intervalle, il laissait échapper un rire niais et stupide. Nulle

----

[1] *Dict. des Scienc. méd.*, art. *Pollution.*

expression dans les traits de la figure, nul souvenir de son état antérieur. Il ne manquait jamais d'appétit, et l'approche seule des alimens, mettait en jeu les organes de la mastication. Il restait toujours couché, et a fini par tomber dans une fièvre hectique, qui est devenue mortelle [1].

Ce qui mérite d'être remarqué chez les masturbateurs qui tombent dans l'idiotie, c'est que tandis que les sens externes et l'intelligence diminuent, la sensibilité génitale ne fait que s'accroître. Toutes les facultés semblent s'être confondues en une seule, dont les proportions deviennent d'autant plus grandes que les autres se rappetissent davantage. Cette marche inverse qu'on retrouve dans tous les cas d'idiotie produits par l'onanisme, est surtout remarquable dans un fait observé à l'hôpital Saint-Louis par M. Alibert. Le sujet de cette observation est une paysanne âgée de vingt-deux ans dont l'occupation habituelle était de garder les moutons. La solitude où vivait cette fille favorisa chez elle le développement de l'onanisme. Elle se cachait dans les broussailles et les en-

[1] *Nosog. phil.*, t. III, p. 127.

droits les plus retirés, pour satisfaire à son malheureux penchant. Deux ans s'écoulèrent pendant lesquels on voyait progressivement ses facultés intellectuelles s'affaiblir; bientôt elle devint comme stupide, mais en même temps le sens vénérien acquérait le plus haut degré d'exaltation. Les choses même en vinrent à ce point, qu'elle tomba dans une espèce de nymphomanie pour laquelle on la conduisit à l'hôpital. Cette malheureuse offrait le scandale perpétuel d'une sorte de mouvement automatique qu'elle n'était point maîtresse de réprimer, quelques reproches qu'on lui adressât. La tête, la poitrine, la moitié supérieure de son corps enfin, était d'une excessive maigreur, tandis que l'autre moitié présentait un embonpoint remarquable. La vue, et à plus forte raison, le contact d'une personne qui n'était point de son sexe, suffisait pour provoquer en elle un état qui se terminait bientôt par une pollution. On pouvait, en touchant cette fille, agiter toute sa personne et la mettre en convulsion, comme on met en activité les ressorts d'une horloge. Alors cette malheureuse offrait, pendant une demi-heure environ, un tableau que M. Alibert compare à celui des convulsionnaires de

Saint-Médard. Cet état ne fit que s'accroître, et cette fille, vu le scandale qu'elle causait, dut être rendue à ses parens [1].

Les alternatives d'excitation et d'affaissement que le cerveau éprouve pendant et après l'acte vénérien, sont-elles la seule cause de l'affaiblissement des facultés mentales chez les masturbateurs? L'état habituel de leur esprit ne contribuerait-il pas aussi, comme Tissot et plusieurs autres l'ont pensé, à ce fâcheux résultat? C'est ce dont je ne doute pas. Le joug que l'onanisme impose à ceux qui s'y abandonnent complétement est tel, qu'ils tournent continuellement dans un cercle d'idées dont ils ne peuvent sortir. Toute leur étude se borne à détourner les regards des autres et surtout à se rappeler tous les souvenirs, à se créer toutes les illusions dont ils nourrissent leurs sens : ce que leur esprit a de force est consacré à ces seuls objets. Dissimuler et jouir, ils ne veulent et ne pourraient rien de plus. Négligées pour une seule, privées de culture, les facultés intellectuelles doivent rester imparfaites, ou même, si je puis m'exprimer ainsi, s'atrophier. Je com-

---

[1] *Dict. des Scienc. méd.*, t. XXXVI, p. 582.

prends très bien encore que les besoins qui naissent d'un tel état de choses, peuvent, en raison des obstacles que leur satisfaction rencontre de la part des personnes avec lesquelles on vit, et que l'on devrait chérir le plus, peuvent, dis-je, aider au développement des penchans les plus mauvais. N'en a-t-il pas été ainsi chez une jeune fille dont nous allons, d'après M. Parent-Duchatelet, rapporter l'effrayante histoire ?

Cette fille, dont les premières années s'étaient passées chez son aïeule, femme respectable et pleine de religion, avait environ sept ans quand elle revint chez sa mère. Pendant les premiers mois qui suivirent son retour, on remarqua qu'elle était triste, ne s'amusait pas comme on le fait à cet âge et ne caressait jamais ni son père ni sa mère : son embonpoint se perdait avec rapidité, et l'on cherchait en vain la cause de cet amaigrissement, quand un jour quelques questions, peu explicites cependant, lui ayant été adressées, elle fit connaître au grand étonnement de sa mère, en termes très clairs, qu'elle n'ignorait rien des choses dont on lui parlait. Immédiatement elle raconta elle-même que depuis l'âge de quatre ans elle s'amusait constamment, chez sa bonne maman, avec des petits garçons de dix à douze ans ; que ce qui la rendait si triste depuis qu'elle était avec sa mère, était de ne plus avoir les mêmes occasions, mais qu'au surplus elle y suppléait toute seule. Les parens désespérés cherchèrent à déraciner ce funeste défaut; on employa les raisonnemens, les caresses, les petits présens, on lui donna tous les vêtemens qu'elle désirait, des médecins furent appelés, on eut recours aux pratiques religieuses ; tout fut inutile : l'enfant portait les mains sur soi, jusque dans le sommeil.

Mais un penchant horrible, bien plus horrible encore, ne tarda pas à se manifester. Cette petite fille fut prise du désir de voir ses parens mourir et même de leur donner la mort ! Ce désir elle l'exprimait avec une franchise épouvantable, ainsi que ses regrets d'avoir manqué les occasions de le satisfaire ; aussi se promettait-elle bien de saisir avec empressement celles qui pourraient se présenter désormais. Avoir les hardes et l'argent de sa mère, puis aller ensuite avec les hommes, étaient les seuls motifs qu'elle donnait à ses affreux désirs. Bientôt les choses en vinrent à ce point que les parens durent à leur sûreté, de s'enfermer chaque nuit, leur fille n'ayant point dissimulé l'intention qu'elle avait de les assassiner pendant leur sommeil. La surveillance que ses habitudes avaient rendue nécessaire se trouvant ainsi interrompue, cet enfant put s'abandonner à elles sans contrainte. Aussi ni manquat-elle : c'était le seul de ses goûts qu'elle pouvait satisfaire. Elle ne pleurait, ne riait jamais, ne s'amusait de rien ; assise toute la journée sur une très petite chaise, les mains croisées, elle portait les mains sur elle aussitôt que sa mère lui tournait le dos. Les châtimens ne réussirent pas mieux que les présens et les caresses. Son père, un jour, l'attacha avec une courroie au pied du lit pendant une demi-heure : elle ne versa pas une seule larme et lui répondit froidement : « les coups ne me font rien, vous me couperiez le col que je ne changerais pas. » Tous ces faits donnèrent lieu à une enquête juridique d'où sont extraits les détails que nous venons de rapporter [1].

Assurément il y avait chez cette jeune fille des penchans qui n'étaient le résultat que de son organisation ; jamais elle n'avait eu d'attachement, même pour sa bonne maman qui l'avait élevée, et qu'elle aurait tuée aussi pour

[1] *Annales d'hygiène et de méd. légale*, janvier 1832.

avoir ses hardes, ce qu'elle n'essayait pas de cacher. Ce n'était pas précisément le désir de tuer qui la dominait, mais celui d'acquérir un objet désiré. Un jour, pendant qu'un homme la questionnait, elle regardait attentivement une épingle précieuse qu'il avait à sa chemise; interrogée, elle convint qu'elle tuerait bien ce monsieur pour avoir son épingle. Je ne doute pas que sa passion pour les jouissances vénériennes ne résultât primitivement aussi d'une disposition organique; jamais elle n'avait été poussée à ces jouissances par des hommes ou par des femmes; dès l'âge de quatre ans elle cherchait des petits garçons et s'amusait avec eux; ce n'est que depuis le moment où elle fut privée d'eux, qu'elle se livra avec fureur à l'onanisme; pour elle cette pratique n'était qu'un pis-aller, elle aurait aimé bien mieux les petits garçons, ainsi qu'elle le disait formellement; car avec le désir de tuer ses parens pour avoir leurs effets, celui que dans la conversation elle manifestait le plus volontiers, était de s'amuser avec des petits garçons ou des hommes, et même avec son interlocuteur, s'il était un homme.

Or, je le demande, cette exaltation primitive d'un sens que la masturbation exaltait chaque jour davantage, était-elle propre à modérer une disposition qui faisait regarder l'homicide comme le meilleur moyen de satisfaire certains désirs? Cet état de malaise, de fatigue, qui est habituel chez les individus qui se livrent continuellement à l'onanisme, était-il capable d'éveiller chez cette jeune fille les sympathies qui unissent chaque individu à ses semblables, de rendre quelque force à des liens qu'elle était toujours prête à rompre? lui était-il possible d'aimer des parens avec qui elle ne pouvait satisfaire les besoins qui l'obsédaient, et dont tous les soins s'appliquaient à contrarier ses désirs? L'irritation qu'elle devait éprouver sans cesse de ne pouvoir s'abandonner complètement à ses goûts vénériens, ne réagissait-elle point sur ses autres penchans? Les obstacles qu'elle rencontrait ne contribuaient-ils pas à ne lui laisser voir autour d'elle que des ennemis? Dominée par un sens impérieux, était-elle en état d'écouter et de comprendre ce qu'on pouvait lui dire pour modifier ses mauvaises inclinations? Ne se trouvait-elle pas dans un cas analogue à celui des animaux qui, précédemment doux et faciles, deviennent dangereux et méchans quand ils passent à l'état de rut? Cet exemple, enfin, ne prouve-t-il pas que des déviations de caractère peuvent résulter de l'onanisme, que de bons sentimens peuvent être altérés par cette habitude, ou tout au moins qu'elle peut en féconder de mauvais?

Une dépravation morale d'une autre espèce peut résulter de l'abus de la masturbation. L'esprit, habitué à chercher le plaisir dans un certain cercle d'idées, dans une série toute particulière de sensations, ne peut plus en trouver ailleurs. Les jouissances de l'onanisme sont alors les seules que le masturbateur puisse éprouver. L'union des sexes n'a plus d'attrait pour lui : il ne s'y livre qu'avec répugnance, et place les sensations qu'elle lui apporte bien au dessous de celles que ses pratiques solitaires lui procurent. Le sens génital, le pouvoir de procéder à l'acte vénérien et de procréer, subsistent; seulement des goûts dépravés ont pris la place des goûts légitimes. Tissot considère cette perversion comme plus fréquente chez les femmes que chez les hommes; il rapporte qu'une femme avoue, dans la collection du docteur Bekkers, que cette manœuvre avait pris tant d'empire sur ses sens, qu'elle détestait les moyens légitimes d'amortir l'aiguillon de la chair. Je crois, plutôt, que s'il existe des femmes qui préfèrent la masturbation au coït, c'est parce que les résultats sensuels de ce dernier sont généralement fort incertains pour elles. Au surplus, Tissot n'excluait pas le sexe masculin du genre de dépravation dont il vient d'être parlé : même cet auteur rapporte l'histoire d'un homme qui, instruit à l'onanisme par son précepteur, éprouva, dans les premiers temps de son mariage, un dégoût si prononcé pour les rapports naturels qui en sont la conséquence, que l'angoisse de cette situation, jointe à l'épuisement causé par ses manœuvres, le jeta dans une profonde mélancolie, qui céda cependant à l'usage de divers remèdes[1].

Un fait, qui a été publié par M. Alibert, a beaucoup d'analogie avec ceux qui précèdent. Voici comment cet auteur s'exprime : « Un jeune homme, élevé dans une pension, contracta dans son enfance l'habitude de l'onanisme. Le livre que Tissot a écrit sur ce sujet ayant été mis entre ses mains, l'effraya sans le corriger entièrement. Cette lecture le porta néanmoins à plus de modération, et il ne se

---

[1] *L'Onan.*, sect. v.

livra à la triste volupté de la masturbation qu'à de longs intervalles, et lorsqu'il y était excité par des désirs très violens. Cette attention fit que son tempérament ne s'altéra pas, demeura robuste, et que ses facultés morales conservèrent toute leur énergie : mais l'affreuse habitude qu'il avait contractée empêcha qu'il ne se développât en lui le moindre germe du penchant qui attire un sexe vers l'autre. Parvenu à trente ans, ses sens n'avaient jamais été émus par la vue d'une femme, et n'étaient vivement provoqués que par de vaines images, ou des fantômes que lui créait son imagination déréglée. Il avait de bonne heure étudié le dessin, et il s'en était toujours occupé avec ardeur. La beauté des formes de l'homme dans ce beau idéal des peintres, que la nature n'a jamais réalisé, le frappa, et finit par lui inspirer une émotion extraordinaire, une passion vague et bizarre, dont il disait, lui-même, ne pouvoir se rendre compte, et sur laquelle il répugnait à s'appesantir. Il est nécessaire, néanmoins, d'avertir que cette passion n'avait aucun rapport avec les goûts des Sodomistes et qu'elle ne pouvait être provoquée par l'aspect d'aucun homme vivant. Telle était la situation, aussi étrange qu'accablante, dans laquelle se trouvait cet individu, lorsqu'il réclama mes conseils. Il n'offrait alors, je le répète, à l'extérieur, aucun symptôme physique d'impuissance ; il était sain et bien constitué, et n'avait point été, à cet égard, maltraité par la nature ; mais il avait tellement travesti l'usage de ses dons, qu'il ne connaissait plus de moyens pour les ramener à leur véritable but. Le malade, d'ailleurs, connaissait et sentait vivement son état. « Il n'est aucun effort, m'écrivait-il, que « je ne fusse prêt à faire, pour sortir de mon « ignominieuse situation, pour arracher de « ma pensée les infames images qui viennent « l'accabler malgré moi; elles m'ont privé « jusqu'ici des jouissances légitimes que procure l'union des deux sexes, et de la faculté « dont jouissent les plus vils animaux de reproduire les animaux de leur espèce ; je « me meurs de chagrin et de honte. »

« Pour ce qui me concerne, je ne vis dans cette maladie qu'une perversion de l'appétit vénérien, et je pensai que l'indication la plus urgente était de replacer dans son vrai type la nature dévoyée. En effet, l'individu était très robuste à l'époque où il me consultait ; d'ailleurs, comme je l'ai dit, la beauté des

formes idéales de l'homme excitait en lui
des sensations voluptueuses, à l'approche desquelles les organes de la génération s'éri-
geaient et éjaculaient ; ce qui devait faire présumer un état réel d'énergie dans les forces
radicales de son économie. Il n'y avait donc
ni destruction, ni altération essentielle dans
la sensibilité physique ; mais plutôt fausse direction de cette faculté de l'organisme. Voici,
en conséquence, le traitement que je propo-
sai. J'ai déjà dit que l'individu dont il s'agit,
aimait passionnément le dessin, et qu'il s'appliquait à ce genre d'occupation avec cette
ardeur dévorante qui distingue les grands peintres, et qui est le plus sûr garant du succès.
J'exigeai de lui qu'il fît une étude approfon-
die des formes du sexe féminin pour les reproduire par son talent. Il lui en coûta, sans
doute, de rompre la chaîne de ses habitudes,
et de renoncer à l'Apollon du Belvéder, pour
la Vénus de Médicis : mais peu à peu la nature,
plus forte que tous les penchans factices, reprit ses droits. Dès qu'il fut parvenu à préférer des bras faibles, mais gracieux, à des
bras musculeux et redoutables ; dès qu'il se
plut à contempler l'élégance des formes et la
mollesse des contours, alors sa guérison com-

mença à s'opérer : après s'être fait un modèle imaginaire, il le chercha dans le monde physique. Il fallut du temps, de la persévérance ; mais il se rétablit entièrement [1]. »

§ II. Maladies qu'on a vues résulter des excès vénériens.

Il est peu de maladies qui n'aient été observées à la suite des excès vénériens : je doute même qu'il y en ait que ces excès n'aient le pouvoir de causer. L'influence des organes génitaux est si grande et s'étend d'une manière si complète à tous les points de l'organisme, que celui-ci ne saurait recéler quelque disposition morbide un peu avancée, qui pût échapper à son action. Capable de féconder tous les germes de maladies qu'il rencontre, l'abus des organes générateurs a dû épuiser la liste de celles que le corps humain est susceptible d'offrir. Aussi ne doit-on pas s'étonner de voir l'indication des excès vénériens revenir comme une formule obligée quand on fait l'énumération des causes, directes ou indirectes, de la plupart d'entre elles. Assurément on serait embarrassé quelquefois pour

---

[1] *Nouveaux élémens de thérapeutique,*, etc., 3ᵉ édit., t. II, p. 52.

justifier cette indication par des témoignages positifs, car tout ce qui est n'a pas été vu, et la science écrite ne représente pas tout ce qu'on a vu; mais comme on sait qu'une influence forte n'a besoin que de se trouver en présence d'une disposition morbide pour en faire une maladie, la connaissance de ce fait suffit seule pour autoriser à placer les excès vénériens, dont la portée nuisible est si grande, parmi les causes productives de la plupart des affections du corps humain.

Généralement les maladies qui sont la suite de cette cause ont un cachet spécial qui ne vient pas seulement de ce que, dans un grand nombre de cas, elle continue d'agir lorsqu'elles se sont développées, et de la sorte en dérange le cours; mais qui résulte encore, et surtout, de la présence, au milieu de leurs symptômes, de ceux qui appartiennent en propre aux excès vénériens. Que par suite de ces excès un individu soit affecté de phthisie, d'épilepsie, d'une maladie chronique du cerveau, de la moëlle épinière, d'une carie vertébrale, etc., etc., il présentera, indépendamment des symptômes particuliers de ces diverses affections, les signes de comsomption dont nous avons parlé et qui sont la conséquence ordinaire de l'abus prolongé de la masturbation ou du coït; il sera maigre, desséché, épuisé de force; il aura les yeux caves, cernés, la physionomie triste et honteuse; ses digestions seront mauvaises, il souffrira de douleurs vagues, aura des tremblemens, des spasmes divers; son intelligence s'affaiblira, il offrira enfin une réunion plus ou moins complète des phénomènes que nous avons décrits comme syptômes généraux des excès vénériens. Dans ces cas il existe, à proprement parler, une *complication* de la maladie spéciale qu'ils ont produite, et de cette autre maladie que constitue, ainsi que nous l'avons vu précédemment, l'abus des organes générateurs [1]. Ce sont en même temps les effets généraux de cet abus, tels qu'on peut les rencontrer chez tous ceux qui en sont victimes, et les caractères spéciaux de maladies qui auraient pu naître de toute autre cause. Voilà surtout ce qui donne à celles-ci la physionomie particulière qu'elles offrent chez les masturbateurs: il faudrait que chez eux on pût élaguer tout ce qui n'appartient pas à ces maladies, pour qu'elles se présentassent avec la forme qu'elles ont ordinairement chez les autres individus. Le praticien qui ne serait pas pénétré de la connais-

---

[1] Voyez p. 105.

sance de ces faits, sur lesquels on ne trouve rien de précis dans les auteurs, serait exposé à des méprises qui pourraient l'entraîner à commettre des fautes graves de pronostic et de traitement.

———

Les exemples d'individus morts d'*apoplexie*, soit du cerveau, soit du cervelet, pendant le coït, sont loin d'être rares. On conçoit en effet que s'il existe une disposition marquée à cette maladie, que si elle est imminente, le désordre que l'acte vénérien introduit dans la circulation et la respiration, peut immédiatement la faire éclater. C'est ce qui est arrivé plus d'une fois pendant la digestion d'un copieux repas [1]. La plupart des vieillards qui ont été frappés de mort pendant le coït l'ont été par l'apoplexie : aussi les auteurs ont-ils généralemement placé les excès vénériens parmi les causes de cette affection. Je citerai Cœlius Aurelianus [2], Aretée [3], Lomnius [4], Tissot [5], Pinel [6], MM. Cruveil-

———

[1] Voy. p. 84.

[2] Lib. III, cap. v.

[3] Lib. I, cap. vij.

[4] *Comment. de sanitate luendâ*, p. m. 37.

[5] *Onan.*, sect. vij.

[6] *Nosog. phil.*, t. III, p. 62. 2ᵉ édit.

hier [1], Londe [2], etc. Henry Van-Hers parle d'un homme de quarante ans qui fut atteint d'apoplexie entre les bras de sa femme pendant la première nuit de ses noces. Cette attaque ne dut pas être forte, puisqu'elle céda sans peine à un traitement commencé le cinquième jour: mais le malade, furieux d'amour (*furens amoris*), s'étant livré à de nouveaux excès, fit une rechute quelques jours après sa guérison et mourut [3]. Hoffmann a rapporté un exemple semblable. C'est celui d'un soldat qui, se livrant au coït avec ardeur, tomba mort avant de l'avoir achevé. On reconnut à l'ouverture du corps qu'un épanchement de sang s'était fait dans le cerveau [4]. Un cas analogue se trouve dans l'ouvrage de M. Serres, sur l'anatomie comparée de cet organe. C'est celui d'un homme de trente-deux ans, qui fut frappé d'apoplexie pendant le coït, et après avoir bu plus que de coutume. Aux symptômes des apoplexies violentes se joignait l'érection du pénis, phénomène qui persista jusqu'aux approches

---

[1] *Dict. de méd. et de chirurg. pratiq.*, art. *Apoplexie*, p. 221.

[2] *Nouv. élémens d'hyg.*, t. I, p. 108.

[3] *Observ. méd.*, lib. 1.

[4] *De morb. ex nim. vener.*, § 17.

de la mort. Le cerveau était sain, mais le lobe médian du cervelet portait les traces d'une vive irritation ; la substance cérébelleuse était brisée en plusieurs endroits, et de petits foyers sanguins étaient creusés le long du processus vermiculaire supérieur [1].

Chez certains individus, l'apoplexie est venue si peu de temps après les excès vénériens, qu'on a pu raisonnablement penser qu'ils avaient contribué à son invasion. Ainsi un maître-d'hôtel, âgé de quarante-neuf ans, dont M. Andral a rapporté l'histoire, tombe dans la rue en sortant d'une maison dans laquelle il venait de se livrer à la débauche. Conduit immédiatement à la Maison royale de Santé, il y meurt bientôt. A l'ouverture de son cadavre, deux foyers apoplectiques sont trouvés, l'un dans l'hémisphère droit du cervelet et l'autre dans l'hémisphère gauche du cerveau [2].

Il se fait dans le coït une congestion de sang si prononcée vers cet organe, que l'on peut présumer avec fondement qu'un pareil état de choses, s'il se répète fréquemment, peut *prédisposer* à une attaque d'apoplexie, laquelle se décide tôt ou tard sous l'action de causes

[1] T. II, p. 602.
[2] *Clinique médicale*, t. V, p. 668 ; 2ᵉ édit., 1833.

diverses. Ce qu'il y a de positif, c'est qu'on rencontre souvent cette affection chez des individus qui ont pour habitude de se livrer avec excès aux plaisirs vénériens. M. Serres rapporte le fait d'un homme qui ne s'épargnait pas ce genre de plaisirs, et qui fut frappé d'apoplexie après une journée passée au cabaret. Il mourut deux jours après, ayant présenté entre autres symptômes l'érection de la verge et une éjaculation spermatique abondante. L'autopsie cadavérique montra, comme dans les cas précédens, une apoplexie du cervelet. Un fait analogue a été rapporté par M. le docteur Guiot : c'est celui d'un homme de cinquante-deux ans, très adonné aux femmes, et qui, après plusieurs congestions cérébrales, fut pris d'une véritable manie ; ses organes génitaux étaient très développés et il avait des pollutions fréquentes. Une dernière congestion avec hémiplégie lui donna la mort en douze heures. Parmi les symptômes qu'il offrit on remarqua l'érection du pénis et des mouvemens comme automatiques de masturbation. A l'ouverture du cadavre un foyer apoplectique fut trouvé dans le cervelet [1].

Des lésions profondes et chroniques ont été,

---

[1] *Bibl. méd.*, novembre 1827.

beaucoup plus souvent que des maladies aiguës, observées dans l'encéphale des masturbateurs. J'ai publié, en 1817 [1], l'observation d'un arachnitis chronique qui paraissait dû à cette cause. Le malade était un garçon âgé de sept ans, entré à l'hôpital des Enfans au commencement de l'année précédente. Cet enfant, qui s'était adonné beaucoup à la masturbation, était ordinairement pris de mouvemens convulsifs pendant cet acte : il finit par tomber dans un véritable état d'idiotie. Sa répugnance pour toute espèce d'exercice était extrême, et il restait dans un état presque continuel d'immobilité; ses forces s'affaiblirent, ses membres s'atrophièrent, et enfin il fut subitement frappé d'une cécité presque complète. L'ouïe et généralement les sens internes et externes présentèrent aussi un affaiblissement considérable. On employa, mais en vain, le galvanisme et d'autres moyens. Ce malade mourut, et, à l'ouverture de son cadavre, on trouva une inflammation très marquée de la portion des méninges qui suit le trajet du sinus longitudinal supérieur. La superficie

---

[1] *Examen des différentes formes que peut prendre la phlegmasie des méninges ;* dissert., in-4°.

du cerveau parut aussi enflammée à quelques assistans. Chez un autre malade, dont M. Desruelles a rapporté l'histoire dans un mémoire sur les effets de la masturbation, la maladie existait dans la substance même du cerveau. Il y avait paralysie du bras gauche avec convulsions du bras droit et des muscles de la face. A l'ouverture du cadavre, un abcès enkisté fut trouvé dans l'hémisphère du cerveau opposé à la paralysie et correspondant aux membres convulsés [1].

Des altérations chroniques ont été fréquemment rencontrées dans le cervelet des onaniaques. Elles ont été signalées par les uns comme cause, par d'autres comme effet de l'onanisme. Mais alors même que dans quelques cas ces altérations auraient été le principe de cette habitude, ce fait, en montrant le lien qui unit les organes génitaux et le cervelet, ne ferait que rendre plus probable l'influence qu'ils peuvent exercer sur celui-ci. Effectivement, quand on voit la maladie d'un organe porter le désordre dans les fonctions d'un autre, on peut assurer que le résultat inverse est possible ; c'est une sorte de solida-

---

[1] *Recueil périod. de la soc. de méd. de Paris* ; avril 1822.

rité qu'ils peuvent payer tour à tour. Au surplus il serait impossible de discerner, dans la
plupart des cas dont nous parlons, laquelle,
de l'affection du cervelet ou de la masturbation, a précédé l'autre. La seule chose bien
positive est leur coïncidence, et cette dernière
s'est montrée trop fréquemment pour ne pas
mériter beaucoup d'attention. Nous allons en
rapporter quelques exemples.

Une fille livrée de bonne heure aux plaisirs
vénériens, se prostitue afin de satisfaire ses
désirs, ce qui ne l'empêche pas de se livrer à
toutes les manœuvres de la masturbation,
pour suppléer à l'insuffisance de ses cohabita-
tions journalières avec les hommes : enfin elle
tombe dans la nymphomanie. Honteuse elle-
même de son état, elle supporte que l'on
brûle le clitoris, ce qui n'a aucun résultat avantageux. Enfin elle meurt, et l'on trouve une
irritation chronique avec induration du lobe
moyen du cervelet. De petits foyers à bords
calleux indiquaient qu'une phlegmasie existait depuis long-temps dans cet organe [1].

Gall a rapporté l'histoire d'un garçon de
treize ans qui se livrait avec fureur à l'ona-

---

[1] Serres, *loc. cit.*, p. 606.

nisme, et chez lequel on trouva une suppuration qui avait envahi les deux tiers du cervelet [1].

Un jeune homme de dix-neuf ans se livrait
depuis son enfance à la pratique de la masturbation, avec une telle opiniâtreté, que les
moyens mécaniques les plus sévèrement administrés ne purent vaincre cette funeste habitude. On eut même l'idée de pratiquer des
scarifications sur la verge, afin d'entraver par la
douleur les mouvemens auxquels il se livrait
sans cesse. Toutes ces tentatives furent vaines, et ce malheureux jeune homme, épuisé
tant par des pertes continuelles de semence,
que par un dévoiement opiniâtre, mourut,
trois mois après son entrée à l'Hôtel-Dieu,
dans le marasme le plus complet. Il avait souvent éprouvé des accès épileptiformes. A l'ouverture de son cadavre, on trouva dans son
cervelet une tumeur encéphaloïde, du volume d'une noix, et qui avait subi un commencement de ramollissement [2].

Une fille âgée de dix ans, adonnée à la masturbation et d'un caractère sombre, se plai-

---

[1] *Traité des fonctions du cerveau*, t. III, p. 314; éd. in-8°.
[2] *Nouv. bibliot. méd.*; septembre 1827.

gnait depuis quatre mois d'éprouver des douleurs vives à la tête. Ces douleurs s'accrurent, et à ce point, que pendant les trois dernières semaines de sa vie, elles arrachaient à cette malheureuse des cris aigus : enfin on la conduisit à l'hôpital des Enfans. Les seuls renseignemens qu'on obtint, avec ceux que je viens de donner, c'est que la malade était alitée depuis douze jours, qu'elle avait eu des vomissemens bilieux suivis de somnolence, que depuis trois jours elle cessait de parler, ou ne répondait que très difficilement, et qu'elle portait continuellement sa main à sa tête qui était renversée en arrière. Ses derniers jours furent marqués par un état comateux, un peu de strabisme et la dilatation des pupilles. L'autopsie cadavérique offrit une inflammation avec infiltration purulente de l'arachnoïde à la partie supérieure du cervelet. Il y avait des tubercules et un ramollissement blanc dans la substance de cet organe [1].

M. Combette a rapporté un cas, qui, je crois, n'a pas d'analogue, de destruction complète du cervelet, chez une fille de onze ans, qui se livrait habituellement à la masturba-

---

[1] Payen. *Essai sur l'encéphalite*, 1826, p. 25.

tion. Cet organe était remplacé par une membrane gélatiniforme, tenant à la moëlle alongée par deux pédoncules d'une substance semblable. Les parties génitales de cette jeune fille portaient des traces évidentes de son habitude. On pouvait facilement introduire le doigt dans le vagin; la membrane hymen n'existait pas ; les grandes lèvres étaient d'un rouge vif et paraissaient avoir été fréquemment irritées. Tout ce qu'on put savoir sur les antécédens de cette malade, qui mourut à l'hôpital des Enfans en 1831, se réduit à quelques faits peu précis. Il paraîtrait qu'elle était venue au monde saine et bien conformée, quoique grêle, et que son développement physique et intellectuel ne s'était opéré que d'une manière lente et fort imparfaite. Lors de son entrée à l'hospice des Orphelins, où elle fut admise comme enfant abandonné, le 13 janvier 1830, elle était faible et rachitique, avait très peu d'intelligence et paraissait indifférente à tout ce qui l'environnait. C'était difficilement et avec hésitation qu'elle répondait aux questions qui lui étaient faites. Ses jambes, quoique très faibles, lui permettaient encore de marcher, mais elle se laissait tomber très souvent. Elle jouissait de tous ses sens et ne manquait pas d'appétit. Son état empira pendant les mois suivans, et elle finit par être forcée de garder continuellement le lit. Ses traits, alors, annonçaient une constitution détériorée et offraient un air de stupeur ; elle était morne, abattue, n'accusant ni plaisir, ni douleur, et ne parlant jamais, si ce n'est pour répondre *oui* ou *non*, aux questions qu'on lui adressait. Constamment elle était couchée sur le dos, tenant sa tête inclinée à gauche et pouvant à peine remuer les jambes. Un dévoiement continuel vint se joindre aux symptômes que je viens d'exposer, et la malade mourut quinze mois après son entrée à l'hospice, dans un état d'épuisement complet. Quel rôle a joué la masturbation dans ce cas ? a-t-elle été la cause ou le résultat de l'affection qui a désorganisé le cerveau ? Ce qu'on peut affirmer, c'est que cette habitude a joué un rôle, et que celui-ci n'a pu être que grand [1].

Aux faits qui viennent d'être exposés il serait aisé d'en joindre beaucoup d'autres où l'affection de la masse encéphalique, bien qu'elle n'ait point été constatée par l'autopsie

---

[1] *Revue médicale* ; avril 1831.

11

cadavérique, était cependant évidente : ainsi, dans le cas que nous allons rapporter, d'après M. Serrurier, les convulsions épileptiformes, la perte de la vue et la destruction des facultés intellectuelles, indiquaient assurément qu'une lésion profonde existait dans le cerveau. « Je me rappellerai toujours avec un sentiment pénible, dit cet auteur, le tableau affreux que m'offrit un jeune militaire à la suite de masturbations fréquentes, et de pollutions nocturnes qui se répétaient avec plus de violence et d'abondance à chaque accès d'épilepsie. Il avait une telle habitude de la masturbation que, dans le moment même de l'accès, il tiraillait sa verge à ce point qu'elle s'alongeait de près de dix pouces et ressemblait à un simple ligament. Ce jeune homme était dans le marasme le plus complet; sa vue était entièrement éteinte : réduit à une imbécillité complète, il satisfaisait partout où il se trouvait aux besoins de la nature ; son corps exhalait une odeur particulièrement nauséabonde ; il avait la peau terreuse, la langue vacillante, les yeux caves, toutes les dents déchaussées, et les gencives couvertes d'ulcérations qui annonçaient une dégénérescence scorbutique. Cet état durait depuis six mois, lorsqu'enfin ce malheureux succomba après avoir lutté long-temps contre une mort qui ne pouvait être pour lui que le terme heureux de ses longues souffrances [1]. »

On a pu remarquer, dans l'observation qu'on vient de lire, à côté des symptômes de l'affection cérébrale, les signes de cet épuisement, de cette cachexie que présentent les individus arrivés par l'onanisme au dernier degré de détérioration : un état semblable va se présenter dans le cas suivant, dont nous empruntons à Tissot l'épouvantable histoire. Ici l'affection encéphalique, à en juger par le renversement de la partie postérieure du cou, et les douleurs violentes que le malade éprouvait dans cette partie, paraissait avoir son siége dans le cervelet, la moëlle alongée, ou dans les portions de l'arachnoïde qui les avoisinent.

« L. D....., horloger, dit Tissot, avait été sage, et avait joui d'une bonne santé jusqu'à l'âge de dix-sept ans. A cette époque, il se livra à la masturbation, qu'il réitérait tous les jours, souvent jusqu'à trois fois. L'éjaculation était toujours précédée et ac-

---

[1] *Dict. des Sciences méd.*, art. *Pollution*, p. 114.

compagnée d'une légère perte de connaissance et d'un mouvement convulsif dans
les muscles extenseurs de la tête, qui la re-
tiraient fortement en arrière, pendant que
le cou se gonflait extraordinairement. Il ne
s'était pas écoulé un an, qu'il commença à
sentir une faiblesse extraordinaire après chaque acte. Cet avis ne suffit pas pour le retirer du bourbier ; son ame, déjà toute livrée
à ces ordures, n'était plus capable d'autres
idées, et les réitérations de son crime devinrent chaque jour plus fréquentes, jusqu'à ce
qu'il se trouva dans un état qui lui fit craindre
la mort.

« Il était sage trop tard ! Le mal avait déjà
fait tant de progrès qu'il ne pouvait plus être
guéri ; et les parties génitales étaient devenues si irritables et si faibles, qu'il n'était plus
besoin d'un nouvel acte , de la part de cet
infortuné, pour faire épancher la semence.
L'irritation la plus légère procurait sur-le-
champ une érection imparfaite, qui était immédiatement suivie d'une évacuation de cette
liqueur, ce qui augmentait journellement sa
faiblesse. Le spasme qu'il n'éprouvait auparavant que dans le temps de la consomma-
tion de l'acte, et qui cessait en même temps,

était devenu habituel, l'attaquait souvent
sans aucune cause apparente, et d'une façon si violente, que pendant tout le temps
de l'accès, qui durait quelquefois quinze
heures et jamais moins de huit, il éprouvait
dans toute la partie postérieure du cou,
des douleurs si fortes, qu'il poussait ordinairement, non pas des cris, mais des hur
lemens : il lui était impossible, pendant tout
ce temps-là, d'avaler rien de liquide ou de
solide. Sa voix était devenue enrouée, mais
je n'ai pas remarqué qu'elle le fût davantage
dans le temps de l'accès. Il perdit totalement
ses forces, et fut obligé de renoncer à sa
profession : incapable de tout, accablé de
misère, il languit presque sans secours pendant quelque mois, et d'autant plus à plaindre qu'un reste de mémoire, qui ne tarda
pas à s'évanouir, ne servait qu'à lui rappeler sans cesse les causes de son malheur,
et à l'augmenter de toute l'horreur des remords.

« Ayant appris sa situation, je me rendis
chez lui ; je trouvai moins un être vivant
qu'un cadavre gisant sur la paille, maigre,
pâle, sale, répandant une odeur infecte,
presque incapable d'aucun mouvement. Il

perdait souvent par le nez un sang pâle et aqueux; la bave lui sortait continuellement de la bouche. Attaqué de la diarrhée, il rendait les excrémens dans le lit, sans s'en apercevoir; le flux de semence était continuel; ses yeux chassieux, troubles, éteints, n'avaient que la faculté de se mouvoir; le pouls était extrèmement petit, vite et fréquent; la respiration très gênée, la maigreur excessive, excepté aux pieds qui commençaient à être œdémateux. Le désordre de l'esprit n'était pas moindre; sans idée, sans mémoire, incapable de lier deux phrases, sans réflexion, sans inquiétude sur son sort, sans autre sentiment que celui de la douleur, qui revenait avec tous les accès, au moins tous les trois jours : être bien au dessous de la brute, spectacle dont on ne peut concevoir l'horreur! L'on avait peine à reconnaître que ce malheureux avait appartenu autrefois à l'espèce humaine. Je parvins assez promptement, à l'aide de remèdes fortifians, à détruire ces violens accès spasmodiques, qui ne le rappelaient si cruellement au sentiment que par les douleurs. Content de l'avoir soulagé à cet égard, je discontinuai des remèdes qui ne pouvaient pas améliorer son état. Il mou-

rut au bout de quelques semaines, en juin
1757, œdémateux par tout le corps [1]. »

Dans un cas qui a été rapporté par Bouteille
d'après Lasserverie, ancien chirurgien de l'hôpital général de Lyon, la plupart des symptômes résultant de l'affection cérébrale existaient
dans le côté droit du corps, et conséquemment indiquaient une affection du côté opposé
du cerveau. Le sujet était une jeune fille de
douze ans, d'une constitution faible et irritable, fort peu développée encore, sans doute à
cause de l'habitude énervante de l'onanisme
qu'elle avait contractée depuis plusieurs années, sans que la vigilance d'une mère attentive ait pu l'en détourner. A peine remise d'une
indisposition (c'était en décembre 1805) qui
avait cédé facilement à quelques remèdes,
cette jeune fille éprouva une grande frayeur,
qui eut d'autant plus d'influence sur elle,
qu'elle était d'un caractère très sensible; sensibilité, dit Lasserverie, qu'avait augmentée
l'état de faiblesse introduit dans tout le système nerveux par l'onanisme. Immédiatement
après, elle fut prise de légers mouvemens
convulsifs dans le pied et le bras droits, ac-

---

[1] *L'Onanisme*, sect. IV.

compagnés d'une douleur assez incommode au genou et à la plante du pied de la même extrémité. Malgré l'emploi de divers moyens, le mal ne fit que s'accroître, et bientôt il ne fut plus possible à la malade de porter les alimens à la bouche, tant son bras était agité. L'appétit était variable et le pouls régulier. Tantôt, et contre son ordinaire, la malade était taciturne; d'autres fois elle avait des saillies d'une gaîté vive et folle : on remarquait aussi en elle une suite d'idées incohérentes, et il arrivait souvent qu'un flux abondant de larmes, accompagné de sanglots, survenait sans cause connue, ou pour la plus légère contrariété.

De la céphalalgie et des vertiges se firent sentir ensuite, mais ils cédèrent promptement. Plus tard, la vue et l'ouïe du côté droit s'affaiblirent considérablement : en même temps, la douleur de la plante du pied, du genou et d'une partie de la main droite, devint plus intense, et la difficulté de marcher s'accrut.

Après diverses alternatives, le mal parut s'amender un peu. Il y eut une suspension des mouvemens convulsifs; l'intelligence, la mémoire revinrent comme avant la maladie; mais la vue et l'ouïe restèrent dans le même état. Ce fut alors qu'on employa un traitement actif dans lequel l'électricité, administrée de toutes les manières, remplit le principal rôle. La malade finit par guérir complétement. Ai-je besoin de faire remarquer que, suivant toute probabilité, la frayeur fut seulement ici *l'occasion* qui provoqua le développement d'une maladie déjà préparée de longue main par l'onanisme[1].

La forme convulsive, *épileptique*, est une de celles qu'affectent le plus souvent les maladies cérébrales produites par la masturbation : on le conçoit aisément, si l'on considère que ce qui se passe pendant l'acte vénérien a, comme nous l'avons vu[2], l'analogie la plus frappante, avec un accès d'épilepsie : aussi les anciens appelaient-ils le coït, *épilepsia brevis*. Il serait inutile de rassembler ici les témoignages nombreux qu'on trouve dans les auteurs relativement à l'influence de l'onanisme comme cause d'épilepsie. Cette influence est un fait dont tous parlent et sur lequel il n'y a point de dissidence. Aussi me bornerai-je à rapporter comme exemples un petit nombre d'observations.

---

[1] *Traité de la chorée ;* in-8°, 1810, p. 352.

[2] Page 39.

Il est des individus qui offrent une susceptibilité si grande, et qui portent en eux une disposition telle à l'épilepsie, qu'ils en ont un véritable accès chaque fois qu'ils se livrent à l'acte
vénérien. Didier avait connu un marchand
de Montpellier, qui se trouvait dans ce cas.
Un fait analogue a été rapporté par Galien.
Henri Van-Hers, Tissot, Hoffmann, Haller et
une foule d'auteurs ont parlé de cas semblables, dont, au surplus, les exemples sont très
fréquens. On observe pareille chose, même
chez les animaux. M. Alph. Menard avait un
chien d'arrêt de forte taille et très robuste qui
était atteint d'épilepsie toutes les fois qu'il
s'accouplait. Les accès étaient caractérisés par
la coïncidence des convulsions et de la perte
de connaissance; leur durée était variable et
toujours en rapport avec l'ardeur de l'animal:
il n'éprouvait d'ailleurs rien de pareil, hors
de l'accouplement [1].

L'épilepsie survient quelquefois immédiatement après les excès qui la causent. Cole, cité par
M. Esquirol, a rapporté l'exemple d'une femme
qui, trois jours après son mariage, devint épileptique : mais le plus souvent l'abus des

---

[1] *Revue médicale ;* mars 1825.

jouissances agit avec lenteur, et en préparant le corps à une épilepsie que lui-même, ou toute autre cause, font éclater. M. Esquirol raconte qu'un jeune homme âgé de douze à treize ans, s'étant livré de bonne heure à la masturbation, devint, de fort et robuste qu'il était, d'une susceptibilité extrême : à quinze ans il fut pris d'accès d'épilepsie. Ces accès coïncidaient avec le premier quartier de la lune, et ils éclataient tout à coup : le malade était renversé, poussait un cri et était pris de convulsions générales ; ses yeux ouverts et fixes étaient injectés ; ses pupilles étaient très dilatées, et, l'accès passé, il demeurait accablé de fatigue pendant le reste de la journée. Ce jeune homme était, au reste, comme la plupart des masturbateurs, d'une susceptibilité extrême, se chagrinant et se fâchant pour le plus léger prétexte. Un traitement convenable parvint, après six mois, à diminuer les accès ; au bout d'un an ils ne se renouvelaient plus. On pouvait croire ce jeune homme guéri, lorsque le plaisir de revoir sa mère, dont il était séparé depuis deux ans, lui fit faire une rechute : on revint aux moyens précédemment employés, et le succès fut le même. Depuis, ce jeune homme s'est livré au commerce et a beaucoup voyagé : ses nerfs se sont fortifiés ; il s'est marié à vingt-sept ans et a continué de jouir d'une bonne santé [1].

Un fait non moins intéressant m'a été communiqué par un de nos praticiens les plus distingués, M. le docteur Goupil. Un petit garçon était revenu de nourrice, à l'âge de *dix-huit mois*, avec l'habitude de la masturbation. Les parens attachèrent d'abord peu d'importance à ce défaut : cependant, à deux ans, survinrent quelques accès épileptiformes caractérisés par la perte de connaissance, les convulsions des muscles du visage et des yeux, la raideur des membres, et quelquefois la chute de l'enfant. Ces accès se rapprochèrent de plus en plus et M. Goupil fut consulté. Le malade avait alors trois ans et demi et ne cessait de se livrer à sa mauvaise habitude : il était constamment triste, morose et comme hébété. M. Goupil, qui ne fut pas d'abord averti de la cause de cette affection, employa divers médicamens qui échouèrent. Mieux instruit, il conseilla des moyens mécaniques. On appliqua pendant les nuits une espèce de corset dont

---

[1] *Dict. des Scienc. med.*, art. *Épilepsie*, p. 322.

les manches courtes, mais très larges , étaient solidement réunies et fixées par leurs extrémités de manière à maintenir les bras croisés au devant de la poitrine : pendant le jour on se contentait d'une grande surveillance. Ces moyens ne réussirent qu'incomplétement, le malade parvenant encore à se masturber malgré eux. Alors M. Goupil lui fit porter un caleçon lacé par derrière et muni par devant d'un appareil en argent destiné à renfermer les parties génitales et percé seulement d'une ouverture pour l'écoulement des urines. Ce nouvel obstacle ne répondit pas à tout ce qu'on en attendait , et l'enfant parvenait encore de temps à autre à mettre en défaut et l'appareil et la surveillance. Néanmoins comme ce n'était que très rarement, l'embonpoint revint ainsi que la force et la vivacité. Les accès d'épilepsie s'éloignèrent peu à peu et ensuite ne revinrent plus. Aujourd'hui, cet enfant est âgé de neuf à dix ans, jouit d'une santé parfaite, et 'sauf un affaiblissement notable de la mémoire, il ne conserve aucune trace de ce qui lui est arrivé.

Ces deux faits montrent à quel point l'ordre tend à se rétablir, quand la cause qui le troublait n'agit plus. Le suivant, qui avait été communiqué par Zimmermann à Tissot, rendra le même témoignage; mais il fera voir en même temps combien un retour aux habitudes qu'on avait abandonnées peut détruire rapidement tout ce qu'on avait obtenu de bien à la suite de cet abandon.

J'ai vu, dit Zimmermann, un homme de vingt-trois ans, qui devint épileptique, après s'être affaibli le corps par de fréquentes masturbations. Toutes les fois qu'il avait des pollutions nocturnes, il tombait dans un accès d'épilepsie complet : la même chose lui arrivait après la masturbation dont il ne s'abstenait point, malgré les accidens qu'il éprouvait et tout ce qu'on pouvait lui dire. Quand l'accès était passé, il ressentait des douleurs très fortes aux reins et autour du coccix ; cependant ayant enfin cessé cette manœuvre pendant quelque temps, les pollutions disparurent et j'espérai même le guérir de l'épilepsie dont les accès ne se montraient déjà plus. Il avait repris ses forces, l'appétit, le sommeil, et une très belle couleur, après avoir ressemblé à un cadavre : mais étant revenu à ses masturbations, qui étaient toujours suivies d'une attaque, il eut enfin des accès dans les rues mêmes, et on le trouva mort un matin, dans sa chambre, tombé hors de son lit et baigné dans son sang [1].

Une autre affection convulsive, *la danse de saint Guy*, a été quelquefois aussi causée par l'onanisme. Marc Ant. Petit en a publié un exemple qui lui avait été communiqué par le docteur Morelot et que voici : Une jeune fille de huit ans tomba dans un état de maigreur inquiétant ; les membres inférieurs étaient agités par des mouvemens extraordinaires qui se communiquèrent bientôt aux membres supérieurs ; l'impossibilité de se servir des uns et des autres devint absolue ; l'agitation était excessive dans les muscles de la face et des yeux ; la malade ne pouvait rester dans son lit, et on était obligé de la tenir continuellement dans un grand fauteuil fermé devant elle. Le médecin qui la soignait pensa que cette danse de saint Guy devait être attribuée à la présence des vers, et donna, mais sans succès, des moyens propres à les expulser. Consulté à cette époque, le docteur Morelot crut reconnaître les effets d'une mauvaise habitude : il se convainquit bientôt de son existence. Quel-

---

[1] *L'onanisme,* sect. II.

quelques conseils, une grande surveillance de la part des parens, l'usage des bains froids, du musc et du camphre, procurèrent une guérison radicale [1].

L'aliénation des facultés mentales est souvent le symptôme dominant des maladies du cerveau produites par des excès de masturbation et de coït. Déjà nous avons parlé de l'idiotie [2] : mais cette altération de l'intelligence est loin d'être la seule que l'on observe à la suite de ces excès. Ils peuvent causer toutes les espèces de folie : c'est ce que démontrent les relevés statistiques faits par plusieurs auteurs dans les maisons d'aliénés : et cependant ces relevés sont loin de présenter, sous ce rapport, l'expression complète de la vérité. Tant de circonstances se réunissent, ainsi que M. Esquirol l'a fait observer [3], pour entraver la recherche des causes de l'aliénation mentale, que celle dont nous parlons doit, comme les autres, et plus encore peut-être, être restée souvent ignorée des médecins. Suivant l'habile observateur qui vient d'être nommé, la

---

[1] *Tombeau du mont Cindre*, poème par M. A. Petit.
[2] Voyez p. 134.
[3] *Annales d'hyg. publ.*, avril 1829, p. 121.

manie est, de toutes les formes de l'aliénation mentale, celle que les excès vénériens
produisent le moins souvent. Il ajoute que les
maniaques, pendant la durée de leurs accès, se
livrent moins, en général, que les autres aliénés
à la masturbation, mais qu'aussi, lorsqu'ils
s'y abandonnent, cet acte doit être considéré
comme un symptôme fâcheux, attendu qu'il
constitue, pour peu qu'il se renouvelle, un
obstacle insurmontable à la guérison ; qu'il
hâte la chute des forces, et finit par jeter
les malades dans un abrutissement stupide, la
phthisie, le marasme et la mort [1].

La démence est peut-être le genre de folie
qu'on observe le plus souvent après la masturbation. J'ai vu un exemple remarquable de
cette maladie sur un jeune homme de vingt
ans qui, s'étant livré à tous les excès de cette
habitude pendant plusieurs années, perdit
peu à peu, et sans pouvoir se le dissimuler,
ses facultés mentales; prit ses plus proches,
ses meilleurs parens en aversion, et finit par
tomber dans l'état de démence le plus complet. La fréquence relative de cette forme de

---

[1] *Dict. des Scienc. méd.*, t. XXX, p. 452.

l'aliénation mentale, chez les masturbateurs, a été signalée en France par M. Esquirol, et en Norwége par M. Holst [1]. La mélancolie a souvent aussi la même origine : c'est un fait que Pinel et M. Esquirol ont noté.

Une remarque intéressante de ce dernier auteur, c'est que la paralysie, ce funeste symptôme qui complique si souvent toutes les variétés de la folie, particulièrement la monomanie et la démence, s'observe surtout chez les aliénés qui se sont livrés à l'onanisme, ou aux autres excès vénériens [2]. Cette remarque est confirmée par ce double fait que la paralysie est beaucoup moins fréquente chez les femmes que chez les hommes, et que la masturbation produit beaucoup moins d'aliénations mentales chez elles que chez ces derniers. Ainsi sur 256 individus admis à la maison de Charenton pendant les années 1826, 1827 et 1828, on a compté 44 hommes dont la folie pouvait être attribuée à la masturbation ou au libertinage, tandis que trois femmes seulement se sont trouvées dans le même cas. Le docteur Holst a constaté, pour

---

[1] *Annales d'hygiène publ.*, décembre 1830, p. 357.
[2] *Idem*, avril 1829, p. 121 et 146.

les aliénés de la Norwége, un pareil rapport entre les deux sexes. Que l'on ne considère pas néanmoins ce rapport comme étant d'une exactitude absolue, car les femmes étant en général fort réservées dans leurs aveux, on peut croire, et c'est la pensée de M. Esquirol, que la masturbation reste beaucoup plus souvent ignorée chez elles que chez les hommes. Un fait constant, c'est qu'un vingtième des aliénées de la Salpétrière se compose de filles publiques tombées, pour la plupart, dans la démence et la paralysie. Ajoutez que la masturbation est beaucoup plus souvent une cause de folie chez les riches que chez les pauvres [1] : or, il est remarquable qu'à la maison de Charenton, où l'on ne reçoit que des personnes d'une condition aisée, il y a proportionnellement plus de sujets paralysés qu'à Bicêtre, dont la population se compose d'hommes appartenant aux classes les plus pauvres de la société [2].

Il suffit de considérer les phénomènes qui accompagnent et suivent ordinairement l'acte

---

[1] *Dict. des Scienc. méd.*, t. XVI, p. 179

[2] *Annales d'hyg.*, avril 1829, p. 147.

vénérien pour pressentir que *la moëlle épi-nière* a dû souvent être affectée par suite des abus de cet acte. L'agitation, les contractions involontaires des muscles, particulièrement de ceux qui environnent le bassin, et le spasme tétanique dont ils sont pris au moment de l'éjaculation; les crampes qui fréquemment l'accompagnent; le sentiment général de dou-leur, de fatigue, de brisure, de faiblesse qui la suit, sentiment toujours plus prononcé dans les lombes et les parties inférieures du corps qu'ailleurs, indiquent assez l'impression pro-fonde que la moëlle épinière éprouve alors, la part qu'elle prend à tout ce qui se passe. Cette participation est encore démontrée par divers faits pathologiques et par le résultat d'expériences dont je parlerai quand il sera question de l'influence que les affections de la moëlle épinière exercent comme cause d'excès vénériens.

Les symptômes *locaux* de l'affection de la moëlle, chez les masturbateurs, consistent dans des sensations diverses et plus ou moins vives que les malades ressentent le long de la colonne vertébrale. Ces sensations ne se mon-trent d'abord qu'après l'acte vénérien; ensuite elles se prolongent et finissent par devenir continuelles. Le plus souvent c'est une douleur sourde, plus incommode que vive, qui oblige le malade, quand il est assis ou debout, à changer souvent de posture, et qui ordinairement est moins prononcée, ou même se dissipe, quand il est horizontalement couché. D'autres fois, c'est une formication ; les malades croient sentir, dit Hippocrate, qui le premier a noté ce symptôme, comme des fourmis qui descendent de la tête, le long de l'épine[1]. Quelquefois ces sensations ont un caractère spécial que chaque malade exprime à sa manière : ainsi un homme qui, depuis deux ans, se livrait matin et soir au coït, se plaignait à moi de *poussemens* qu'il éprouvait à chaque instant entre les épaules ; il comparait cette sensation à celle qu'aurait causée un poing fortement appuyé. D'autres disent que c'est comme un nœud qu'ils ont dans le dos. Les douleurs rachidiennes sont quelquefois très vives ; il y en a d'atroces : les lombes sont particulièrement la région de la colonne épinière dont se plaignent le plus souvent les masturbateurs et les individus affectés de pollutions.

C'est la fréquence des sensations diverses

---

[1] *De morbis*, lib. II, sect. v, n° 10.

dont nous venons de parler , chez les personnes épuisées par les excès vénériens, qui a fait donner les noms de *consomption*, de *phthisie dorsale*; de *tabes dorsalis*, à l'état qu'ils présentent alors.

Les autres symptômes de l'affection de la moëlle épinière se composent de douleurs plus ou moins vives, de sensations plus ou moins prononcées de froid , d'engourdissement et de formication dans les membres, particulièrement dans les membres inférieurs; de crampes, d'un tremblement continuel, ou de mouvemens convulsifs dans ces parties; de leur rétraction par suite de contractures, ou de leur raideur tétanique; de l'affaiblissement graduel de la moitié inférieure du corps et enfin de la paraplégie. Nous allons retrouver ces symptômes, joints à divers autres effets de la masturbation, dans les observations qui vont être rapportées.

Ce sont les douleurs des extrémités et des lombes qui ont dominé chez un individu dont M. Serrurier a parlé en ces termes. « Un malade auquel je donnais des soins fut réduit au marasme le plus complet à la suite de pollutions nocturnes , déterminées par des excès vénériens. J'administrai le traitement le plus fortifiant, le plus tonique; je le variai sous toutes les formes, mais le malade éprouva un dégoût général et succomba *après quatre mois de douleurs affreuses dans les lombes et les articulations* [1]. » Il y avait selon toute apparence, dans ce cas, une affection de la partie lombaire de la moëlle ou de ses membranes. Une maladie analogue existait probablement chez un homme dont Hatté a publié l'observation, et qui fut atteint, à la suite d'excès dans le coït, d'un lombago qui alternait avec un état de satyriasis [2]. L'affection de la moëlle épinière n'est pas douteuse non plus dans le cas suivant rapporté par Vanswieten : J'ai employé inutilement, dit-il, pendant trois ans, tous les secours de la médecine pour un jeune homme qui s'était attiré par la masturbation des douleurs vagues, étonnantes, générales, avec une sensation tantôt de chaleur, tantôt d'un foid très incommode par tout le corps, mais surtout aux lombes. Dans la suite ces douleurs ayant un peu diminué, il sentait un si grand froid dans les cuisses et dans les jambes, quoiqu'au toucher ces parties parussent conserver leur chaleur naturelle, qu'il se

---

[1] *Dict. des Scienc. méd.*, art. *Pollution*, p. 124.
[2] *Anc. Journal de méd.*, t. II, p. 109.

chauffait continuellement auprès du feu, même
pendant les plus grandes chaleurs de l'été.
J'admirai surtout, pendant tout ce temps, un
mouvement continuel de rotation des testicules dans le scrotum, et le malade éprouvait
dans les lombes la sensation d'un mouvement
semblable qui lui était très à charge[1]. Était-elle
parfaitement saine, la moëlle épinière, chez
ce masturbateur qui écrivait à Tissot : J'ai les
nerfs extrêmement faibles, mes mains sont
sans force, toujours tremblantes et dans une
sueur continuelle. J'ai de violens maux d'estomac, des douleurs dans les bras, dans les
jambes, quelquefois aux reins et à la poitrine, etc., etc. [2]? Persuadé au surplus, d'après
un grand nombre d'observations, que la plupart des douleurs nommées rhumatismales
sont névralgiques, et qu'un très grand nombre de névralgies tiennent à une affection de la
moëlle épinière, j'estime qu'il y a lieu de
soupçonner cette affection toutes les fois qu'on
les rencontre chez des masturbateurs.

Le cas suivant, rapporté par le docteur

----

[1] *Aphor.* 586, t. II, p. 46.
[2] *L'Onanis.*, sect. IV.

Bertini de Turin, présente comme symptôme principal le tremblement convulsif des membres inférieurs. La maladie éclata, comme il arrive souvent, sous l'influence d'une cause accidentelle; mais quand ceci eut lieu le sujet présentait depuis long-temps des symptômes d'une affection de la moëlle, et il est évident que c'est à la masturbation que l'on doit rapporter leur origine.

Le malade était âgé de vingt-huit ans et d'un tempérament lymphatico-bilieux. A l'âge de douze ans il s'était adonné à la masturbation, *et avait commencé dès lors à éprouver des tremblemens dans les bras et dans les jambes, des vertiges et des douleurs de tête :* il persista dans cette coupable habitude jusqu'à l'âge de vingt-deux ans. Au commencement d'août 1824 il fut atteint d'une fièvre tierce pour laquelle il ne fit aucun traitement. Le 20 du même mois, ramassant du bois dans la Sesia et suant beaucoup, il fut près de se noyer : aussitôt il éprouva un sentiment de terreur suivi de froid, de spasmes, de vertiges, de douleur de tête avec soif, aversion pour les alimens, difficulté de respirer, sensation d'oppression dans la région sacro-lombaire, constipation, douleurs et tremblemens dans les extrémités inférieures.

Ces derniers symptômes devinrent tels que le malade ne pouvait rester droit sans appui. Dans cet état il fut conduit à l'hôpital de Vercelli où on lui fit en peu de jours onze saignées, et où on lui administra des drastiques, le tout sans succès. Un mois après il sortit de l'hôpital, et depuis, son état s'empira à ce point que ce malheureux, réduit à demander l'aumône, était un objet de commisération publique. Le 18 octobre, époque où il fut soumis à l'observation du docteur Bertini, il présentait les symptômes suivans : Il n'avait ni fièvre, ni douleurs à la tête, ni dérangement, soit dans les facultés intellectuelles, soit dans l'appareil digestif; mais il existait une sensation douloureuse dans les deux côtés de la région sacro-lombaire, sensation qui augmentait par la pression de ces parties. Le malade se plaignait, en outre, d'une espèce de fourmillement dans les jambes et dans les pieds, parties qui étaient affectées d'un tremblement continuel, lequel s'étendait au reste du corps : l'agitation était si grande que le malade ne pouvait rester en repos dans son lit ni se tenir droit sans appui. On appliqua aux deux côtés de la région lombaire vingt-cinq sangsues qui tirèrent environ douze onces de sang. Le tremblement diminua aussitôt, et bientôt le malade put se lever et se promener dans la salle sans bâton ni secours. Dès ce moment il n'éprouva ni douleurs, ni tremblement, et il sortit de l'hôpital huit jours après. Le docteur Bertini l'a revu depuis dans un état de santé parfait [1].

La forme tétanique des maladies de la moëlle épinière a été rarement observée à la suite de l'onanisme. Tissot en a vu un exemple sur un jeune homme : le mal avait commencé par une raideur du col et de l'épine ; il gagna successivement tous les membres, et le malade ne pouvait, quelque temps avant sa mort, avoir d'autre situation que celle d'être couché à la renverse dans un lit, sans pouvoir remuer ni les pieds ni les mains. Il était incapable de tout mouvement, et ne pouvait prendre d'alimens qu'autant qu'on les lui mettait dans la bouche. Il vécut plusieurs semaines dans ce triste état, et mourut, ou plutôt s'éteignit, presque sans souffrance [2].

La paralysie qui est la conséquence d'une

---

[1] *Revue médicale*, décembre 1825.

[2] *Onanisme*, sect. iv.

myélite ou de toute autre affection de la moëlle a été beaucoup plus souvent rencontrée que le tétanos chez les masturbateurs. Le plus souvent elle se borne aux parties inférieures du corps; mais, si le siége de la maladie est dans la portion cervicale du prolongement rachidien, la paralysie peut affecter les quatre membres. C'est ce qui s'est présenté chez un jeune homme couché dans les salles de M. Dupuytren en septembre 1833.

Ce jeune homme avait vingt ans, s'était adonné sans frein à la masturbation, et la maladie qu'il présentait ne pouvait être attribuée à une autre cause. Il y avait déjà deux ans que cette affection durait quand le malade entra à l'Hôtel-Dieu. L'invasion de la paralysie avait été brusque comme un coup de foudre : le sujet avait été privé de tous ses mouvemens d'une manière subite. Les muscles du col eux-mêmes étaient paralysés et la tête tombait dans tous les sens : depuis quelque temps néanmoins le malade avait recouvré la faculté de la soutenir. La paralysie des quatre membres avait aussi offert des variations, diminuant et augmentant d'une manière alternative. Lors de l'entrée du malade, elle n'était pas égale des deux côtés ; aussi avait-il la faculté d'imprimer quelques mouvemens à son bras gauche, chose qui lui était complétement impossible pour le côté droit. Au surplus, tous les membres, inférieurs et supérieurs, étaient dans un état d'atrophie presque complet : cependant cet état était plus avancé dans ceux du côté droit que dans les autres. Un grand nombre de moyens avaient été employés sans succès chez ce malade; on allait essayer les purgatifs et les moxas au moment où cette observation a été publiée. M. Dupuytren faisait observer à ses élèves que le siége de la myélite répondait, chez ce jeune homme, aux vertèbres cervicales, et qu'il suffisait, pour qu'elle causât une mort instantanée, qu'elle montât un peu et s'étendît jusqu'à l'origine du nerf diaphragmatique. Il regardait la rage de masturbation dont ce malade avait été possédé comme la cause probable de cette myélite et, par suite, d'une atrophie des racines antérieures des nerfs spinaux [1].

La désorganisation occupait aussi une portion élevée de la moëlle, dans le cas suivant que j'emprunte à Tissot :

Un homme de 40 ans qui avait fait beaucoup d'excès en femmes et en vin, réclama les

---

[1] *Lancette française*, 14 septembre 1833, p. 339.

secours de ce savant médecin en février 1760. La maladie de cet homme avait commencé, plusieurs mois auparavant, par une faiblesse dans les jambes qui le faisait chanceler comme s'il avait trop bu : il tombait, même en se promenant dans la plaine ; ne pouvait descendre que difficilement des degrés, et n'osait presque plus sortir de son appartement : ses mains tremblaient beaucoup, et il ne pouvait écrire quelques mots qu'avec beaucoup de peine, encore les écrivait-il très mal : mais il dictait aisément, quoique sa langue, qui n'avait eu jamais une bien grande volubilité, offrît déjà plus d'embarras dans ses mouvemens. Sa mémoire, au surplus, le servait bien, et la seule chose qui pût faire soupçonner quelque lésion dans ses facultés mentales, c'est qu'il était moins attentif au jeu de dames, et que sa physionomie était assez changée. Il avait de l'appétit et dormait bien ; mais il avait un peu de peine à se tourner dans son lit. On employa successivement un grand nombre de moyens qui n'empêchèrent pas le mal de faire des progrès, lesquels cependant furent peu rapides, car le malade vécut encore plusieurs années. Quelques mois avant sa mort, il ne pouvait plus se soutenir sur ses jambes et il avait perdu la faculté de mouvoir seul ses bras et ses mains. L'embarras de la langue augmenta et il perdit tellement la voix qu'on ne pouvait l'entendre qu'avec beaucoup de peine. De même que dans le cas précédent, les muscles érecteurs de la tête la laissaient continuellement tomber sur la poitrine. Il avait toujours de l'inquiétude dans les reins ; le sommeil et l'appétit diminuèrent successivement, et la digestion finit par devenir très difficile ; il survint aussi de la fièvre et de l'oppression. Le malade passait tout le jour et une grande partie de la nuit sur un fauteuil, le corps penché en arrière, les jambes étendues sur une chaise, la tête tombant à chaque instant sur la poitrine, et ayant toujours auprès de lui, une personne debout, sans cesse occupée à le changer d'attitude, à lui relever la tête, à lui donner des alimens, du tabac, à le moucher et à écouter attentivement tout ce qu'il disait: pendant les derniers jours de sa vie il fut réduit à prononcer des lettres qu'on inscrivait à mesure pour en former des mots. Ce fut alors seulement que ce malheureux fit à un de ses amis la confidence de la cause à laquelle il attribuait tous ses maux : c'était la masturbation. Il s'y était abandonné depuis plusieurs années et l'avait pratiquée aussi long-temps qu'il l'avait pu, bien qu'il sentit croître ses maux à mesure qu'il s'y livrait. Or, qu'on remarque bien que cet homme, quand il s'est suicidé de la sorte, était dans la force de l'âge, avait quarante ans [1].

Ce cas nous a montré la paralysie bornée d'abord aux membres abdominaux, s'étendant plus tard aux parties supérieures du corps. Nous allons trouver une progression analogue dans le fait suivant rapporté par M. Olivier (d'Angers) :

M..., d'un tempérament sanguin, d'une constitution assez robuste, doué d'un caractère gai et d'une imagination très vive, avait toujours joui d'une bonne santé jusqu'à l'âge de dix-sept ans, époque où il eut le malheur de s'abandonner à la masturbation. Alors il devint languissant et s'affaiblit chaque jour. Ayant été distrait de sa fatale habitude, ses forces revinrent insensiblement, et un régime convenable acheva de lui rendre en peu de temps sa première vigueur. A vingt ans, il s'aperçut d'un affaiblissement assez marqué dans les mouvemens de l'articulation du pied

---

[1] *L'Onanisme*, sect.

droit ; mais cette affection ne persista pas. Ensuite il eut deux blennorrhagies dont la dernière se prolongea pendant plusieurs mois.

A vingt-cinq ans, il se livra de nouveau à la
masturbation, et des accidens analogues aux
premiers ne tardèrent pas à paraître : en outre,
les extrémités inférieures devinrent plus faibles : parfois aussi la sensibilité de la peau
était obtuse et même nulle, mais elle reparais-
sait bientôt. Quelques moyens ayant été employés, la faiblesse des membres diminua un
peu : M... pouvait marcher pendant trois
quarts d'heure sans se reposer, mais il lui était
impossible de rester debout plus long-temps,
ses jambes, qui étaient sensiblement amaigries,
refusant de le soutenir. Il existait une constipation habituelle, et, depuis la dernière
blennorrhagie, l'excrétion de l'urine était
douloureuse.

Après être restée stationnaire pendant quelques années, cette affection prit plus de gravité : le malade avait alors vingt-neuf ans. A
cette époque, la paraplégie devint complète ;
il ne pouvait plus marcher, ni même se soutenir sur des béquilles : souvent les membres
inférieurs étaient engourdis ; l'un et l'autre bras
étaient de temps en temps aussi le siége d'une

insensibilité semblable, et, parfois, le sens du toucher était obtus. L'amaigrissement avait augmenté ; l'excrétion de l'urine était souvent involontaire, et la constipation était habituelle. Un traitement conseillé par Hallé, et consistant surtout en frictions cantharidées et en douches sur le rachis, produisit une certaine amélioration ; mais, dès l'année suivante, le mal fit des progrès nouveaux, la sensibilité des deux mains diminua, et il survint de la difficulté dans les mouvemens de celle du côté droit.

Dix-huit mois après, la paralysie des membres inférieurs devint complète. Ils offraient un degré de chaleur moindre que celui du reste du corps ; cependant, chose remarquable, l'eau froide qu'on y appliquait y produisait presque une sensation de brûlure. Le bras droit, ainsi que l'avant-bras et la main de ce côté, étaient souvent le siége d'un sentiment de fatigue : les mouvemens y étaient moins libres, et le malade éprouvait quelquefois de la difficulté à écrire. Le membre du côté opposé n'était nullement affecté. De plus, la maladie de vessie qui existait depuis plusieurs années s'était encore accrue.

La paralysie, pendant les années suivantes,

ne cessa de faire des progrès lents, il est vrai, mais continuels. Le bras du côté droit perdit tout mouvement, l'avant-bras se fléchit sur lui et garda cette position. Plus tard, les doigts devinrent raides, crochus, et peu à peu leur flexion augmenta tellement, que l'on fut obligé de placer un tampon de linge dans la paume de la main pour empêcher les ongles de s'enfoncer dans la peau. Il survint aussi un phénomène bien singulier : on n'avait qu'à frotter légèrement la partie interne des cuisses, pour que les membres s'étendissent brusquement, comme par l'effet d'une secousse galvanique, puis ensuite ils reprenaient leur première position qui était une demi-flexion permanente.

La paralysie gagna enfin le membre supérieur gauche qui, jusque là, en avait été exempt. En même temps, la respiration devint plus difficile, la voix plus faible, la parole plus pénible ; de sorte que le malade était comme essoufflé quand il parlait quelques instans. Ces divers symptômes, et ceux qui ont été précédemment décrits, acquirent peu à peu une intensité considérable, et, au moment où cette observation fut écrite, le malade vivait encore, mais dans un état digne de pitié. Des douleurs très vives étaient survenues dans le côté droit, les membres étaient fréquemment agités de secousses convulsives, la constipation était opiniâtre, les urines s'écoulaient involontairement : d'ailleurs, les facultés intellectuelles étaient restées intactes, et le malade, qui avait alors cinquante ans, prouvait toujours, par une conversation facile et agréable, qu'il n'avait rien perdu de la gaîté de son caractère, malgré l'état malheureux dans lequel il était réduit depuis tant d'années [1].

La partie inférieure de la moëlle était seule affectée chez un individu dont Tissot a cité le cas en ces termes. « Un habile chirurgien me parlait un jour d'un homme qui, livré par une espèce de goût singulier aux vénus du plus bas étage, et ne les connaissant guère que dans les coins des rues et debout, tomba dans un épuisement accompagné des maux de reins les plus cruels et d'une atrophie ou desséchement des cuisses et des jambes, jointe à une paralysie de ces parties, qui paraissait être une suite de l'attitude dans laquelle il s'était

---

[1] *Traité de la moëlle épinière, etc.*, 2ᵉ édition, t. II, p. 694.

livré à ses sales voluptés. Il mourut après avoir gardé six mois le lit dans un état également propre à exciter la pitié et l'effroi [1]. » Dans un autre cas rapporté par Weszpremi, il y avait en même temps affection de la moëlle épinière et du cerveau. Le malade, qui avait trente ans, se plaignait de sentir de temps en temps des douleurs le long de l'épine du dos, surtout quand il se courbait pour prendre quelque chose ; ses jambes étaient si faibles qu'il pouvait à peine être debout une minute. Sa mémoire était considérablement affaiblie et il paraissait stupide : sa vue s'était aussi considérablement obscurcie et sa maigreur était extrême. Cet homme après avoir long-temps dissimulé la cause de son mal, finit par l'avouer en rougissant ; un traitement de quelques mois parvint à le rétablir [2].

Le mal ne se borne pas toujours à la moëlle épinière et à ses membranes : assez souvent il arrive qu'il s'étend aux parties voisines, et particulièrement *aux vertèbres*. Alors celles-ci se détruisent et les symptômes de la ma-

---

[1] *L'Onanis.*, sect. viij.

[2] *Oberv. méd.*, trajecti, 1756. Cette dissertation est insérée dans le tome VI, *Des disputationes* de HALLER.

ladie décrite par Pott, et qui a conservé le nom de cet auteur, se manifestent. L'influence de la masturbation sur la partie osseuse de la colonne vertébrale n'avait pas échappé à Sabatier. « Ce que j'ai vu de plus terrible et de plus fréquent à la suite de l'onanisme, écrivait-il à M. A. Petit, ce sont les nodosités de l'épine : mon opinion a toujours été regardée comme dénuée de fondement, attendu la grande jeunesse des malades ; mais j'étais instruit par des aveux récens que plusieurs s'étaient rendus coupables avant la sixième année [1]. » Ce fait signalé depuis par Boyer dans ses *Leçons* [2], n'est plus aujourd'hui contesté ; seulement on n'a pas encore remarqué le rapport qui existe entre la carie du corps des vertèbres chez les masturbateurs et l'affection de la moëlle ou de ses membranes : on ne s'est pas aperçu que cette dernière précède toujours la carie, et que celle-ci n'est jamais, dans ce cas, que le résultat de l'extension de la maladie primitive. Les faits qui vont être rapportés prouveront évidemment ce que j'avance ici.

[1] M. A. Petit. *Tombeau du mont Cindre*, etc.
[2] *Leçons sur les maladies des os*, 1803, t. I, p. 344.

L. E. G...., âgé de vingt-un ans, tourneur, d'un tempérament lymphatique, d'une constitution grêle et délicate, *adonné à la masturbation depuis son enfance*, éprouva, au commencement de février 1825, une douleur légère à la région épigastrique , des digestions laborieuses et de la constipation : en outre, depuis quelque temps , il avait de la gêne dans la respiration, déterminée par des palpitations que la marche et surtout la montée d'un escalier augmentaient beaucoup.

Lors de son entrée à l'hôpital de la Pitié, le 28 avril 1825, ce jeune homme offrit d'abord tous les symptômes d'une hypertrophie des cavités gauches du cœur : à ces phénomènes, qui diminuèrent au bout de quelques jours, succédèrent des signes d'entérite et de péritonite, lesquels furent attribués à un excès d'alimens. Pendant la durée de cette dernière affection, le malade se plaignait d'une faiblesse insolite dans les membres abdominaux. Ces accidens étant dissipés, et alors que l'on s'attendait à voir le malade entrer en convalescence, une paraplégie complète se déclara ; le malade ne pouvait remuer ses jambes : cependant la sensibilité s'y était conservée ; même, à mesure que le mouvement se perdait, elle parut s'accroître, car le malade jetait des cris lorsqu'on le touchait, où que l'on changeait de position les membres inférieurs. Bientôt la vessie se paralysa, et il fallut faire usage de la sonde, ce qui détermina l'inflammation de cet organe. Une escarre large et profonde, suivie d'ulcération, mit à nu toute la partie postérieure du bassin : dès lors les accidens s'aggravèrent de plus en plus, et le malade succomba le 11 août, six mois environ après l'apparition des premiers symptômes.

Quand on ouvrit son corps on trouva un tubercule ramolli à la surface de l'hémisphère droit du cerveau. *Le corps de la troisième vertèbre dorsale était légèrement altéré.* La portion correspondante de la dure-mère offrait une dégénérescence comme cancéreuse qui s'étendait depuis le corps de la troisième vertèbre dorsale jusqu'à la cinquième cervicale. *Le corps de toutes les vertèbres, en rapport avec cette altération, était blanchâtre, un peu inégal, ramolli à un faible degré.* Le tissu de la moëlle épinière offrait un ramollissement, surtout au niveau de la septième vertèbre cervicale et des trois premières dorsales. Le ramollissement occupait les cordons antérieurs dont la couleur était d'un blanc grisâtre. Les cordons postérieurs étaient légèrement ramollis ; mais au niveau seulement des trois premières vertè-bres dorsales. Les poumons étaient sains, crépi-tans ; le droit contenait supérieurement un pe-tit tubercule ramolli. *Cœur sain;* son volume était normal, les cavités gauches avaient leur ampleur et leur épaisseur ordinaires. On trouva aussi des traces de phlegmasie dans le péritoine, les intestins et la vessie [1].

Dans cette observation, le mode de pro-duction de la carie vertébrale est en quelque sorte pris sur le fait : cette carie n'est en-core qu'à son commencement, les vertèbres ne sont que très superficiellement affectées, et elles ne le sont que dans ceux de leurs points qui correspondent aux portions ma-lades de la dure-mère et de la moëlle ; il n'y a encore aucun des symptômes *locaux* de la maladie de Pott ; point d'affaissement de la colonne vertébrale, point de gibbosité ; cependant la paraplégie s'est montrée comme dans les cas ou ces altérations existent ; elle résultait donc du ramollissement de la moëlle et de la dégénérescence de ses membranes :

---

[1] Cette observation a été publiée par M. SERRES, dans le *Journal de physiol. expérim.*, juillet 1825.

encore quelques temps et plusieurs apophyses épineuses s'étant déviées, on l'aurait attribuée aux commencemens et aux progrès de cette déviation. Ces rapports entre l'état de la moëlle et celui des vertèbres ont été remarqués déjà par plusieurs auteurs. M. Latour père, dans un mémoire inséré parmi ceux de la Société médicale d'émulation [1], a cherché à établir que la paraplégie, dans la maladie de Pott, résulte d'une altération primitive de la moëlle. M. Janson a émis depuis une opinion analogue [2]. Des observations ont été aussi publiées par M. Louis, qui laissent peu de doutes à cet égard [3].

Une circonstance du fait précédent, qui mérite d'être signalée, consiste dans la gêne de la respiration, les palpitations et autres symptômes qui avaient fait croire à une maladie du cœur. Cependant cet organe fut trouvé parfaitement sain à l'ouverture du cadavre: or, de pareils phénomènes s'observent très souvent, ainsi que nous l'avons déjà dit [4] chez les

---

[1] Sixième année.

[2] *Compte rendu sur le grand hôpital de Lyon*, etc., etc., 1822.

[3] *Mémoires et Recherches*, etc., 1826, p. 410.

[4] Voyez p. 125.

masturbateurs. On aurait donc grand tort de les considérer toujours comme des signes d'une altération organique du cœur et des gros vaisseaux.

Dans le fait qui suit, l'altération des vertèbres a été plus loin que dans le précédent; il y a eu gibbosité vertébrale, mais celle-ci a été précédée de la paraplégie et des autres symptômes de la myélite. Ce fait a été publié par M. Dalandeterie[1].

Un cordonnier, âgé de vingt-quatre ans, doué d'une bonne constitution, et qui avait joui d'une santé constante, ayant contracté l'habitude de la masturbation vers l'âge de seize ans, s'y livra avec une telle fureur, qu'il répétait souvent cet acte jusqu'à six et huit fois par jour. Ses forces ne tardèrent pas à diminuer considérablement, ainsi que l'embonpoint, la chaleur générale et la coloration de la peau.

Après une interruption causée par une maladie aiguë, le malade reprit sa fatale habitude avec le même emportement : elle finit par le réduire à un tel état de faiblesse, de langueur et de décoloration, qu'on l'exempta sans hési-

---

[1] *Journal de med. chir. et pharm.*, t. XXVII, p. 367.

ter du service militaire, auquel il était appelé par la conscription.

Peu de temps après, ce jeune homme, qui jamais n'avait offert de symptômes de scrophules, présenta des engorgemens scrophuleux aux aines, aux aisselles et des gonflemens avec carie à plusieurs phalanges des doigts. En même temps survint un phénomène assez extraordinaire et qui mérite d'être noté : les cheveux qui étaient précédemment châtains tombèrent et revinrent avec peine, lentement, de couleurs mêlées, sans consistance et souvent hérissés. Ils reprirent après deux coupes leur première couleur.

Le malade persévérant dans l'onanisme, tomba enfin dans le plus grand abattement et fut obligé de garder continuellement le lit. C'est alors que des symptômes évidens de myélite vinrent se joindre à tous les signes de détérioration qui viennent d'être énumérés : ce malheureux perdit peu à peu l'usage des membres inférieurs qui, après avoir présenté d'abord de la faiblesse et de la disposition à s'entrecroiser pendant la progression, s'amaigrirent et devinrent incapables d'exécuter le moindre mouvement. Il fallait remuer et tourner le malade dans son lit, attendu qu'il était incapable de s'y mouvoir lui-même. Les articulations des pieds et des genoux devinrent raides, inflexibles, et il se fit aux jambes une rétraction telle, que le talon était entraîné vers le jarret d'une manière permanente, et que l'extrémité seule des pieds touchait le sol quand on voulait mettre le malade debout. La sensibilité n'était pas moins altérée dans les membres inférieurs que le mouvement ; ils étaient froids, engourdis, et on pouvait les pincer fortement sans y causer la moindre douleur. La langueur générale augmentant toujours fut portée bientôt à son plus haut degré. Il y avait de l'anorexie, de la dyspepsie, des flatuosités, des borborygmes, des tiraillemens douloureux d'estomac, des sueurs nocturnes, etc., etc. A cette époque le malade quitta une femme avec laquelle il vivait depuis un an, et qui, ayant peu de penchant pour le coït, le provoquait sans cesse à se masturber.

Les érections étaient fréquentes, douloureuses, de peu de durée, et se terminaient toujours par un flux plus ou moins abondant de mucosité urétrale, peut-être aussi d'humeur prostatique, ou même d'une semence très délayée. Dans les éjaculations provoquées manuellement il ne venait plus, au lieu de sperme, qu'un sang à demi caillé, noirâtre ou jaunâtre ; Il en sortait, quelquefois, jusqu'à une cuillerée : ces éjaculations s'accompagnaient toujours de douleurs et étaient suivies d'une grande prostration.

Le malade était depuis quelques temps dans ce triste état, quand il éprouva pendant plusieurs jours une sensation analogue à celle qu'auraient produite des fourmis en descendant le long du dos. Il ressentit dans la même région une douleur gravative et fatigante, qui s'étendait jusque dans les côtes et les lombes. Ces symptômes se dissipèrent, mais on vit paraître, à la partie inférieure de la région dorsale, une tumeur dure, peu volumineuse d'abord, mais qui graduellement acquit le volume du poing, et ne cessa de s'accroître que lorsque le malade s'abstint définitivement de se masturber. Cette tumeur était évidemment formée par la courbure du rachis et la saillie de trois apophyses épineuses.

Un traitement composé de moxas et de remèdes anti-scrophuleux ; un régime convenable et surtout la cessation de l'onanisme pour lequel le malade avait fini par concevoir non seulement du dégoût, mais une sorte d'horreur, déterminèrent en trois mois une amélioration notable. La force, la chaleur et la sensibilité se rétablirent dans les membres abdominaux : le malade put marcher au moyen de béquilles, même il put se tenir debout pendant quelques instans, et faire plusieurs pas sans leur secours. Tel est l'état où il se trouvait quand l'observation a été publiée.

Dans ce fait, remarquable à plus d'un égard, on voit les symptômes de myélite précéder la courbure du rachis, et se dissiper ensuite, bien que celui-ci n'ait point recouvré sa rectitude primitive. Ainsi l'affaiblissement des membres inférieurs, leur engourdissement, leur rétraction, puis leur paralysie, précédèrent d'un temps fort long cette douleur passagère que le malade ressentit dans le dos et après laquelle la gibbosité commença à se montrer. D'autre part, ces membres recouvrèrent la sensibilité, la force et le mouvement, que la gibbosité était toujours la même. Celle-ci n'a donc pu être la cause de la paraplégie, puisqu'elle en avait été précédée et qu'elle lui a survécu. Le développement de symptômes en apparence scrophuleux, chez un homme âgé de plus de vingt ans, qui jusque là n'avait rien présenté d'analogue, et dont les parens avaient été exempts de scrophules ; la chute des cheveux, l'affection des voies séminales et en général l'état des parties génératrices, etc., etc., faits sur lesquels nous reviendrons plus tard, concourent aussi à donner beaucoup d'intérêt à cette observation.

Nous verrons encore dans le cas suivant, et qui, comme celui qui précède, est de M. Dalandeterie, un exemple de carie vertébrale chez un masturbateur.

Un cuisinier âgé de 45 ans, actuellement d'un tempérament dégénéré, mais ayant joui toute sa vie d'une santé robuste, usait de la masturbation, quoique sans excès remarquables. Il commença à ressentir, dix-huit mois avant l'époque où le fait a été publié, des douleurs et de la faiblesse dans les lombes, des coliques assez fréquentes suivies de déjections brunes, et d'une constipation opiniâtre ; des flatuosités fatigantes se joignirent à ces symptômes : il survint aussi dans la hanche gauche une douleur qui augmentait ou diminuait avec les flatuosités.

Le malade, malgré les progrès de ces symptômes, continua de se masturber. La faiblesse et la douleur des lombes se propagèrent dans les membres abdominaux et s'accrurent à un point tel, qu'il fut obligé d'abandonner son état, et de garder constamment le lit; il ne pouvait se coucher que sur le côté gauche, mais ses mouvemens dans cette position était encore assez faciles [1]. La diminution de la chaleur générale, la couleur blafarde de la peau, la mollesse et la flaccidité des chairs, la faiblesse, l'abattement, l'insomnie, l'amaigrissement, l'anorexie, la constipation, etc., se joignirent aux symptômes dont il vient d'être parlé.

Dans le même temps, le malade s'aperçut pour la première fois qu'une tumeur dure, indolente et grosse comme un petit œuf de poule, s'était formée à la partie inférieure de la région dorsale. Cette tumeur, qui n'augmenta pas depuis, résultait manifestement de la saillie des apophyses épineuses, et conséquemment d'une courbure que le rachis avait éprouvée par suite, sans doute, d'un ramollissement du corps des vertèbres.

A peu près à la même époque, il se développa à la partie inférieure du sternum, une tumeur dure, indolente et sans altération de

---

[1] Il est évident qu'il y avait un commencement de paralysie du membre abdominal gauche.

la couleur de la peau; elle acquit graduellement le volume d'une noix, abcéda, s'ouvrit et prit les apparences d'un ulcère scrophuleux. Les ganglions lymphatiques du cou, qui s'étaient tuméfiés pendant quelque temps, revinrent de suite à leur état naturel. Un traitement semblable à celui qui se trouve relaté dans l'observation précédente, eut le même résultat : les forces, la chaleur, l'appétit et le sommeil revinrent; enfin le malade put marcher avec des béquilles, et même s'en passer pendant quelques momens.

Cette observation est trop peu circonstanciée pour qu'on y suive bien la filiation des symptômes; toutefois je ferai remarquer qu'un de ceux qui se montrèrent les premiers consistait dans des douleurs névralgiques qui, des lombes, s'étendaient dans les membres inférieurs. Or, comme ce symptôme appartient à l'irritation de la moëlle ou de ses membranes, bien plus qu'à leur compression, il y a lieu de penser que cette irritation a dû précéder la courbure du rachis. Chez ce malade, au surplus, comme chez le précédent, l'affection de la moëlle a eu d'autant moins de peine à provoquer la destruction du corps des vertèbres qu'une disposition à la carie, disposition que l'onanisme avait assurément fécondée, s'était manifestée en même temps dans plusieurs os.

Le fait que nous allons rapporter, d'après Meyrieu, présente trop peu de détails pour pouvoir intervenir d'une manière quelconque dans la question qui nous occupe, celle de savoir comment la carie vertébrale se produit chez les masturbateurs ; mais il est intéressant en ceci, qu'il montre que le mal peut s'étendre jusqu'aux parties molles qui tapissent ou avoisinent les vertèbres affectées.

L...., âgé de vingt-deux ans, ancien garçon épicier, taille médiocre, poitrine étroite, n'avait jamais joui d'une bonne santé, surtout depuis six ans, époque de son entrée dans les prisons de Bicêtre, où il s'était livré aux plus dégoûtantes manœuvres avec les autres détenus. Dans le courant de janvier 1819, il fut pris d'engourdissement général, avec toux fréquente et expectoration muqueuse : ces symptômes étaient de temps en temps accompagnés de légers mouvemens fébriles.

Admis à l'infirmerie le premier février, il se plaignait, en outre des symptômes dont il vient d'être parlé, d'une douleur violente à la partie postérieure du cou ; on observait un léger gonflement au niveau de la première et de la deuxième vertèbre cervicale, et la pression y était douloureuse : la tête penchée sur le côté gauche, restait immobile, les membres thoraciques et abdominaux étaient engourdis , et la déglutition était douloureuse. (Frictions locales résolutives, vésicatoires, moxas).

Le quinze février une hémoptysie se manifesta et céda en deux jours à l'usage des saignées et des astringens. Cependant la maladie vertébrale faisait graduellement des progrès, à l'encontre de l'affection de poitrine qui, elle ; semblait se ralentir. Au mois de juillet la paralysie des membres thoraciques était complète ; celle des membres abdominaux ne le devint qu'au mois d'août. La tête à cette époque était absolument immobile : quant à la phthisie elle paraissait n'être encore qu'au deuxième degré. Enfin, un jour, le malade mourut tout à coup d'un mouvement imprimé à sa tête, pendant qu'on lui administrait des soins de propreté.

Ouverture du cadavre. Les parties molles de la région postérieure du cou étaient dégénérées en une substance blanchâtre et lardacée ;

le condyle droit de l'occipital était carié ; il y avait aussi une carie profonde de la partie supérieure de la masse latérale droite de la première vertèbre, et de l'apophyse odontoïde. Les ligamens transverses et odontoïdiens étaient dégénérés, ramollis, et le prolongement rachidien présentait une espèce d'étranglement résultant de la compression causée par la partie postérieure gauche du rebord du trou occipital : il y avait en effet une véritable luxation de cet os sur la première vertèbre. Le cerveau était intact, le poumon droit tuberculeux et très petit ; celui du côté gauche était également tuberculeux, mais il avait plus de volume : quelques traces d'inflammation existaient au péritoine [1].

Dans les cas précédens la carie vertébrale n'a pas été accompagnée d'abcès par congestion. L'observation suivante, qui a été publiée par Lévêque Lasource, nous présentera ce symptôme, qui est si ordinaire dans cette maladie.

N. O.... s'était livré, depuis l'âge de douze ans jusqu'à celui de dix-huit, à la masturba-

---

[1] *Bulletin de la société méd. du département de l'Eure*, octobre 1821.

tion, sans que la déformation de sa colonne vertébrale et les accidens qui l'accompagnèrent pussent le faire renoncer à cette funeste habitude. Reçu à l'hospice de la Charité en 1806, ce malade, outre une gibbosité bien prononcée, avait un abcès par congestion à la partie supérieure et interne de la cuisse. Deux cautères ayant été appliqués sur les côtés de la saillie des vertèbres, furent mis en pleine suppuration ; mais il n'en résulta aucun effet avantageux : quant à l'abcès, on lui fit successivement plusieurs ponctions. Ce jeune homme, qui était voué à une mort certaine, sortit de l'hôpital, de sorte qu'on ne put constater les altérations organiques qui devaient résulter de sa maladie [1].

Le même auteur a rapporté un autre fait dont la terminaison fut plus heureuse [2].

Un enfant, âgé de sept à huit ans, adonné à la masturbation, fut reçu à la Charité pour une gibbosité avec paralysie des membres inférieurs. Pendant un mois de séjour qu'il fit dans cet hôpital, on lui appliqua autour de la tumeur plusieurs cautères, dont on entretint

---

[1] *Journal de méd. chir. et phar.*, t. XVII, p. 261.
[2] *Id.*, p. 128.

la suppuration. On lui fit prendre aussi inté-
rieurement des remèdes toniques et fortifians.
Il sortit parfaitement guéri de la paralysie et
des autres symptômes occasionés par l'affection de la moëlle, mais conservant la difformité
qui résultait de la saillie formée par les apophyses épineuses des vertèbres. Trois ans
après, cet enfant qui s'était corrigé de sa malheureuse habitude, n'avait pas éprouvé de
rechute.

Nous avons vu dans plusieurs des observations précédentes des *contractures* perma-
nentes des membres résulter, chez des masturbateurs, d'affections de la moëlle épinière.
M. Guersent admet en outre la possibilité de contractures *essentielles*, c'est-à-dire qui ne résulte-
raient pas d'une maladie des centres nerveux.
Suivant ce praticien, ces sortes de contractures s'observent surtout chez les enfans grêles,
chétifs, nerveux, et qui sont agacés par des habitudes vicieuses comme celle de la masturbation [1]. Le fait suivant a été regardé par lui
comme un exemple de cette affection.

---

[1] *Gazette médicale*, février 1832.

D. E..., âgé de cinq ans et adonné à la masturbation, après avoir passé une partie de l'hiver à l'hôpital des Enfans pour des engorgemens scrophuleux au cou, fut envoyé à la campagne au retour du printemps. Il y était depuis environ trois mois, lorsqu'il fut pris tout à coup d'une contracture des extrémités inférieures. Examiné le 5 juillet, il n'accusait de douleur ni à la tête, ni au rachis : les voies digestives étaient en très bon état ; la circulation ainsi que la respiration n'offraient pas de trouble appréciable; les muscles des extrémités inférieures présentaient un état de rigidité permanent; la tension était cependant plus marquée dans les adducteurs, car le malade tenait constamment les genoux croisés. On ne remarquait aucune espèce de déviation dans la colonne vertébrale. Divers moyens furent employés, et sauf une légère amélioration qui parut produite par le sous-carbonate de fer, ils n'eurent aucun succès. On pouvait avec les mains étendre et fléchir les jambes et les cuisses du malade, mais il lui était impossible, soit de les étendre lorsqu'elles étaient fléchies, soit de les fléchir, quand elles étaient étendues. La guérison de cet enfant s'opéra d'une manière assez singulière : il était dans l'état qui vient d'être décrit, lorsqu'au commencement de septembre il fut pris des prodrômes d'une rougeole. La contraction des extrémités inférieures se dissipa en même temps que parut le mouvement fébrile ; l'éruption rubéolique parcourut régulièrement sa marche, et la contraction ne revint plus. Ainsi cette maladie, qui avait résisté à plusieurs moyens réputés efficaces, disparut devant une autre maladie. La nature, pour me servir de l'expression de Hahnemann, avait fait spontanément de l'allopathie.

La perte ou l'affaiblissement des sens externes, particulièrement de l'ouïe et de la vue, quand ces états sont la suite des excès vénériens, résultent souvent, comme on a pu le voir dans plusieurs des observations que nous avons précédemment données, d'une maladie de l'encéphale. C'est probablement dans cette organe que l'altération principale eut lieu chez un vieillard dont parle M. Réveillé Parise : Cet homme avait commis la faute de vouloir vivre avec une jeune italienne dont le tempérament était en tout celui d'une messaline. Il paya cette imprudence d'une cécité qui se déclara en huit jours, et fut suivie de mort [1]. Mais il arrive souvent aussi que l'œil seul est malade, que du moins l'état pathologique qu'il présente n'est accompagné d'aucun symptôme indiquant une affection quelconque du cerveau ou de ses membranes. Beaucoup de libertins présentent seulement une irritation de la conjonctive et du bord libre des paupières : c'est une sorte d'ophtalmie chronique : ils ont les yeux rouges, larmoyans, chassieux, fatigués, douloureux, et ils ne peuvent se livrer, surtout le soir, à un travail qui exigerait, comme la lecture, qu'ils fixassent attentivement un objet. D'autres fois une douleur vive et profonde atteste qu'indépendamment des parties externes de l'œil, l'intérieur de cet organe est le siége d'une irritation très vive. Hoffmann dit en avoir vu plusieurs exemples : il cite celui d'un jeune homme qui avait fait un grand abus de la masturbation depuis l'âge de quinze ans jusqu'à celui de vingt-trois. Il tomba, dit cet auteur, dans une si grande faiblesse de tête et des yeux, que souvent ceux-ci étaient saisis de

---

[2] *Hygiène oculaire*, 1816, p. 167.

violens spasmes dans le temps de l'émission
de la semence. Dès qu'il voulait lire quelque
chose il éprouvait un étourdissement semblable à celui de l'ivresse ; la pupille se dilatait
considérablement, et il ressentait dans l'œil
des douleurs excessives. Les paupières étaient
très pesantes et se collaient ensemble toutes
les nuits : les yeux étaient toujours baignés de
larmes, et il s'amassait à leurs deux angles,
qui étaient très douloureux, beaucoup d'une
matière blanchâtre [1]. Ces irritations, surtout
quand elles se fixent au dedans de l'œil, peuvent être suivies de la perte de la vue. Le docteur Juengken, professeur de clinique ophtal-
mologique à la Faculté de Berlin, et qui a
publié un très bon ouvrage sur les maladies
des yeux [2], indique, en parlant de l'amaurose
par suite de la masturbation, une forme tout-
à-fait particulière que prend la pupille, et qui
ne se rencontre, suivant ce professeur distingué, que chez les individus qui se livrent habituellement à ce vice. La pupille dans ce cas
cesse d'être centrale, est déplacée en haut,
mais sans avoir perdu sa rondeur ; seulement

---

[1] *Consult.*, cent. 2 et 3, cas 103, t. III, p. 293.
[2] *Berlin*, 1832.

la partie supérieure de l'iris paraît plus étroite et comme rétractée sur son bord ciliaire. Ce symptôme a déjà été signalé par M. le docteur Sichel dans certaines ophtalmies scrophuleuses [1]; il existe alors un véritable iritis. La photophobie, c'est-à-dire l'aversion plus ou moins grande pour la lumière résultant de la douleur que celle-ci occasione dans l'œil, a été indiquée par M. Sanson comme précédant quelquefois l'amaurose causée par des pertes séminales trop fréquentes [2].

Tous les auteurs s'accordent à mettre les excès vénériens, et particulièrement ceux de masturbation, au nombre des causes de la cécité par amaurose. Ils sont tellement unanimes sur ce point, que je n'en citerai particulièrement aucun, vu qu'il faudrait que je citasse tous ceux qui ont traité de cette maladie. Généralement aussi ils s'accordent à regarder l'amaurose, chez les masturbateurs, comme le produit de l'épuisement causé par les pollutions soit diurnes, soit nocturnes. Beer et

---

[1] *Propositions générales sur l'ophtalmologie, etc.*, in-8º., Paris, 1833.

[2] *Dict. de médecine et chirurgie pratique*, art. *Amaurose*, p. 95.

plusieurs autres assimilent même sous ce rapport les pertes séminales à celles d'autres liquides. : ainsi cet auteur met les excès vénériens, particulièrement ceux d'onanisme, à
côté du choléra, de la diarrhée, etc., etc.,
comme cause d'amaurose [1]. C'est probablement aussi l'idée d'un épuisement qui a fait
dire à Scarpa qu'on pouvait en général regarder comme incurables les amauroses résultant des abus prématurés de la masturbation
et du coït[2]. Ce prognostic peut être prononcé,
je crois, sur la plupart des amauroses; mais je
doute qu'il soit beaucoup plus applicable à
celles qui résultent des abus génitaux qu'aux
autres. M. le docteur Buzzi a rapporté avec quatre autres exemples de guérison d'amaurose,
celui d'un individu chez lequel elle avait été
produite par la masturbation. Elle céda cependant à l'abandon de ses mauvaises habitudes, à l'usage modéré d'un vin généreux et
à la diète lactée [3].

Le docteur Rognetta dans un mémoire sur

---

[1] *Malad. des yeux*, t. II, p. 449, § 51.

[2] *Cours des malad. des yeux*, p. 382.

[3] *Annali universali di medicina*, Luglio, 1829; et *Revue
méd.*, décembre 1829.

les causes de l'amaurose [1], insiste beaucoup sur cette opinion que l'onanisme produit cette maladie en épuisant la sensibilité du corps humain. Il compare cette habitude à la caducité : rien, dit-il, n'énerve davantage la machine que les émissions trop fréquentes de semence, surtout quand elles sont provoquées par la main ; le spasme qui les accompagne jette le corps dans toutes les infirmités de la vieillesse ; alors la rétine et le nerf optique perdent graduellement leur faculté sensitive, qui finit par s'éteindre ; enfin les masturbateurs subissent, dès leur jeunesse, le même sort que ces vieillards décrépits qui terminent leur existence avec cette perte de la vue que l'on appelle *amaurose* sénile. M. Rognetta ajoute qu'il a par devers lui plusieurs cas d'amauroses qui avaient été rebelles à tous les moyens, et qui ne reconnaissaient d'autre source que la *luxuria manuensis*. Il rapporte l'observation d'un jeune jésuite âgé de dix-neuf ans, natif de Palerme, qui était attaqué d'un affaiblissement considérable de la vue : ce malheureux jeune homme avait contracté l'habitude de se masturber jusqu'à sept fois

----

[1] *Revue médicale*, décembre 1832.

par jour ; il aimait éperdument aussi la pédérastie. M. Rognetta lui conseilla d'abandonner complétement sa coupable coutume, et
de retourner dans son pays prendre les bains
de mer.

M. Sanson aussi a placé les pollutions volontaires et involontaires parmi les causes *as-
théniques* de l'amaurose ; cependant il regarde
les pollutions comme pouvant déterminer préa-
lablement l'irritation de la rétine [1]. Il les assi-
mile au surplus, comme beaucoup d'autres auteurs, à toutes les pertes abondantes de liquides. Le cas suivant a été considéré par lui
comme une amaurose asthénique produite de
cette manière. Un clerc de notaire, âgé de
vingt-quatre ans, éprouvait, depuis un an, un
affaiblissement progressif de la vue. Il avait
beaucoup travaillé de nuit, à la lampe, et il
attribuait son mal à cette cause ; mais il en
existait une autre bien plus évidente, et
qui avait, au moins, contribué au développement de son amaurose. Elle consistait dans les
excès que ce jeune homme avait commis, soit
avec les femmes, soit en se masturbant. Des
maladies vénériennes qu'il avait contractées,

---

[1] *Dict. de méd. et de chirurg. pratiq.*, art. *Amaurose*,
p. 95 et 98.

avaient pu concourir aussi à ce triste résultat. La pupille était dilatée, l'iris immobile, l'œil parfaitement clair, et on pouvait voir à travers la pupille la rétine d'une couleur mate. Un traitement anti-vénérien, des purgatifs, des vomitifs, des vésicatoires autour de l'orbite, etc., etc., ne produisirent aucun effet [1].

A mon avis, la cécité amaurotique étant, ainsi que je l'ai dit ailleurs [2], moins une maladie qu'un symptôme, c'est-à-dire que la conséquence d'un assez grand nombre de maladies, n'est pas plus, chez les masturbateurs, le résultat d'un épuisement, d'une asthénie, que ne le sont l'affaiblissement et la paralysie des extrémités inférieures, quand il y a une maladie de la moëlle spinale. Qu'importe, au surplus, le mode suivant lequel la vue se perd chez les masturbateurs? le plus essentiel à savoir, et ce qui n'est que trop vrai, c'est qu'ils peuvent la perdre. Ceux-là surtout doivent redouter ce malheur, dont la vue se trouble beaucoup pendant l'acte vénérien, et qui restent quelques instans comme éblouis après la fin de cet acte. Ainsi on pouvait prédire l'amaurose à une fille publique dont parle

----

[1] *Lancette française*, 15 octobre 1831, p. 242.
[2] *Nouvel. Bibl. méd.*, décembre 1829, p 399.

Hoffmann, et dont la vue s'obscurcissait toutes les fois qu'elle avait commerce avec un homme. Elle finit, en effet, par la perdre entièrement[1]. Il est rare, au surplus, que la vue se perde tout à coup; d'ordinaire elle s'affaiblit peu à peu, et le masturbateur, s'il est capable de comprendre cet avertissement, peut, en abandonnant à temps ses mauvaises habitudes, conserver ce qu'elle possède encore de vigueur; même quelquefois il peut récupérer ce qu'elle en avait déjà perdu.

L'affaiblissement et la perte de la vue, ainsi que les autres affections de l'œil dont il vient d'être question, ne sont pas les seules qu'il puisse présenter par suite des excès de masturbation ou de coït. Les muscles destinés à mouvoir cet organe peuvent subir aussi l'action fàcheuse de cette cause. Lorry est, je crois, le premier auteur qui ait noté ce fait. Les yeux, dit-il, sont plutôt affectés de mouvemens convulsifs et spasmodiques que de cécité après les excès vénériens. Il désigne particulièrement le strabisme comme pouvant en être la suite[2]. Nous avons rapporté plus haut, d'après Hoffmann,

---

[1] *De morb. ex nim. vener.*, § 26.

[2] *Comment. sur les aph.* xviij et xix, *de Sanctorius.*

l'observation d'un jeune homme dont les yeux étaient saisis de violens spasmes au moment de l'émission de la semence. M. Démours a observé des faits analogues. La masturbation, dit-il, porte sa funeste influence sur les nerfs optiques, et d'une manière plus particulière sur les nerfs moteurs de l'œil : il avoue n'avoir pu trouver la raison de cette circonstance qui paraît l'avoir frappé [1]. Le même auteur, énumérant, dans un autre passage, les causes diverses de la paralysie partielle des muscles de l'œil, range avec elles les excès vénériens.

Déjà nous avons parlé des douleurs plus ou moins vagues dont les masturbateurs sont fréquemment affligés [2] : nous avons parlé aussi de celles qui sont la conséquence d'une maladie de la moëlle épinière [3]. J'ai lieu de croire, d'après ee que j'ai vu, et d'après les observations faites par plusieurs auteurs, surtout en Angleterre, que le nombre des douleurs qui se rattachent à une affection de ce centre nerveux, est beaucoup plus considé-

---

[1] *Précis sur les maladies des yeux*, 1821, p. 444.

[2] Voyez p. 124.

[3] Voy. p. 182.

rable qu'on ne le pense. Il n'est pas douteux pour moi que la plupart des douleurs dites rhumatismales, particulièrement celles qui affectent le tronc et les membres, sont névralgiques, et qu'une irritation de la moëlle ou de ses membranes est le point de départ du plus grand nombre de ces névralgies. Je ne veux pas dire que le prolongement rachidien soit toujours affecté alors comme dans ces myélites qui amènent la paralysie et la mort ; j'estime seulement qu'il est malade d'une manière quelconque, et que ces douleurs, communément si fortes, souvent si générales, quelquefois avec, mais le plus souvent sans tuméfaction, qui se font sentir sur le trajet des nerfs, sont la conséquence ordinaire de cette affection. Il n'est donc pas étonnant que l'acte vénérien, lui qui excite d'une manière si vive le système nerveux, qui a une action si décidée sur la moëlle épinière, ait souvent prédisposé à des douleurs névralgiques ou rhumatismales, causé directement ou accru ce genre de douleurs. Il est bien positif, et un grand nombre d'auteurs, particulièrement F. Hoffmann, en ont fait la remarque, que les personnes qui, pendant leur jeunesse, se sont livrées à l'onanisme, sont plus que d'autres sujettes aux douleurs dont nous parlons [1]. L'acte vénérien, même lorsqu'on n'en fait qu'un usage modéré, est ordinairement, quand déjà elles existent, une cause de leur exacerbation. Souvent j'ai vu des accès de névralgie venir immédiatement après le coït. C'était assurément une affection de cette sorte qu'éprouvait ce masturbateur qui écrivait à Tissot qu'il ressentait au visage, quand il se livrait à l'onanisme, une douleur semblable à celle que l'application d'un grand nombre d'épingles y aurait causée [2].

Il n'est pas rare non plus de voir des individus qui avaient un grand nombre de fois bravé impunément les causes ordinaires du rhumatisme, devenir vulnérables à ces causes après des excès vénériens. M. Villeneuve rapporte qu'un scieur de pierres, qui, exposé depuis un temps fort long à toutes les intempéries atmosphériques, n'en avait éprouvé aucune incommodité, fut attaqué d'un rhumatisme assez intense, après des excès inaccoutumés dans les plaisirs de l'amour. Il parle aussi d'un charretier qui, après avoir long-temps et im-

---

[1] *Dict. des Scienc. méd.*, t. XLVIII, p. 444.
[2] *L'Onan.*, sect. IV.

punément couché dans une écurie étroite et humide, fut attaqué de rhumatisme l'hiver qui suivit son mariage [1]. M. Saucerotte a vu un cas semblable. Il s'agit d'un homme qui avait constamment bravé les intempéries des saisons, auxquelles l'exposait sa profession, et qui fut attaqué de rhumatisme après un excès de femmes et de boisson. Ajoutons que le même auteur a établi, dans le mémoire où ce fait est rapporté, que le rhumatisme dit musculaire n'est qu'une variété de la névralgie; or, parmi les preuves qu'il en donne, il fait valoir celle-ci, qu'une foule d'auteurs, parmi lesquels il cite Barthez, Scudamore, Chaussier, MM. Olivier (d'Angers) et Ferrus, ont placé en même temps les excès vénériens parmi les causes des névralgies et celles des rhumatismes [2].

La plupart des auteurs ont considéré ces excès comme une des causes prédisposantes de la goutte. On peut croire que cette opinion était celle d'Hippocrate, d'après les deux aphorismes suivans : *Eunuchi neque podagra laborant,*

---

[1] *Diction. des Scienc. méd.*, art. *Rhumatisme*, p. 444.
[2] *Nouv. bibliot. méd.*, août 1827.

neque caluescunt [1]. *Puer podagra non tentatur ante venereorum usum* [2]. Sydenham regardait aussi l'usage excessif et immodéré des plaisirs vénériens comme une des choses qui rendent sujet à la goutte [3]. M. Guilbert, tout en faisant observer que la goutte, même héréditaire, n'est une maladie ni de l'enfance, ni de la jeunesse, estime cependant que les excès vénériens peuvent l'amener avant le temps où, d'ordinaire, elle se montre [4]. M. Roche s'est élevé contre cette opinion. Suivant lui les excès vénériens ne peuvent provoquer que des *attaques* de goutte. Voici, au reste, comment il s'exprime :

« Jusqu'à quel point les excès vénériens et la masturbation contribuent-ils à faire naître la goutte? A entendre les gens du monde, et même les médecins, voici la source la plus féconde de cette infirmité, et, cependant, sur quels faits repose une pareille opinion? Sur ce que plusieurs goutteux ont été des libertins dans leur jeunesse? mais combien de

---

[1] *Aphor.*, sect. vi et *Aphor.* xxviii.

[2] *Id. Aphor.* xxx, Foës.

[3] *Méd. pratiq.*, traduct. de Jault (1799), p. 534.

[4] *Dict. des Scienc. méd.*, art. *Goutte*, p. 143.

gens chastes, même parmi nos prélats, éprouvent les tourmens de cette cruelle maladie? D'un autre côté, ne voit-on pas autant et plus d'hommes adonnés au libertinage dans les classes pauvres que parmi les riches, et pourtant la goutte les épargne en général. Enfin, c'est chez les jeunes gens qu'on observe le plus souvent le vice honteux de l'onanisme, et nous avons déjà dit que la goutte était une maladie de l'âge viril et de la vieillesse. C'est donc d'après une observation superficielle et incomplète qu'on a attribué à cet ordre de causes une part d'influence qu'il n'a pas et ne saurait avoir dans la production de la goutte. Ici, sans aucun doute, on a commis encore l'erreur que j'ai déjà plusieurs fois signalée : on a vu survenir fréquemment les *attaques* de goutte à la suite des excès vénériens ou de la masturbation, et on en a conclu que ces causes concouraient puissamment au développement de la maladie elle-même. Gourmandise et bonne chère, voilà, je ne saurais trop le répéter, les vraies, les uniques sources de la podagre; sobriété, frugalité, voilà ses meilleurs préservatifs [1]. »

---

[1] *Dict. de Med. et de Chirur. pratiques,* art. *Arthrite,* p. 435.

Cette dernière phrase montre clairement d'où vient l'opinion franchement exclusive de M. Roche. Il est évident qu'il n'a été conduit à nier la part qu'on avait attribuée aux excès vénériens dans la production de la goutte, que pour soutenir avec plus d'avantage une thèse qu'il s'était faite. Assurément M. Roche n'aurait pas dit qu'il y a plus d'hommes adonnés au libertinage dans les classes pauvres que parmi les riches, s'il n'eût été préoccupé du désir de prouver que la bonne chère est, à l'exclusion de toute autre cause, celle de la goutte. Je conçois parfaitement qu'on *affirme* que telle manière de vivre prédispose à la goutte plus que tout autre; ainsi j'admettrai, avec tous les auteurs, que cette maladie se montre surtout chez les individus dont la nourriture est ordinairement abondante et forte ; mais, ce que je conçois moins, c'est que l'on nie l'action possible de certaines influences, celle, par exemple, des excès vénériens. Quant à moi, pénétré de la vaste étendue qu'a le possible, et de l'incertitude de ses limites, je préfère admettre, avec tous les auteurs, que les excès vénériens peuvent, comme une foule d'autres causes connues ou non, prédisposer à la goutte. Cette opinion me paraît, plus que celle qui a été soutenue par M. Roche avec son habileté ordinaire, conforme à la logique et à la vérité.

Nous voyons au surplus que cet auteur distingué regarde les excès génitaux comme nuisibles aux goutteux; c'est aussi l'opinion de tous ceux qui ont écrit sur cette affection. L'usage des plaisirs vénériens ne doit être permis aux goutteux que rarement, dit Barthez, car ils doivent s'abstenir des plaisirs vifs, dont l'excès affaiblit et épuise [1]. L'auteur d'un traité de la goutte, Coste, est beaucoup plus formel. Les goutteux, dit-il, doivent choisir entre laisser leur femme tranquille, et guérir de la goutte, ou bien continuer de les caresser et rendre leur mal tout-à-fait incurable. Chaque fois qu'un goutteux voit une femme, il ajoute, s'il est jeune, une nouvelle racine à sa maladie, et s'il est vieux, il creuse un pied carré de sa tombe [2]. Cette opinion est bien différente de celle de Pietsch, qui a soutenu que la goutte provenait de la résorption d'un sperme mal élaboré, et retenu par la continence dans les vesicules seminales [3].

---

[1] *Traité des maladies goutteuses*, 1802, t. Ier, p. 192.

[2] *Traité prat. de la goutte*, 1768, chap. IV.

[3] Barthez. *Maladies goutteuses*, t. Ier, p. 33.

Les excès vénériens peuvent-ils déterminer des *affections hémorroïdales?* A défaut de faits précis pour répondre à cette question, on peut dire qu'il y a lieu de présumer que ces excès peuvent contribuer au développement de ces affections, et surtout des exacerbations auxquelles elles sont sujettes. C'était l'opinion de Montègre : il admettait que la débilité nerveuse qui résulte de l'abus des organes génitaux, favorise en général les mouvemens fluxionnaires, mouvemens qui, chez les hommes sujets aux hémorroïdes, ont lieu de préférence vers elles : il admettait aussi que chez les femmes qui ont des tumeurs hémorroïdales, soit dans le rectum, soit dans le vagin, les abus de coït pouvaient exciter directement l'inflammation de ces tumeurs [1]. Montègre, au surplus, redoutait davantage encore pour les hémorroïdaires, l'excès de continence que celui contraire; il pensait que l'irritation qu'une continence outrée cause dans les vésicules séminales et les parties voisines, peut provoquer un paroxisme hémorroïdal; aussi regardait-il l'acte vénérien comme générale-

---

[1] *Dict. des Sciences méd.*, art. *Hémorroïdes*, p. 508.

ment utile, quand il ne sort pas de certaines limites, aux personnes affectées d'hémorroïdes [1]. Je ne ferai qu'une seule remarque sur cette opinion : c'est que si l'irritation des voies séminales peut s'étendre aux parties voisines, les excès vénériens qui, plus fréquemment que la continence produisent cette irritation, doivent aussi amener plus souvent l'inflammation des tumeurs hémorroïdales. C'est aussi ce qu'a pensé M. Bégin, qui a rangé parmi les causes directes des hémorroïdes : « les excès dans les plaisirs vénériens, excès qui s'accompagnent toujours d'un état d'orgasme et de réplétion vasculaire, non seulement dans l'appareil génital, mais encore dans toutes les parties qui sont en connexion avec lui, et spécialement dans la région inférieure du rectum, qui reçoit les mêmes vaisseaux que le col de la vessie, la prostate et les vésicules séminales chez l'homme, ou la matrice et le vagin chez la femme [2]. »

On pourrait croire, d'après l'action profondément énervante de la masturbation qu'elle

---

[1] *Idem*, p. 614.
[2] *Dict. de méd. et chirurg. pratiques*, t. IX, p. 450.

doit provoquer ou favoriser chez les jeunes sujets qui s'y abandonnent, le développement des scrophules ; cependant on ne trouve dans les auteurs que peu de témoignages à l'appui de cette conjecture, et il est assez rare de rencontrer dans les nombreuses histoires de masturbateurs qui ont été publiées, des accidens scrophuleux. Certes il serait absurde de conclure d'un tel silence que la coïncidence de ces symptômes et des effets ordinaires de l'onanisme n'a jamais lieu, ou que cette habitude est impuissante à féconder, à exagérer une disposition aux écrouelles ; mais il faut aussi reconnaître que si la masturbation était une cause active de cette maladie, ce fait eût été noté plus souvent.

Certaines circonstances paraissent, au surplus, indiquer que l'onanisme doit être peu favorable au développement des scrophules. D'abord il amaigrit les membres, les dessèche, les prive enfin de ces fluides blancs qui abreuvent généralement les chairs des scrophuleux : puis, tandis que chez ceux-ci la sensibilité est comme engourdie et l'impressionnabilité peu vive, il tend toujours et ne réussit que trop bien à les exciter. Ajou-

tez qu'un des effets les plus ordinaires de
l'action des organes génitaux, lorsque la puberté arrive, est la disparition des engorgemens et des autres symptômes scrophuleux,
s'il en existe. Quelquefois, il est vrai, le développement normal de l'appareil générateur
provoque, chez les pubères, la tuméfaction
des ganglions lymphatiques du col, des aisselles et surtout des aines, mais ces ganglions
sont douloureux dans ce cas, et présentent
une sorte d'état inflammatoire analogue à celui qu'on cherche quelquefois à y développer
quand ils sont affectés d'engorgemens scrophuleux. Cabanis a bien décrit ce qui se passe
alors : « Du moment, dit-il, que l'évolution
des organes génitaux commence, il se fait un
mouvement général dans tout l'appareil lymphatique; les glandes des aines, celles des mamelles, des aisselles, du cou, se gonflent;
souvent elles deviennent douloureuses. Ce
n'est pas seulement chez les filles que les glandes mammaires acquièrent alors un volume
plus considérable; je les ai vues nombre de
fois former, chez les jeunes garçons, des tumeurs qui paraissaient inflammatoires : assez
souvent aussi je les ai vues prendre pour telles
par des médicastres ignorans. Pour l'ordinaire,

cet accident cause de l'inquiétude à ceux qui l'éprouvent, mais leur inquiétude est moins causée par la douleur (qui ne laisse pourtant pas quelquefois de gêner beaucoup les mouvemens du corps), que par l'influence de cette activité nouvelle, que l'ébranlement général du système imprime alors à l'imagination [1]. » Cet état du système lymphatique serait plutôt, comme on le voit, antithétique qu'analogue, à ce qu'on observe dans les scrophules. Il suffit au surplus de comparer les eunuques aux individus qui ont passé par une puberté vigoureuse, pour voir de suite que l'action des organes génitaux est peu propre à favoriser le développement de cette affection.

L'acte vénérien détermine souvent aussi des gonflemens ganglionnaires, mais ils ne ressemblent pas plus que ceux qui naissent sous l'influence de la puberté aux engorgemens scrophuleux. « Le premier essai des plaisirs vénériens, dit encore Cabanis, est souvent nécessaire pour compléter le développement des organes qui en sont le siége : aussi le gonflement général de toutes

---

[1] *Rapports du physique au moral de l'homme*, 1802, t. I, p. 339.

les parties où se trouvent situées des glandes,
notamment celui du sein et de la face anté-
rieure du cou, est-il souvent la suite de cette
vive commotion. Les caractères qui manifestent ce gonflement sont beaucoup plus remarquables chez les femmes : ce n'est donc pas
sans quelque raison, peut-être, que les anciens médecins, et même quelques modernes,
ont donné le gonflement subit du cou, chez
les jeunes filles, pour un signe de défloration.
Mais ils ont eu tort d'en faire un signe général
et certain : il n'est assurément ni l'un ni l'autre. » Si l'acte vénérien peut produire une pareille excitation dans le système lymphatique,
elle doit-être plus manifeste encore quand un
des points de ce système est déjà enflammé.
C'est ce que confirme un fait consigné par
Lordat, dans le bulletin de la société des
sciences de Montpellier. Il s'agit d'une jeune
femme dont les glandes jugulaires s'étant tuméfiées et abcédées peu de jours après son
mariage, augmentaient ou diminuaient de volume selon qu'elle souffrait les embrassemens
de son mari ou les évitait [1]. Ainsi donc si l'on
considère les organes générateurs soit pen-

---

[1] Dumas. *Principes de physiologie*, t. IV, p. 409.

dant la période aiguë de leur développement, soit quand ils procèdent à l'acte vénérien, on voit qu'ils étendent leur action sur l'appareil lymphatique comme sur les autres, mais d'une manière qui paraît inverse de celle qui est réputée favorable au vice scrophuleux.

Cependant on a vu des accidens analogues à ceux que cause ce vice, résulter avec évidence d'abus vénériens. Deux faits que nous avons rapportés précédemment d'après M. Dalandeterie en sont des exemples [1] : le premier est relatif à un jeune homme de vingt-quatre ans, dont la santé avant qu'il se livrât à la masturbation avait été constante, et dont les parens, autant qu'on en pouvait juger d'après ses rapports, n'avaient jamais été atteints de scrophules, même n'avaient offert aucune prédisposition à cette maladie. Il lui survint d'abord de l'engourdissement dans le petit doigt de la main droite et l'annulaire de la main gauche, avec craquement et gonflement des articulations, puis il se forma dans ces parties des tumeurs que l'on considéra comme scrophuleuses et qui ne tardèrent pas à être suivies d'ulcération et de carie : le malade n'y

---

[1] Voyez p. 203 et 208.

éprouvait point de douleur, il y ressentait seulement un prurit incommode. Les ganglions lymphatiques des aines et des aisselles étaient dans un état de gonflement permanent et le corps de plusieurs vertèbres devint, comme nous avons vu, le siége d'une carie.

L'autre sujet, qui avait quarante-cinq ans, présentait déjà une myélite et une carie vertébrale avancées, lorsqu'on vit se former à la partie inférieure du sternum, une tumeur dure, indolente, sans altération de la couleur de la peau, qui acquit graduellement le volume d'une noix, abcéda et dégénéra en un ulcère d'apparence scrophuleuse. Cet ulcère était blafard, indolent, et versait un pus ichoreux; ses bords étaient d'un rouge violet, tuméfiés, durs, et il y avait adhérence des parties molles à l'os subjacent. Les ganglions lymphatiques du col se tuméfièrent pendant quelques temps, mais ils revinrent ensuite à leur état naturel. M. Dalandeterie ajoute que ces deux observations ont été prises parmi plusieurs autres faits semblables ou analogues; aussi considère-t-il la carie vertébrale comme ayant été, alors, la conséquence d'un principe scrophuleux dont l'onanisme avait provoqué la manifestation.

Cependant, si nous analysons bien les faits

qui viennent d'être cités, nous y trouverons moins une maladie scrophuleuse, à la naissance de laquelle l'âge des sujets se prêtait d'ailleurs fort peu, qu'une affection *tuberculeuse*, c'est-à-dire une maladie qui peut se développer à tout âge : il est clair pour moi que des tubercules se sont développés dans les phalanges, chez le premier malade, et dans l'épaisseur du sternum, chez le second; que ces tubercules se sont ramollis, ont suppuré, et que c'est de la sorte que se sont formés les ulcères d'apparence scrophuleuse que ces individus ont présentés. Il est probable que pareille chose a eu lieu dans les vertèbres dont le corps s'est détruit, car il est à noter que des observateurs distingués, particulièrement Delpech, ont regardé la maladie de Pott, comme une affection tuberculeuse du corps de ces os [1]. Les observations de M. Dalandeterie prouveraient donc seulement que l'onanisme est favorable au développement des tubercules. Malheureusement elles ne sont pas les seules, comme on va le voir, qui établissent ce fait.

La phthisie tuberculeuse est effectivement

---

[1] Voyez son ouvrage sur l'orthomorphie, Paris, 1829.

une des maladies que la masturbation cause le plus souvent. L'acte vénérien, cette puissance à laquelle la vie intérieure des tissus n'échappe sur aucun point, dont l'action sur les organes respiratoires est si manifeste, et qui, pour me servir des expressions de M. Rullier, semble agiter et froisser les poumons [1], intervient chez la plupart des masturbateurs, précisément à cet âge où la poitrine s'élargit en tous sens, et que la phthisie pulmonaire semble affectionner le plus. « Combien de jeunes personnes, dit Portal dans son ouvrage sur la *Phthisie pulmonaire*, n'ont pas été victimes de leur malheureuse passion ! Les médecins en voient tous les jours qui restent imbécilles, ou tellement énervées au physique et au moral, qu'elles ne traînent plus qu'une malheureuse existence; d'autres périssent dans le marasme, et plusieurs d'une vraie phthisie pulmonaire. » Dans un autre ouvrage, le même auteur rapporte l'exemple d'une personne de dix-sept ans, adonnée à la masturbation et qui fut victime de cette maladie. Cette jeune personne, dont la taille était fluette et qui, dans l'espace d'un an, avait prodigieu-

---

[1] *Dict. des Sciences méd.*, art. *Génital*, p. 131.

sement grandi, se courba si rapidement qu'en moins de six mois elle était devenue très bossue : des crachemens de sang survinrent et elle périt phthisique [1]. « Il résulte des faits les plus nombreux et les mieux constatés, disent MM. Fournier et Bégin, que les personnes qui s'abandonnent à l'onanisme, sont presque toujours remarquables par le développement incomplet de leur thorax, et par la promptitude avec laquelle l'exercice le plus léger rend, chez elles, la respiration difficile et précipitée; presque tous ces individus contractent, soit des catarrhes chroniques, soit des affections plus profondes de l'organe pulmonaire, et finissent par périr dans un état complet de phthisie [2]. M. Broussais met également au nombre des causes de la phthisie pulmonaire, « les spasmes érotiques de quelque manière qu'ils soient excités [3]. »

Cette affection est de toutes *les maladies graves et bien déterminées* qui résultent de

---

[1] *Observat. sur la nature et le trait. du rachitisme*, 1797, p. 224.

[2] *Dict. des Scienc. méd.*, art. *Masturbation*, p. 116.

[3] *Histoire des phlegmasies ou inflammations chroniques.* 2ᵉ édit., t. II, p. 119.

l'onanisme, celle que j'ai le plus fréquemment rencontrée. Parmi les exemples que je pourrais citer, je choisirai celui d'un jeune homme plein d'espérances, que j'ai vu succomber en 1833. Placé, à la suite d'un concours, et aux frais du gouvernement, dans une école publique, ce jeune homme, qui avait seize ans, et dont la santé était précédemment parfaite, ne tarda pas à devenir pâle, languissant, et à s'amaigrir, bien que son appétit restât bon, et que ses digestions fussent excellentes. Ayant eu quelques soupçons, et les ayant manifestés au malade ainsi qu'à d'autres personnes qui pouvaient les éclaircir, je dus croire, d'après les réponses qui me furent faites, que l'élongation trop rapide du corps était la seule cause de l'état qu'offrait le malade, état, au surplus, qui s'éloignait si peu de la santé, que le jeune homme lui-même assurait ne rien avoir et se porter très bien. Je me bornai, en conséquénce, à lui conseiller de faire plus d'exercice et de suivre un régime alimentaire plus fortifiant. Cependant, l'amaigrissement et la décoloration, continuant de s'accroître, donnaient de vives inquiétudes aux parens de ce jeune homme. J'avais beau interroger un à un tous ses organes, je n'en trouvais aucun qui me présentât quelques signes d'affection, et qui pût me rendre compte de l'état général du sujet. Mes premiers soupçons revenaient alors ; mais les questions que je faisais étaient suivies des mêmes réponses. Le malade, qui avait eu sous les yeux l'exemple de son jeune frère, à qui la masturbation avait failli coûter la vie, paraissait même profondément pénétré du danger de cette habitude. Cependant il continuait de s'affaiblir, et à ce point qu'un jour, après un exercice plus fort que de coutume, il tomba en défaillance : en même temps survint une petite toux sèche à laquelle cependant le malade ne fit d'abord que peu d'attention. C'était le premier symptôme qui indiquât l'affection spéciale d'un point de l'économie. Bientôt cette toux devint plus fréquente, et je pus reconnaître, au moyen de l'auscultation, que la respiration n'était pas complète au sommet d'un des poumons. C'est en ce moment que, pressé de questions, le malade fit à son père l'aveu de sa déplorable habitude. Il l'avait contractée au collége, ne cessait de s'y livrer depuis deux ans, et bien plus encore dans les derniers temps. Rien ne lui fut dissimulé des dangers qu'il courait : parens, amis, médecin, lui tinrent le langage le

plus propre à lui faire abandonner ses manœuvres secrètes; des livres sur l'onanisme
furent mis entre ses mains; on essaya enfin
d'éveiller en lui, de toutes les manières, le
sentiment de la conservation : tout ceci le frappa
de terreur, mais la puissance de l'habitude était
si forte chez lui, qu'il ne cessa complétement de
se masturber que plus tard, alors que la phthisie avait fait déjà des progrès très grands. Successivement des cavernes profondes se creu-
sèrent dans les poumons; l'expectoration devint franchement purulente et d'une abondance excessive; les sueurs nocturnes, la
diarrhée, arrivèrent, et le malade mourut dans
l'état le plus affreux de marasme et d'épuisement.

J'ai donné mes soins, en 1829, à un jeune
homme de vingt-un ans, qui mourut d'une
manière bien plus rapide. Il avait toujours
joui d'une santé excellente, et jamais ses
parens n'avaient offert de signes de phthisie. S'étant marié à une veuve fort jolie,
ils s'abandonnèrent ensemble aux plus grands
excès de coït; en même temps ils se livraient,
pendant de longues veilles, à un travail assidu
dont ils ne pouvaient se décharger sur personne. La femme, qui avait sept à huit ans de

plus que son mari, résista bien à ce concours d'excès ; il n'en fut pas de même pour lui. Bientôt il lui survint de la toux, et quelques traces de sang se montrèrent dans ses crachats. Consulté, j'avertis le malade des dangers qu'il courait s'il ne changeait de manière de vivre. Mes conseils ne furent pas écoutés, et, peu de temps après, survint un crachement de sang d'une abondance et d'une opiniâtreté telles, qu'en huit jours, et malgré le traitement le plus actif, il conduisit ce jeune homme au tombeau.

Assurément il était phthisique aussi, le jeune homme dont Tissot parle en ces termes : « Il était venu à Montpellier pour faire ses études ; des excès de cette infamie (l'onanisme) le jetèrent dans l'étisie, et je me rappelle que sa toux était si forte et si continuelle, que tous ses voisins en étaient incommodés. On le saigna fréquemment, dans la vue sans doute d'abréger ses souffrances. Une consultation lui ordonna d'aller prendre des bouillons de tortue chez lui (il était, si je ne me trompe, Dauphinois) et lui promit une guérison complète : il mourut deux heures après[1]. »

---

[1] *L'Onanisme*, sect. VII.

Au surplus, il en est de la phthisie comme de la plupart des autres maladies que la masturbation détermine. C'est surtout en fécondant, en développant des dispositions spéciales, que cette habitude les cause. Aussi, le masturbateur né de parens phthisiques, dont la poitrine est étroite, qui a le cou long, les membres grêles, ou celui encore qui présente des symptômes de scrophules, est-il plus exposé qu'un autre à être atteint de phthisie pulmonaire. C'est dans ce dernier cas que se trouvait un jeune homme dont Rozier a rapporté l'observation. Ce sujet était évidemment scrophuleux, et plusieurs membres de sa famille l'avaient été avant lui. Cependant, et bien qu'il fût placé dans des circonstances assez peu favorables à sa santé, elle resta passablement bonne jusqu'à l'âge de dix-huit ans, époque où, à la suite d'une contusion, il s'établit à une de ses jambes un ulcère qui fut long à se cicatriser. Depuis sa guérison, il jouissait d'une santé parfaite, était vif, fort et intelligent, lorsqu'à vingt-cinq ans il contracta l'habitude de se masturber; bientôt il éprouva de l'oppression, de la toux, et quoique sa poitrine continuât de s'affecter de plus en plus, et qu'il n'ignorât point les dangers de l'onanisme, il ne discontinua pas de s'y livrer. Plusieurs médecins furent consultés, mais il se garda bien de leur parler de sa funeste passion. L'affection des poumons s'accrut, le sommeil se perdit, la fièvre hectique survint, les pommettes prirent une couleur vive qui ne leur était point ordinaire, et l'expectoration rejeta en abondance des crachats grisâtres et purulens. C'est alors que le malade se décida à un aveu. Rozier lui dit, pour le détourner de son fatal penchant, ce qu'il trouva de plus touchant et de plus persuasif, mais ce fut vainement. La consomption et la phthisie ne cessèrent de faire des progrès; arriva un moment où il était impossible au malade de dire deux paroles, de faire deux pas, de se livrer au moindre mouvement sans être suffoqué. Enfin, ce malheureux mourut après trois ans de maladie, et ne s'étant pas corrigé [1].

Déjà nous l'avons dit plusieurs fois, la respiration éprouve des lésions fréquentes chez les masturbateurs. Souvent ils ont l'haleine courte, s'essoufflent au moindre exercice, sont

---

[1] *Des Habitudes secrètes ou de l'Onanisme chez les femmes*, etc., 1825, 2e édit. p. 31.

sujets aux étouffemens, etc., etc. Ces accidens, dont l'existence ne s'explique pas toujours par celle d'une altération organique soit du cœur, soit des poumons, finissent par prendre, chez quelques individus, les caractères attribués à l'*asthme nerveux*. Les auteurs qui ont traité de cette maladie ont tous classé les excès vénériens parmi ses causes les plus fréquentes. « Les individus d'un tempérament nerveux y paraissent plus spécialement disposés, dit M. Ferrus; mais l'influence de certaines habitudes vicieuses, telles que la masturbation, l'abus des plaisirs vénériens chez les jeunes sujets, les excès de table chez les vieillards, etc., concourent aussi puissamment que les prédispositions individuelles à la production de cette maladie [1]. » M. Jolly a tenu un langage à peu près semblable. « Les excès vénériens, la masturbation, dit ce médecin distingué, ont paru, dans quelques cas, produire l'asthme, et s'il y a de l'exagération dans l'idée de beaucoup d'auteurs, relativement à cette influence, on en conçoit sans peine la réalité, quand on se représente les effets de l'orgasme

---

[1] *Dictionnaire de médecine*, 2ᵉ édit., 1833, art. *Asthme*, p. 253.

vénérien sur la circulation pulmonaire[1]. » Il est de fait, et l'observation journalière en fournit des preuves nombreuses, que les asthmatiques sont, en général, des individus qui ont, comme on dit, usé beaucoup de la vie. Il suffit, au surplus, de considérer que l'accès d'asthme, qu'il soit ou non provoqué par une lésion organique, consiste dans *un spasme* soit de la glotte, soit, comme le pensent MM. Reisessen et Cruveilhier, des ramifications bronchiques, pour admettre que les excès-vénériens ont dû souvent préparer ou provoquer cette affection.

Ce que je dis de l'asthme, peut s'appliquer aux maladies du cœur et des gros vaisseaux. Il est impossible que les répétitions fréquentes d'un acte qui rend si forts, si fréquens, si tumultueux les mouvemens du cœur, n'ait pas souvent produit ou accru des dilatations anévrysmatiques de cet organe, l'épaisissement de ses parois ou d'autres maladies, soit de son parenchyme, soit des vaisseaux qui en partent ou s'y rendent. Aussi l'abus

---

[1] *Dictionn. de médecine et chirurg. pratiques*, art. *Asthme*, p. 600.

de la masturbation et des plaisirs de l'amour
a-t-il une des premières places sur toutes les
listes qu'on a dressées des causes de ces affections. Plus d'une fois j'ai rencontré des dilatations du ventricule gauche du cœur, qui
avaient évidemment cette origine. « Dans quelques cas, disent MM. Fournier et Bégin, des
palpitations et même des lésions considérables
du cœur et des gros vaisseaux, n'ont reconnu
d'autre cause, chez des sujets que la vigueur
de leur constitution a fait résister pendant un
temps assez considérable à la pratique des-
tructive de l'onanisme, et qui ont pu, malgré
leurs excès, atteindre un âge très avancé [1]. »
Cette dernière remarque est particulièrement
d'une grande justesse. Il s'en faut de beaucoup que les maladies dont nous parlons
soient aussi prochainement mortelles, que
généralement on le croit : on peut quelquefois vivre avec elles long-temps, aussi long-
temps peut-être qu'on eût vécu, si on avait
pu s'y soustraire. Ajoutons que les principaux
symptômes des maladies du cœur peuvent
exister sans que cet organe ait *matériellement*
subi la moindre altération : on en peut voir

---

[1] *Dict. des Sciences méd.*, art. *Masturbation*, p. 116.

un exemple remarquable dans une des observations que nous avons précédemment rapportées : le malade éprouvait depuis quelque
temps de la gêne dans la respiration, ainsi que
des palpitations, qui augmentaient beaucoup
pendant la marche, et surtout quand il montait
un escalier ; ces symptômes avaient un caractère si prononcé lorsqu'il entra à l'hôpital, qu'on
crut voir en lui tous les signes d'une hypertrophie des cavités gauches du cœur. Quatre mois
après son entrée, ce malade mourut des suites
d'une myélite, et à l'ouverture du cadavre on
trouva le cœur parfaitement sain, ayant son
volume normal, et ne présentant rien que d'ordinaire dans l'étendue de ses cavités et l'épaisseur de leurs parois [1].

Parmi les maladies du cœur qui peuvent
être causées par les excès vénériens, il en est
une qui a été particulièrement signalée par
M. Blaud, médecin à Beaucaire. Cet excellent
observateur pense que le coït trop fréquemment répété prédispose aux *concrétions polypiformes du cœur* ; suivant lui, cet acte agit,
soit en affaiblissant les forces motrices de cet
organe qu'elles surexcitent momentanément

---

[1] Voyez p. 199.

à un degré extrême, soit en déterminant l'accumulation exagérée, et par conséquent la stagnation du sang dans les cavités cardiaques. Ce dernier fait lui paraît démontré par l'oppression, la congestion céphalique et les palpitations qui accompagnent le coït [1].

Si les excès vénériens peuvent déterminer des maladies du cœur, à plus forte raison ils peuvent accroître celles qu'ils ont causées, ou qu'ils rencontrent. Ils peuvent aussi, en déterminant la rupture d'un anévrisme, être suivis d'une mort immédiate ; mais ayant déjà parlé de ce genre d'effets, je n'y reviendrai pas [2].

Le rachitisme, et surtout les déviations de la taille, ont été mis par beaucoup d'auteurs au nombre des effets ordinaires des jouissances prématurées. Nous avons rapporté, d'après Portal, l'exemple remarquable d'une jeune fille qui, livrée à tous les excès de la masturbation, devint bossue, puis phthisique : la courbure de la colonne vertébrale avait fait

---

[1] *Mémoire sur les concrétions fibrineuses polypiformes dans les cavités du cœur. — Revue médicale*, décembre 1833.

[2] Voyez p. 134.

en six mois des progrès rapides ; la poitrine était comme enfoncée à la partie inférieure du sternum ; il y avait un grand creux à la région épigastrique, tandis que le bas-ventre était très saillant [1]. Le même auteur a observé d'autres exemples semblables : « J'ai vu, dit-il, quatre à cinq de ces créatures infortunées qui se sont courbées vers l'âge de quinze à dix-huit ans, de manière que le dos faisait la plus grande convexité, et que le bas-ventre paraissait rentré dans la poitrine ; les extrémités des os longs, surtout celles qui forment les coudes et les genoux, s'étaient extraordinairement gonflées ; les jambes s'étaient déjetées en dehors ; leurs muscles étaient à peine développés ; leurs yeux étaient creux, leur visage pâle, blanc, et leur voix aiguë : on eût dit, si l'on eût voulu juger de leur âge par le développement de leur corps, qu'elles n'avaient pas plus de douze ans ; elles étaient d'une faiblesse extrême, tant pour le physique que pour le moral, et sont devenues imbécilles long-temps avant leur mort. [2] Le doc-

---

[1] Voyez page 243.

[2] *Observat. sur la nature et le trait. du rachitisme*, 1797, p. 22.

teur Richard, cité par M. A. Petit, a vu aussi une déformation considérable des côtes, qui résultait de l'onanisme [1]. Tissot mettait cette habitude au premier rang parmi les causes du rachitisme [2]. M. Louyer Villermey regarde aussi l'onanisme et les pollutions involontaires comme une source très active des déviations de la taille [3]. Cependant M. le docteur Laguerre, fondateur du bel établissement orthopédique de la rue blanche, et l'un des hommes qui ont le plus vu de rachitiques, m'a dit que cette habitude ne lui avait été signalée comme cause d'incurvation rachidienne qu'une seule fois.

On a aussi avancé que les jouissances trop précoces peuvent arrêter le corps dans son travail d'élongation, et conséquemment empêcher la taille de s'élever à la hauteur où elle aurait dû parvenir. Je suis loin de contester la possibilité d'un tel résultat; seulement je dirai que j'ai vu nombre de fois des masturbateurs effrénés grandir avec une incroyable rapidité, malgré leurs excès et tous les si-

---

[1] *Tombeau du mont Cindre*, voir les notes

[2] *L'onanisme*, sect. v.

[3] *Dict. des Scienc. méd.*, t. LIV, p. 264.

17

gnes d'une détérioration profonde. Je ferai remarquer aussi qu'il résulte des recherches de MM. Villermé et Quetelet, que généralement la taille moyenne de l'homme est moins élevée dans les campagnes que dans les villes, où cependant la masturbation exerce de préférence ses ravages [1]. On peut d'ailleurs remarquer, en comparant le progrès en poids à celui en longueur, pendant les vingt premières années, que le développement des organes génitaux exerce bien plus d'influence sur la masse du corps que sur sa hauteur. Ainsi depuis l'âge de quatre ans jusqu'à celui de quinze ou seize, l'alongement se fait annuellement dans des proportions qui restent à peu près les mêmes, tandis que de douze à dix-huit ans, c'est-à-dire pendant la période de la puberté, l'augmentation annuelle du poids est quadruple de ce qu'elle était dans les années précédentes [2]. Ces raisons n'autoriseraient-elles pas à penser que, si les excès prématurés ont une action sur la stature de l'homme, cette action est moins grande qu'on ne l'a cru?

Indépendamment du rachistisme dont il

---

[1] *Annales d'hygiène et de méd. légale*, juillet 1831.

[2] Voyez p. 26.

vient d'être question, et de la carie, des tubercules dont nous avons parlé précédemment, les os peuvent-ils être affectés de quelque autre maladie par suite des excès vénériens? Le seul cas dont, à ma connaissance, on pourrait se servir pour répondre à cette question, est celui que nous avons rapporté d'après M. Serrurier (p. 182), d'un homme que des pollutions nocturnes et des excès vénériens avaient réduit au marasme le plus complet. Cet homme présenta une circonstance digne de remarque et dont je me suis réservé de faire mention ici. Ayant essayé, peu de jours avant sa mort, de passer quelques heures assis, dans un fauteuil, pour se délasser du séjour fatigant du lit, il se *fractura le fémur droit dans sa partie moyenne* au moment ou il essayait de croiser la cuisse droite sur la gauche. La maladie si rare, qu'on a nommée *friabilité des os*, pourrait-elle aussi être déterminée par les excès dont nous traitons?

Ces excès, surtout s'ils s'accompagnent de ceux que l'on commet à table, ou s'ils ont lieu dans des circonstances défavorables [1] peuvent

---

[1] On trouvera ces circonstances indiquées p. 53 à 101.

être suivis, non seulement d'affections chroniques, mais de maladies aiguës et particulièrement de fièvres de mauvais caractère. Ce résultat des jouissances excessives est fréquent, et il n'y a pas de médecin qui n'en ait observé des exemples. Dès la plus haute antiquité il était connu : on trouve dans Hippocrate l'histoire d'un jeune homme de Mélibée qui, après s'être livré à des excès avec les femmes et le vin, fut pris de tous les symptômes d'une fièvre typhoïde [1]. Bartholin a vu un nouveau marié qui fut attaqué, après des excès conjugaux, d'une fièvre aiguë avec un grand abattement, des défaillances, des nausées, une soif immodérée, des rêvasseries, etc., etc. ; ce malade guérit sous l'influence du repos et de quelques toniques. Hoffmann, qui rappelle ce fait, parle aussi d'un homme qui ne se livrait jamais à des excès vénériens sans être pris d'une fièvre d'accès, laquelle durait plusieurs jours [2]. Tissot a vu en 1761 et 1762, deux jeunes hommes très forts, très vigoureux, qui furent attaqués, l'un le lendemain,

---

[1] *De morbis vulgaribus,* lib. III, sect. vii. — Eger, decimus-sextus.

[2] *De morb. ex nim. vener.,* § 20, 21.

l'autre la seconde nuit de leurs noces, sans aucun frisson, d'une fièvre très forte, avec un pouls vite et dur, des rêveries, beaucoup de légers mouvemens convulsifs et une inquiétude insoutenable ; un d'eux avait beaucoup de soif et pouvait à peine uriner. Tissot pensa d'abord que l'excès du vin pouvait avoir quelque part aux accidens que présentèrent ces deux individus, mais il fut pleinement dissuadé, au moins pour l'un des deux. Leur guérison, au surplus, fut très prompte, circonstance qui, jointe à l'époque de la maladie et à ses caractères, n'a laissé à Tissot aucun doute sur sa cause [1].

Sauvages admet, d'après Dellon (Voyage aux Indes orientales), un typhus des gens épuisés. Les Portugais appellent les malades atteints de cette maladie *esfalfados*. « L'épuisement causé par l'usage non modéré des plaisirs vénériens, dit cet auteur, est une maladie très commune parmi les Indiens ; c'est une espèce de fièvre continue, dans laquelle le pouls est tantôt fort et plein, tantôt tout à coup faible et presque imperceptible. Les urines sont fort rouges, mais transparentes ; la

____

[1] *L'Onanisme*, sect. IV.

peau est sèche et chaude, l'insomnie, les nausées, une soif violente tourmentent le malade [1]. Tous les auteurs au reste qui ont écrit sur les maladies des pays chauds, ont mis l'acte vénérien trop souvent répété parmi les causes de ces affections typhoïdes, qu'ils ont nommées fièvre ardente, causus, fièvre jaune, etc. [2]. Dans nos climats on a vu souvent des fièvres muqueuses, ataxiques, adynamiques, etc., enfin des maladies aiguës fort graves, résulter d'excès de coït ou de masturbation [3].

———

Si le *satyriasis* et la *nymphomanie* ont été considérés comme des maladies rares, cela tient seulement à ce qu'on a trop rétréci le sens de ces dénominaions, à ce qu'on ne les a pas appliquées à des cas nombreux qui cependant ont avec ceux pour lesquels on les a réservées, l'analogie la plus profonde. Géné

———

[1] *Nosologie méthod.*, traduct. de Nicolas, t. 1, p. 416.

[2] Poissonnier-Despérières. *Trait. des fièvres de Saint-Domingue*, p. 9, 1780.

Campet. *Trait. prat. des malad. graves des pays chauds*, 1802, p. 84.

Devèse. *Trait. de la fièvre jaune*, 1820, p. 112 et 113.

[3] Pinel. *Nosog. phil.*, t. 1, 4e édit.

ralement , on n'a regardé comme satyriaques et nymphomanes que les individus qui , poussés irrésistiblement à la *copulation* , se livrent , pour obtenir satisfaction , aux actions les plus indécentes et aux provocations les plus directes. Envisagées de la sorte, les maladies dont nous parlons doivent en effet être peu fréquentes ; aussi la plupart des praticiens ne les ont-ils jamais rencontrées. Mais si on ne veut voir dans le satyriasis et la nymphomanie qu'un *état exagéré de rut*, par lequel on est despotiquement conduit à désirer et à pratiquer déraisonnablement non le coït seulement, mais *l'acte vénérien, quel qu'en soit le mode*, alors la scène s'élargit, et ces affections méritent d'être placées parmi celles que l'on observe le plus souvent.

Cette manière de les envisager est celle que nous adopterons : pour nous les masturbateurs et les masturbatrices effrénés sont aussi bien des satyriaques et des nymphomanes que les individus pour qui on avait réservé ces dénominations. Chez les uns comme chez les autres, en effet, le sens vénérien ayant acquis des proportions inaccoutumés et tout-à-fait en dehors de l'état normal, s'est emparé de l'esprit et commande des actions dangereuses, ridicules , extravagantes , des actions que repoussent à la fois la pudeur et la raison. On ne voit pas les masturbateurs , comme les autres satyriaques, se dépouiller en public de leurs vêtemens et solliciter de la voix et du geste des personnes d'un sexe opposé : leur imagination troublée , leur délire, suivent un tout autre cours. Qu'ont-ils besoin de provoquer un sexe dont ils savent si bien se passer, un ordre de jouissances dont souvent ils n'ont même pas la moindre idée ? C'est vers des plaisirs solitaires que le rut dont ils sont malades les porte incessamment. Leurs pensées, leurs actions ne sont pas pour cela moins obscènes que celles des autres satyriaques; seulement elles causent moins de scandale et ne révoltent pas, attendu qu'elles se passent dans l'ombre et restent dans le secret. Il n'y a donc entre le satyriasis des livres et celui des masturbateurs qu'une différence de forme : le fond est le même. Si cependant on veut que ce dernier satyriasis soit distinct du premier, qu'on lui donne un nom spécial , car il n'est pas moins que l'autre un état morbide. Mais ne vaut-il pas mieux les considérer seulement comme deux variétés de la même affection, variétés qui ont pour caractère différentiel de pousser déraisonnablement l'une au coït et l'autre à la masturbation.

La force du satyriasis et de la nymphomanie *onaniques* se mesure d'après l'empire que le sens vénérien prend sur la volonté. Ces affections n'existent pas plus chez les individus qui restent maîtres de se livrer ou non à l'onanisme, que chez ceux qui s'appartiennent assez pour ne s'abandonner, que lorsqu'ils le veulent, au coït. Ainsi donc on peut être masturbateur sans être onaniaque. On l'est, mais au moindre degré, quand le sentiment de la conservation possède encore assez de force pour résister aux désirs, quand on cède aisément aux réprimandes, aux punitions et en général aux entraves qu'on leur oppose. On peut considérer le satyriasis comme ayant déjà beaucoup d'intensité chez le masturbateur, quelle que soit d'ailleurs sa raison, qui est dominé par son fatal penchant, à ce point, que, malgré tous ses efforts, il se trouve dans l'impuissance complète de s'arrêter. C'est le cas où était, malgré toute l'étendue de ses facultés intellectuelles, un jeune homme dont MM. Bégin et Fournier ont rapporté l'histoire. Il se livrait, depuis l'époque d'une puberté précoce, à la masturbation, et à dix-huit ans, il présentait déjà les effets les plus fâcheux de cette habitude. Ce jeune homme était doué des qualités les plus brillantes de l'esprit; sa raison avait toute la maturité qui appartient à l'âge viril; il était éclairé par de profondes études et connaissait tout le danger où l'entraînait le goût irrésistible qui le portait avec violence aux plaisirs solitaires. Il prenait la résolution de ne plus s'y livrer, mais y revenait incessamment, et disait, désespéré, de ne pouvoir observer, après chaque sacrifice honteux, les salutaires résolutions qu'il prenait sans cesse : « J'ai en moi deux volontés, l'une qui résiste, et l'autre qui m'entraine : celle ci, pour me séduire, use du subterfuge le plus adroit et me dit toujours, ce sera la dernière fois..... Ce jeune homme a péri [1].

Assurément, ce malheureux disait juste, quand il dénonçait l'existence en lui de deux volontés contraires : l'une d'elles, celle-là qui soumettait l'autre, appartenait au sens vénérien : qu'on estime par le résultat la force qu'elle avait acquise! si l'exaltation sensuelle, qui impose une pareille volonté, ne constitue

----

[1] *Dict. des Scienc. méd.*, t. **XXXI**, p. 110.

pas un véritable satyriasis, quel nom mérite-
t-elle? Chez une jeune fille à qui j'ai donné des
soins, le conflit entre les deux volontés eut
une terminaison plus heureuse : ce n'est point
le sentiment de la conservation qui eut les
honneurs de la lutte, mais le désir de se conformer aux volontés d'un père. Déjà la détérioration était parvenue à un état avancé,
quand on en découvrit la cause. Le père de cette
jeune fille lui exprima la douleur et la honte
que lui causait cette habitude, et finit par lui
enjoindre de ne plus s'y livrer. Modèle de douceur et de docilité, cette jeune fille fit tous ses
efforts pour complaire et obéir à son père; ce fut
en vain : mais aussi, chaque fois que la volonté
qui la portait à se masturber avait le dessus,
la faute était confessée aussitôt que commise,
et sans qu'on eût la peine d'en arracher l'aveu.
On dut enfin se décider à faire usage de moyens
coërcitifs. Eh bien, non seulement la malade se
prêta de bonne grâce à ce qu'on lui attachât
les mains chaque soir, mais elle suppliait son
père de n'y pas manquer ; elle-même lui indi-
quait la manière dont les liens devaient être
placés, afin qu'elle ne pût se soustraire à leurs
entraves; et, s'il lui arrivait de les éluder, elle ne
manquait pas de l'en avertir. Le sens vénérien

n'étant plus excité, se calma peu à peu, devint moins exigeant, et finit par réntrer dans les limites que l'onanisme lui avait fait franchir. C'est ainsi que cette habitude se perdit, ou plutôt que la *nymphomanie*, qui en étaità la fois le résultat et la cause, parvint à guérison.

Le satyriasis et la nymphomanie onaniques sont à leur plus grande intensité quand les individus n'ont plus la force de conserver le mystère, quand, se dépouillant de toute décence, ils se livrent à chaque instant, en tous lieux et même devant témoins, à leurs sales manœuvres. J'ai précédemment rapporté des exemples remarquables de cet état [1]. J'y joindrai le fait suivant, parce qu'il peut servir de type au degré le plus éminent de cette nymphomanie. La malade était une petite fille qui n'avait pas encore trois ans : couchée sur le carreau et s'appuyant contre un meuble, elle se livrait avec fureur à l'onanisme. Ni les caresses, ni les prières, ni la honte, ni les menaces, ni les punitions ne réussirent à la corriger. L'enfant grandit sans que cette affection diminuàt : en société, à table, à la vue d'un objet agréable, elle s'abandonnait

---

[1] Voyez particuliérement p. 135 et 138.

par tous les moyens possibles à ses manœuvres. Au moment de ses crises elle semblait avoir perdu presque entièrement la vue et l'ouïe. Tout ce que les menaces et les réprimandes purent faire par la suite, fut qu'elle se contraignit en présence de ses parens ; mais du reste elle recherchait la solitude, et souvent on la trouvait exténuée et assoupie. Cet état résista aux moyens de l'art; le mariage ne fit que remplacer par des pratiques plus légitimes, celles dont elle avait usé dès son enfance. Enfin elle devint enceinte et succomba pendant le travail de l'accouchement [1].

L'onanisme n'est pas seulement une cause directe de satyriasis et de nymphomanie : il peut laisser dans les organes génitaux une certaine disposition qui, fécondée plus tard, est susceptible de dégénérer en l'une ou l'autre de ces affections. Le fait suivant, qui a été publié par M. Duprest-Rony, nous paraît être un exemple de ce cas.

« Un jeune homme de vingt ans, d'une complexion primitivement forte, presque athlétique, mais qui avait été affaiblie par des excès dont je vais, dit cet auteur, donner

---

[1] *Dict. des Scienc. méd.*, t. XXXVI, p. 566.

l'histoire, s'était, depuis l'âge de quinze à dix-huit ans, abandonné à cet acte destructeur dont Tissot a si bien décrit les dangers. Il s'y livrait de préférence dans le bain, et avait quelquefois porté le nombre de ses pollutions jusqu'à quinze dans un seul jour. Des excès aussi multipliés affaiblirent sa constitution, portèrent atteinte à la force de son intelligence, et mirent le trouble dans sa mémoire. D'après les avis de quelques personnes prudentes, ce jeune homme renonça à cette funeste habitude. Depuis deux ans qu'il vivait dans la continence la plus exemplaire, sa constitution s'était raffermie, sa mémoire et ses autres facultés mentales avaient repris leur ancienne vigueur, lorsque ses parens, qui le destinaient au commerce, le placèrent chez un négociant. Il se livrait à ses nouvelles occupations avec tout le zèle et l'activité que comportaient son âge et sa constitution robuste : mais chéri de ce négociant et de sa femme, dont il recevait tous les jours des témoignages d'attachement, il s'abusa sur le sentiment qu'elle avait pour lui, et s'imagina qu'il en était tendrement aimé. De son côté, il la payait d'un vif retour. Placé entre la crainte de violer les devoirs de la reconnaissance et le désir de posséder cette femme, qui n'était cependant ni jeune ni jolie, sa situation devint de jour en jour plus pénible et plus embarrassante. Quand, par hasard, elle jetait un coup d'œil sur lui, il entrait en érection, et ne tardait pas à éjaculer. La nuit il avait des pollutions fréquentes. Bientôt on s'aperçut d'un dérangement dans les facultés de son entendement. Ce dérangement lui survint après la lecture de Phèdre, tragédie de Racine : il s'identifia tellement avec les personnages de cette pièce, qu'il s'imagina être Hippolyte, regarda sa maîtresse comme Phèdre, et fit un Thésée de son époux. Plus amoureux qu'Hippolyte, et non moins vertueux que lui, il conçoit le projet bizarre d'aller se jeter aux pieds de Thésée, et de lui avouer ce qui se passait dans son cœur. Il y met tout le pathétique que pouvait comporter le sujet. « Thésée, lui dit-il, le crime n'est pas encore consommé ; votre femme n'est pas encore coupable ; jusqu'ici j'ai résisté à ses prières, à ses larmes ; mais je ne suis plus maître de moi-même, et, si vous ne m'éloignez de sa présence, il faudra que je succombe. » Il n'est besoin de dire quel fut l'étonnement du prétendu Thésée. Il prit le parti d'éloigner le jeune homme. Cet éloignement dissipa le délire ; mais les érections suivies d'émission de semence continuèrent. L'estomac et le tube intestinal étaient frappés d'atonie : le malade désirait les alimens avec avidité ; mais dès qu'il les avait pris, il éprouvait des douleurs dans la région épigastrique, et du malaise dans le reste du corps. Cependant la maladie finit par céder à l'emploi combiné des antispasmodiques et des toniques, et ce jeune homme, marié depuis cinq à six ans, jouit de la meilleure santé[1]. »

Au lieu de la disposition dont il vient d'être parlé, la masturbation peut laisser, dans les parties génitales une irritabilité d'un genre différent, et dont les résultats ne sont rien moins qu'agréables. Ce cas s'est présenté à moi chez une jeune femme à laquelle j'ai souvent donné mes soins. Elle s'était livrée en pension à tous les excès de l'onanisme. Mariée à dix-sept ans, elle put connaître enfin ce dont elle s'était fait, me disait-elle, l'idée la plus voluptueuse. Quel désappointement ! Le mariage ne fut le plus souvent pour elle qu'une source de malaise et de douleurs ; ou bien, et

------

[1] *Dissertat. sur le satyriasis*, Paris, an XII, in-8°.

c'était le cas le plus heureux, elle était complétement insensible aux caresses de son époux,
ou bien elle éprouvait, en les recevant, les
sensations les plus désagréables. Alors un
état pénible de spasme et de convulsions
s'emparait d'elle, et se prolongeait plusieurs
heures encore après que sa cause avait cessé
d'agir. Plus d'une fois je fus appelé, au milieu
de la nuit, pour remédier à cet état, qui ins-
pirait toujours de vives inquiétudes. Cette dame, au surplus, était d'une susceptibilité physique excessive, et se plaignait habituellement
de quelques unes des incommodités nombreuses qu'on rapporte à l'hystérie. Je ferai remarquer, en outre, qu'elle présentait toutes les
apparences extérieures du tempérament lymphatique, qu'elle avait offert, pendant sa jeunesse, les symptômes les plus prononcés de
scrophules, et qu'aujourd'hui elle n'en est pas
encore complétement exempte, bien qu'elle soit
âgée de vingt-deux ans. Ces circonstances, qui
ne coïncident pas ordinairement avec une sensibilité bien vive, ne prouvent-elles pas que c'est
au long abus que cette dame a fait d'elle-même,
qu'elle doit son impressionnabilité excessive,
et particulièrement l'irritabilité extrême qu'offre chez elle le système utérin ?

Le *priapisme*, c'est-à-dire, l'érection permanente de la verge, sans plaisir, et même, dans certains cas, avec douleur, est quelquefois résulté de sollicitations indiscrètes. Ce fait a été vu particulièrement chez de jeunes enfans dont on avait excité les parties génitales par de coupables attouchemens. Il a été aussi observé sur des vieillards : Cælius-Aurelianus en rapporte l'exemple suivant : « *Ejus memor est* (dit-il) *in libro signorum Demetrius-Attaleus, dicens, quod hoc in quodam viderit sene, atque in seipsum manu operante, nec quidquam tamen potuisse peragere ; tensionem autem fuisse veretri nimiam, cum parvo dolore, ut cornu putaretur, et ita perseverasse multis mensibus ; nulli quoque adjutorio medicinali cessisse, sed tardo atque longo tempore requievisse* [1]. »

La sensibilité des organes génitaux peut finir, à force d'être excitée, par s'épuiser et disparaître. Les manœuvres, qui d'abord amenaient si promptement le résultat désiré, deviennent impuissantes à réveiller un sens qui peu à peu s'épuise et s'anéantit. Elles peuvent encore

------

[1] Lib. III, cap. xviij.

quelquefois déterminer l'érection de la verge, même la jeter dans un priapisme incommode ou douloureux ; mais elles ne parviennent plus à réchauffer ce foyer de jouissance qu'elles ont elles-mêmes éteint. L'esprit, que le sens vénérien dominait en maître, veut commander à son tour ; mais il n'est point, il ne peut plus être obéi. Il faudrait, lorsque cette sorte de paralysie arrive, que le souvenir des jouissances passées se perdît ; mais il survit impitoyablement, et c'est en lui seul maintenant qu'existe le besoin qui naguère venait des parties génératrices. Tourmenté par ce souvenir, le masturbateur blasé tourmente à son tour ses organes engourdis. N'obtenant plus rien de ses anciennes méthodes, il en invente de nouvelles, et finit par tomber dans le bizarre, le monstrueux, l'horrible. Ses pensées d'autrefois, comparées à celles qui l'obsèdent maintenant, n'étaient que de candeur et d'innocence. L'onanisme, tel qu'il le pratiquait, pourrait presque passer pour une action louable, à côté de celles qu'il rêve à présent, et que, s'il peut, il exécute. S'il porte encore la main sur lui, elle est armée, car, seule, elle ne suffirait plus. Ce n'est point à la surface de ses organes qu'il cherche les sensations que son impitoyable mémoire exige de lui; cette surface est morte pour le plaisir : il le cherche plus profondément, là où sa main n'étant jamais parvenue, quelques restes de sensibilité peuvent se trouver encore. Des manœuvres que précédemment il eût regardées comme une torture, il n'hésite pas à s'y livrer. Au besoin, il se meurtrit, se déchire; il ne reculera devant rien, pourvu qu'il sente, fût-ce de la douleur, car, à tout prix, il faut qu'il sente. Cela dure jusqu'au moment où ces dangereuses ressources viennent aussi à lui manquer, ce qui arrive inévitablement, soit parce qu'elles se sont usées elles-mêmes, soit à cause des accidens graves qu'elles finisssent par amener.

Le fait suivant qu'on trouve dans le traité des maladies des voies urinaires de Chopart, fournit un exemple presque incroyable du degré d'insensibilité où la verge peut parvenir, et du délire où peut tomber un homme qui, ayant épuisé ses facultés viriles à force d'excès, reste sous le joug de ces mêmes passions qui l'ont réduit à ce triste état.

Un berger du Languedoc, Gabriel Gallien, s'était livré à la masturbation dès l'âge de quinze ans, répétant cet acte jusqu'à huit fois par jour. Il finit par ne pouvoir éjaculer que rarement, se polluant quelquefois pendant une heure avant que l'émission séminale ait lieu. Il lui arrivait souvent, quand elle s'opérait, d'entrer dans un état de convulsion général, et de ne rendre, au lieu de sperme, que quelques gouttes de sang. Pendant onze ans, Gallien ne se servit que de ses mains, mais à vingt-six ans, ne pouvant plus arriver à ses fins avec leur secours, qui ne parvenait qu'à entretenir dans la verge un priapisme presque continuel, il s'avisa d'irriter l'urètre avec une baguette de bois d'environ six pouces de longueur, que chaque jour il introduisait à plusieurs reprises et durant un temps assez long. Pendant seize ans il se fit éjaculer à l'aide de ce rude frottement, mais à la fin le canal de l'urètre devint dur, calleux et tout-à-fait insensible : la baguette alors se trouva inutile, ce qui fut pour Gallien la plus grande des infortunes. Une érection continuelle et que rien ne pouvait apaiser, le tourmentait. Notez qu'il avait pour les femmes une aversion insurmontable, ce qui n'est pas rare chez les masturbateurs. Il devint mélancolique et négligea son troupeau, ne songeant qu'aux moyens d'apaiser ses désirs. Désespéré de n'obtenir aucun succès d'une foule de tentatives, il s'avisa un jour de s'armer de son couteau, et de se faire une incision au gland, suivant la direction du canal de l'urètre. Croirait-on qu'une pareille opération, loin de lui causer de la douleur, lui procura une sensation agréable et produisit une abondante éjaculation spermatique. Dès lors, heureux d'avoir fait une découverte qui lui permettait de satisfaire ses goûts, il répéta souvent la même expérience qui toujours était suivie du même résultat.

Après avoir recommencé, peut-être mille fois, cette horrible mutilation, ce malheureux parvint à se fendre la verge en deux parties égales, depuis le méat urinaire jusqu'à la partie de l'urètre qui répond au dessus du scrotum et près de la symphise du pubis. Quand il éprouvait une hémorragie trop abondante, il l'arrètait en liant sa verge avec une ficelle. Les corps caverneux pouvaient encore entrer en érection, mais alors ils divergeaient à droite et à gauche. Lorsque la section de la verge fut arrivée au pubis, le couteau de notre berger lui devint inutile : nouvelles privations, nouveau chagrin, puis nouvelles tentatives. Il eut recours à une baguette plus courte que la première et qu'il insinuait dans la portion du canal de l'urètre qui lui restait : la titillation étant ainsi portée sur les orifices mêmes des conduits éjaculateurs, l'excrétion du sperme avait lieu. Pendant dix ans il parvint à satisfaire, par ce nouveau moyen, la fureur dont il était possédé : enfin, un jour, il enfonça sa baguette avec si peu de précaution, qu'elle lui échappa des mains et tomba dans la vessie ! Bientôt il éprouva de cruels accidens : toutes les tentatives qu'il fit pour expulser le corps étranger furent sans succès. Des douleurs aiguës au périnée, à la vessie, la rétention des urines, le pissement de sang, le hoquet, le vomissement, une diarrhée sanguinolente, obligèrent ce malheureux d'aller à l'Hôtel-Dieu de Narbonne consulter le chirurgien de cet établissement, qui fut, comme on le conçoit bien, fort étonné quand, au lieu d'une verge, il en trouva deux, dont chacune avait à peu près le volume d'une verge ordinaire. Les douleurs atroces qu'éprouvait le malade décidèrent ce chirurgien à faire l'opération de la lithotomie, au moyen de laquelle il fit l'extraction de la baguette, qui, bien qu'elle n'ait séjourné que trois mois dans la vessie, était incrustée d'une grosse masse olivaire de matière calculeuse à l'une de ses extrémités. Après quelques accidens qui tenaient à la débilité du sujet et à la détérioration de son tempérament, la guérison de Gallien s'opéra: mais trois mois après il fut atteint d'une maladie de poitrine dont il mourut. L'ouverture du cadavre fit voir qu'une phthisie pulmonaire, suite de ses trop longs excès, avait terminé ses jours.

Quelle que soit la dégradation où l'onanisme peut conduire, je ne crois pas qu'on pourrait citer un second exemple d'une pareille mutilation. Quant à l'idée malheureuse que Gallien avait eue de s'introduire un corps étranger dans l'urètre, elle est souvent venue à d'autres qui avaient usé comme lui, et sans se corriger, les ressources ordinaires de la masturbation. Ces malheureux ont toujours été conduits devant les gens de l'art, soit par les maladies que cette dangereuse méthode leur avait causées, soit, et bien plus souvent encore, par des accidens dont leur imprévoyance les rendait victimes tôt ou tard. En effet, ce qui est arrivé à Gallien, leur arrive, et quelques précautions qu'ils prennent, l'instrument leur échappe pour passer dans la vessie. Alors les souffrances les plus aiguës et la perspective d'une mort prochaine ne permettent plus de dissimuler ce que l'on cachait avec tant de soin, et force est d'implorer et de subir une opération toujours très douloureuse, et qui n'est pas, il s'en faut de beaucoup, exempte de dangers.

Citons quelques exemples de ce genre d'accidens.

Un maître de pension des environs de Saumur en était venu, comme Gallien, jusqu'à se titiller le canal de l'urètre en y portant des corps étrangers. Il se servait particulièrement d'un fil de fer long de sept à huit pouces, dont il avait eu soin de recourber le bout en forme de crochet ou d'hameçon, vraisemblablement pour se procurer des jouissances plus vives. Un jour qu'il procédait à cette singulière manœuvre, et qu'il abandonnait sa main aux mouvemens les plus désordonnés, il sentit tout à coup une vive douleur. Le canal était crevé dans sa partie membraneuse. Ce malheureux fit de nombreuses tentatives pour retirer ce long fil de fer; mais le crochet, qui s'était engagé dans les parties molles, rendit la chose absolument impossible. En proie à la souffrance et à la honte, il voulut à tout prix se délivrer. A cet effet, il arrondit la partie libre du fil de fer en forme d'anneau, se proposant de rendre ainsi la traction plus forte. Il tira en effet autant qu'il put, et au point de rompre l'anneau : le fer n'en resta pas moins en place. S'abandonnant alors au désespoir le plus affreux, il attendait la mort, lorsque l'excès de la douleur le décida enfin à appeler un chirurgien. Ce fut le docteur Fardeau, de Saumur.

La verge était énormément tuméfiée, ainsi que la peau du scrotum : tous les tissus qui se trouvent au point d'insertion de la verge au pubis étaient également gonflés, chauds et douloureux. Le ventre commençait à se ballonner; il y avait suppression d'urine; le visage était rouge et l'œil visqueux; le cerveau commençait à se perdre; le pouls était dur, fréquent et concentré. M. Fardeau saisit la portion libre du fil de fer, exerça sur elle de légères tractions, et acquit de suite la preuve que l'autre extrémité de ce fil était arrêtée par un obstacle insurmontable. Explorant alors les parties avec la plus grande attention, il ne fut pas peu surpris quand il reconnut, à n'en pouvoir douter, que le crochet était fiché dans le bord interne de la tubérosité ischiatique. Une incision oblongue fut pratiquée en cet endroit, le crochet put être saisi, et le fil de fer fut extrait par le périnée. Le malade éprouva de suite un soulagement marqué, et finit par se rétablir complétement [1].

M. Saraillé a rapporté un exemple analogue à celui qu'on vient de lire. Le malade, qui avait cinquante ans, fit appeler ce chirurgien le 18 octobre 1813, lui déclarant qu'il avait eu le malheur de laisser échapper, dans le canal de l'urètre, un carrelet à matelas long de quatre pouces, avec lequel il se masturbait depuis trois ans. Cet intrument avait disparu de ses doigts à l'instant qui précède l'éjaculation. Il crut d'abord qu'il serait expulsé au moment où celle-ci s'opérerait; mais les choses ne se passèrent pas ainsi : l'aiguille avait été introduite dans l'urètre par le talon, et la pointe, dirigée en haut, s'était fixée près la racine de la verge. Après huit jours de souffrance, pendant lesquels la présence de ce corps excitait des érections fréquentes, M. Lallemand (de la Salpétrière) parvint à l'extraire au moyen d'une opération [2].

Le nombre des individus qui se sont mis dans le même cas est considérable. Tous se persuadent qu'ils resteront maîtres du corps

---

[1] *Lancette française*, du 1er octobre 1831.

[2] *Journal de med. chir. et pharm.*, t. XXVIII, p. 290.

dont leur dépravation s'est armée, et tous sont victimes de quelque circonstance qu'ils n'ont pas su, qu'ils ne pouvaient prévoir. Un jeune homme de dix-neuf ans, dont M. Louis Senn a rapporté l'observation, se servait d'une tige herbacée qu'il s'introduisait dans l'urètre : elle se rompit, et l'on fut obligé, après de longues souffrances, de pratiquer l'opération de la taille pour l'extraire, elle et les calculs dont elle était devenue le noyau [1]. Pareille chose est arrivée à un homme de 38 ans, qui a reçu les soins de M. Rigal. Cet homme se masturbait en introduisant, dans le canal de l'urètre, et jusque dans la vessie une tige de glayeul (*gladiolus communis*). Cet instrument de sa brutale passion, s'étant brisé, tomba dans la vessie, et après deux mois de douleurs et de dangers, on dut se décider à l'opération de la taille pour en faire l'extraction. Il avait deux pouces de long, et s'était déjà couvert d'une concrétion saline d'une à deux lignes d'épaisseur [2]. Bonnet, ancien chirurgien de l'Hôtel-Dieu de Clermont-Ferrand, racontait, dans ses leçons, qu'un vigneron se polluait avec une petite baguette

---

[1] *Journal univers. des scienc. méd.*, octobre 1829.

[2] *Annales de la soc. de méd. de Montpellier*, n° 87, 1810, p. 297.

de sarment : pendant l'émission du sperme, il lâcha le bâtonnet qui s'enfonça dans le canal de l'urètre et parvint dans la vessie, où il détermina des accidens tels, qu'on dut pratiquer la lithotomie. Le corps extrait avait trois pouces de longueur et trois lignes d'épaisseur [1]. Croirait-on que M. Civiale a extrait, de la vessie d'un homme, au moyen de la lithotritie, un.... haricot qu'il s'y était introduit onze mois auparavant, et qui donnait lieu à tous les accidens de la pierre [2]? Si je voulais citer tous les faits de cette nature, il me faudrait, pour eux seulement, un volume. On en trouve dans les éphémérides des Curieux de la nature, les mémoires de l'Académie royale des sciences, ceux de la Société royale de médecine, de l'Académie de chirurgie; dans les ouvrages de Chopart, Deschamps, Lamotte, Tolet, Morgagni, Vanswiéten, Morand, Pouteau, etc., etc. Vraiment on ne sait ce qu'il faut admirer le plus, ou de la dépravation qui conduit à de pareilles manœuvres, ou de la confiance inconcevable de ceux qui ne craignent pas de s'y livrer.

---

[1] *Dictionnaire des scienc. méd.*, t. VII, p. 42.

[2] Séance de l'Académie royale de médecine, 27 mars 1828.

Les dangers de ces pratiques ne se réduisent point à ceux qui sont exposés dans les faits qu'on vient de lire : elles ne se bornent pas non plus à épuiser le reste de sensibilité qui s'était conservé dans les organes génitaux. Constamment elles finissent par déterminer des maladies chroniques de l'urètre et de la vessie. Irrités continuellement par des applications qui, chez les individus non blasés, sont toujours très douloureuses, ces organes s'enflamment, des indurations, des ulcérations, des rétrécissemens se forment dans le canal de l'urètre, après quoi surviennent tous les accidens des blennorrhagies aiguës et chroniques, des rétentions d'urine et du catarrhe vésical.

Le délire vénérien a conduit d'autres individus à faire usage de procédés non moins ridicules et tout aussi dangereux. La verge de ces malheureux est restée emprisonnée dans des corps où ils s'étaient imaginés de l'introduire pour simuler une action plus naturelle. Sabatier rapporte le cas d'un jeune homme qui avait ainsi passé sa verge dans un anneau de clef. Cet anneau avait été poussé très haut vers le pubis, et on ne pouvait plus le voir tant le gonflement était considérable : celui-ci s'accrut encore par les efforts douloureux que faisait le malade pour sortir de sa prison ; cependant, après avoir bien graissé les parties avec de l'huile, on parvint à faire glisser l'anneau jusqu'à la couronne du gland : là il fut arrêté, et on ne put en délivrer la verge qu'après y avoir fait des scarifications pour en diminuer l'engorgement. Il se détacha dans la suite des escarres qui laissèrent des plaies profondes, lesquelles furent suivies de cicatrices qui rendirent la partie difforme quoiqu'on eût pris la précaution d'introduire une sonde dans l'urètre pour prévenir cet inconvénient[1].

Le même auteur rapporte qu'un jeune homme avait passé sa verge dans un anneau de cuivre. On fut assez heureux pour couper cet anneau avec de forts ciseaux. Un autre s'était servi d'une virole de fer de vingt-sept millimètres d'ouverture, épaisse de quatre, et assez mal polie. La partie se gonflant, il se forma un bourrelet fort épais au dessus et au dessous de la virole. Un serrurier, que l'on fit venir pour la limer, déclara qu'il ne pourrait le faire sans s'exposer à blesser le malade:

---

[1] *De la Médecine opératoire*, édit. de 1824, t. IV, p. 102.

mais de petits morceaux de bois ayant été passés en dessous du métal, facilitèrent cette opération qui fut très longue. C'est aussi par le même moyen, c'est-à-dire, avec une lime, que l'on put délivrer un autre malade d'un anneau dans lequel il avait passé sa verge, et qui avait produit un engorgement tel, que la partie était menacée de gangrène [1].

Un des cas les plus horribles de ce genre est celui d'un jeune homme qui, prenant un bain, imagina de se masturber, en introduisant sa verge dans le trou pratiqué à la baignoire pour l'écoulement de l'eau. Bientôt la tuméfaction du gland devint telle, qu'il lui fut impossible de se retirer de ce trou où il était aussi serré que dans un étau. Les cris affreux de cet insensé firent accourir à son secours, et ce ne fut pas sans peine qu'on parvint à le délivrer des entraves qu'il s'était lui-même forgées [2].

Plusieurs observations semblables à celles qu'on vient de lire se sont offertes à la pratique de M. Dupuytren. Une d'elles est relative à un jeune homme qui se présenta à la clinique de

---

[1] *Idem*, p. 103.

[2] *Diction. des scienc. médic.*, t. XXXI, p. 107.

l'Hôtel-Dieu , portant une bobèche de chande-
lier au devant de laquelle le gland s'était énormément tuméfié. Aucun effort n'ayant pu
détacher ce corps étranger, il fallut , avec de
fortes pinces, en briser d'abord le pavillon
qui était situé en arrière ; on fut ensuite obligé
de limer la portion cylindrique qui environnait immédiatement le pénis [1].

Il serait trop long de reproduire la simple
énumération des faits de ce genre qui ont été
notés par les praticiens ; mais une chose assez
commune, dont ils n'ont pas parlé, et qui s'est
présentée plusieurs fois à M. Dupuytren ,
consiste dans la ligature du pénis , au moyen
d'une ficelle mince ou d'un fil solide. Des
jeunes gens, et même des adultes, se sont ainsi
serré la verge dans des accès de délire érotique,
au point que ne pouvant plus dénouer le lien,
une section circulaire s'est faite à la peau, et
que l'urètre lui-même a été ouvert et comme
incisé. Il est évident que dans ces cas, il n'y a
d'autre parti à prendre que de couper avec
précaution le fil ou la ficelle, de panser les
plaies et d'introduire ensuite une sonde de

---

[1] *Addition à la Médecine opératoire* de Sabatier , t. IV,
p. 104.

gomme élastique dans la vessie, afin de prévenir la formation d'une fistule urinaire, ou d'un
hypospadias accidentel [1].

Une autre espèce d'étranglement, beaucoup
moins grave cependant que ceux dont il vient
d'être parlé, peut résulter de la masturbation
ou du coït chez les individus qui ont l'ouverture du prépuce trop étroite. Ce prolongement de la peau, après avoir été ramené
trop violemment derrière la couronne du
gland, étreint la verge, comme pourrait le
faire un corps étranger, et ne peut plus être
replacé dans sa situation primitive : il existe
alors un *paraphimosis*. Tous les auteurs qui
ont traité de cette affection, ont placé parmi
ses causes celle dont nous parlons. J'ai vu
plusieurs exemples de ce cas : je ne citerai que
celui d'un petit garçon de sept à huit ans,
chez lequel cet accident s'était produit pendant la masturbation. Le gland était tuméfié et
le prépuce formait un bourrelet volumineux
autour de lui ; les parens effrayés eurent recours à mes soins : des pressions méthodi-

---

[1] *Idem*, p. 104.

ques et suffisamment prolongées, remirent aisément les choses dans leur état précédent.

Une autre affection du prépuce peut résulter de l'excitation continuelle de cette partie : c'est l'*herpes præputialis*. Heureusement que cette éruption est une maladie légère, et qui d'ordinaire se termine dans l'espace d'un ou deux septénaires, même sans traitement [1].

Il arrive souvent que chez les individus qui se repaissent d'idées lascives, il s'écoule habituellement par l'extrémité de la verge, sans qu'il y ait eu masturbation ou coït, un mucus visqueux, blanchâtre, qui, en se desséchant, laisse sur le linge des taches semblables à celles que du blanc d'œuf y aurait faites. Les lèvres du méat urinaire peuvent aussi être collées par le desséchement de ce mucus. Cet écoulement, qui a été décrit par J. Hunter [2], n'est pas une maladie, bien qu'il en ait toutes les apparences et qu'il jette cer-

---

[1] RAYER. *Dict. de méd. et chirurg. prat.*, t. IX, p. 63.
[2] *Traité des Maladies vénériennes*, traduction d'Audiberti, p. 206.

taines personnes dans un état de crainte continuel, parce qu'elles s'imaginent avoir contracté une blennorrhagie ; cependant il est le produit d'une excitation plus grande que de coutume, de la membrane muqueuse qui tapisse le gland et l'urètre. Or, si le simple éveil du sens vénérien peut causer un tel effet, que ne doit-on pas attendre des excès de coït ou de masturbation ? Aussi trouve-t-on ces excès mentionnés partout où il est question des causes de la *balanite* et de la *blennorrhagie* : sur ce point tous les auteurs sont d'accord, et s'ils ne rapportent que peu d'observations particulières à l'appui de cette opinion, c'est parce que celle-ci n'ayant été l'objet d'aucune contestation, elles auraient un intérêt trop médiocre pour mériter qu'on les publiât. En voici cependant une que je trouve dans une dissertation de J. F. Closs. Il s'agit d'un jeune homme adonné à la masturbation, qui avait depuis plus de six mois un écoulement gonorrhéique qu'il avait toujours négligé, parce qu'il ne lui faisait aucun mal : cependant, la matière de l'écoulement étant devenue âcre, verte, jaune, il fut obligé de chercher du secours. Il protesta sous serment n'avoir jamais vu de femme de sa vie ; aussi Closs n'hésite-t-il pas à regarder cette blennorrhagie comme un résultat de la masturbation, dont le malade avait contracté l'habitude, même avant sa puberté [1].

Cet accident se rencontre plus fréquemment encore après les excès de coït, surtout quand ils coïncident avec des excès de boisson, ainsi que M. le professeur Lallemand en a fait la remarque [2], ou s'ils ont eu lieu avec une femme dont les parties génitales étaient trop étroites. On l'observe souvent chez les nouveaux mariés, et je l'ai vu, plus d'une fois, donner lieu à des soupçons et à des reproches non mérités. C'est, au reste, chose avérée que des excès, entre deux individus dont les parties génitales sont d'ailleurs parfaitement saines, peuvent produire chez l'un des deux, ou même chez l'un et l'autre, une blennorrhagie plus ou moins intense. MM. Cullerier et Ratier disent qu'ils ont eu l'occasion de vérifier ce fait un grand nombre de fois, et ils assurent avoir procédé à l'examen avec assez de soin et d'attention, pour être certains de

---

[1] *De Gonorrhea virulenta, etc.,* Tubing, 1764.

[2] *Observat. sur les maladies des organes génito-urinaires,* 1827, p. 356.

n'avoir pas été induits en erreur [1]. Reste à savoir si une pareille blennorrhagie est susceptible d'être communiquée. M. Cassan a inséré dans le *Bulletin universel* de M. de Férussac, une note où il avance que beaucoup de faits observés chez l'homme et les animaux, surtout dans la race bovine, prouvent que la blennorrhagie, qui est le simple résultat d'excès vénériens entre individus sains, prend facilement un caractère contagieux, s'accompagne de symptômes analogues à ceux de la syphilis et en réclame le traitement [2].

L'inflammation de l'urètre peut devenir très intense et s'étendre à la vessie, particulièrement quand les excès vénériens ont agi concurremment avec ceux de boisson : alors l'écoulement des urines peut être entravé, interrompu, et, conséquemment, tous les symptômes de la dysurie et de la strangurie peuvent survenir. Le catarrhe vésical chronique s'observe fréquemment aussi sur les individus qui ont fait un abus répété des plaisirs de l'amour. Montègre, parlant d'une espèce de cystite, qu'il appelle *hémorrhoïdes vésicales,*

---

[1] *Dict. de méd. et chirurg. prat.*, t. IV. p. 137.

[2] N° 5, 1826.

met au nombre de ses causes les excès vénériens et spécialement les titillations répétées,
qui entretiennent pendant long-temps, dans
les organes génitaux, un demi-orgasme qui
n'est terminé par aucune crise[1].

M. Lallemand rapporte l'observation d'un
individu qui, s'étant livré à des excès vénériens prolongés, éprouva de fréquentes envies
d'uriner et ne put vider sa vessie qu'avec
beaucoup de difficulté; enfin ne pouvant plus
uriner sans l'aide d'une sonde, il apprit à se la
passer lui-même : son introduction ne rencontrait aucun obstacle, quoique la vessie
ne pût se vider sans son secours : l'urine était
trouble, épaisse, et déposait une grande quantité de glaires filantes qui s'attachaient aux
parois du vase. On pratiqua sans succès la
cautérisation de la portion prostatique de
l'urètre. M. Lallemand pense qu'il y avait développement morbide du lobe moyen de la
prostate[2]; chez un autre malade, dont cet
excellent observateur a aussi publié l'histoire,
les excès de masturbation parurent seulement

---

[1] *Diction. des scienc. méd.*, art. *Hémorroïdes*, p. 655.

[2] *Observat. sur les maladies des organes génito-urinaires*,
p. 459.

avoir prédisposé à une inflammation chronique des organes génito-urinaires, qui se développa sous l'influence de l'usage abusif du café [1].

On conçoit que si le coït et la masturbation peuvent causer toutes ces phlegmasies, ils peuvent à plus forte raison les entretenir, les exaspérer ou en amener des rechutes : aussi les plaisirs de l'amour doivent-ils être rigoureusement interdits aux personnes qui ont des maladies des voies génito-urinaires. Souvent on a vu l'inflammation aiguë du canal de l'urètre, la blennorrhagie, passer à l'état chronique, devenir une blennorrhée, par un seul acte vénérien. Cette cause peut même, suivant Swediaur, opérer cette transformation plusieurs mois après la terminaison apparente de la blennorrhagie aiguë [2].

L'incontinence d'urine peut-elle être produite par des excès de coït ou de masturbation? Tout ce que je peux dire à cet égard, c'est que j'ai vu plus d'une fois cette maladie chez de jeunes masturbateurs. Ajoutons que M. Sainte-Marie l'a placée au nombre des symptômes de

---

[1] *Observ., etc, id.* p. 440.

[2] *Trait. des maladies vénér.*, t. 1, p. 136.

la pollution involontaire diurne [1], et que M. Lallemand a remarqué que la plupart des individus affectés de cette pollution avaient été sujets, dans leur enfance, à l'incontinence d'urine [2]. Après cela, ne peut-on pas se demander si les rapports qui existent entre ces deux affections ne s'étendraient pas aux causes qui les déterminent?

Une des conséquences les plus ordinaires des excès vénériens consiste dans *la perte involontaire de la semence*. Cette maladie, qui a reçu les noms de *spermatorrhée*, de *pollution involontaire*, peut encore être déterminée par d'autres causes ; mais comme c'est le plus souvent des excès de masturbation et de coït qu'elle résulte, nous allons lui consacrer une attention toute spéciale.

Considérons le mode suivant lequel l'excrétion du sperme s'effectue dans l'état normal. Elle est à la fois la conséquence éloignée d'une action volontaire et le résultat immédiat de contractions involontaires. On exalte

---

[1] *Traduction de* WICHMANN, p. 12.

[2] *Loc. cit.*, p. 467.

volontairement le sens vénérien, soit par la copulation, soit par l'application de la main ; cette exaltation, on la pousse aussi loin que possible ; puis un moment arrive où une crise, tout-à-fait indépendante de la volonté, vient y mettre un terme. Cette crise a lieu plus tôt ou plus tard ; même la volonté peut, en excitant ou en modérant le sens vénérien, la hâter ou la retarder ; mais toujours est-il que, lorsqu'elle s'opère, c'est en vertu de contractions indépendantes de la volonté, c'est-à-dire, d'une véritable convulsion.

Cette dernière action a deux temps bien marqués. Dans le premier, le sperme passe des vésicules séminales dans le canal de l'urètre ; dans le second, cette liqueur est violemment poussée au dehors. La contraction des vésicules séminales, et peut-être aussi celle des muscles releveurs de l'anus, voilà les puissances en vertu desquelles le sperme arrive dans l'urètre. Ce sont les muscles du périnée, et particulièrement le bulbo-caverneux qui, en se contractant, opèrent l'éjaculation proprement dite. Le gonflement et la dureté du corps caverneux fournissent à ce muscle une résistance qui lui permet de comprimer plus efficacement le sperme dont est rempli l'urètre, et le redressement de ce canal par l'érection rend plus facile l'expulsion de cette liqueur. Tous ces mouvemens s'opèrent par secousses et, je le répète, convulsivement, sans le secours de la volonté.

L'excrétion *involontaire* du sperme, la pollution morbide, peut avoir lieu, tantôt suivant le mode que nous venons de décrire, tantôt d'une toute autre manière. Dans le premier cas, elle ne diffère de ce qui se passe dans l'état normal qu'en ceci, qu'elle n'a pas été précédée des pratiques, des attouchemens qui constituent l'action volontaire de l'homme. Dans le second cas, l'excrétion du sperme se fait sans convulsion; elle a lieu comme celle de la salive, des larmes, de la bile. La semence arrive dans l'urètre et s'en écoule uniquement, parce qu'il y est arrivé; bref, il n'y *a pas d'éjaculation*, et ceci se conçoit, car, d'un côté, il n'y a pas dans les organes génitaux une excitation assez forte pour faire entrer en convulsion les puissances éjaculatrices, ce que prouve la nullité ou l'excessive faiblesse de la sensation vénérienne; et de l'autre, une des conditions indispensables de l'éjaculation, *l'érection de la verge* n'a pas lieu. Il existe donc deux espèces de pollution involontaire, l'une qui est *convulsive* et *l'autre qui ne l'est pas.* Entre ces deux espèces il y a des degrés intermédiaires, dans lesquels la spermatorrhée participe plus ou moins de l'une ou de l'autre, où l'on voit une quasi-érection, une quasi-convulsion, une quasi-éjaculation : souvent même ces degrés marquent le passage de la spermatorrhée convulsive à la spermatorrhée non convulsive; car le plus ordinairement celle-ci a été précédée de l'autre. Nous verrons aussi plus loin que ces deux affections ne s'excluent pas d'une manière absolue, et que l'éjaculation du sperme est encore possible chez quelques individus qui présentent habituellement un flux insensible de cette liqueur.

Les pollutions involontaires ont été autrement distinguées jusqu'à ce jour : on les a divisées en pollution *diurnes* et *nocturnes.* Ces distinctions ont le double inconvénient de n'être basées que sur des circonstances accessoires et de présenter les faits d'une manière inexacte. Que des pollutions arrivent le jour ou la nuit, qu'importe, s'il n'y a pas entre elles d'autres différences. Si, au contraire, il en existe de plus essentielles, pourquoi ne pas les saisir et les mettre au plan qui leur appartient? et d'ailleurs ne voit-on pas la spermatorrhée non convulsive, la nuit comme le jour, et la spermatorrhée convulsive, le jour comme la nuit? Voilà les raisons pour lesquelles j'ai cherché à distinguer ces affections, d'après des bases plus logiques ; ce qui m'a conduit à choisir la distinction nouvelle que je viens de proposer.

La *spermatorrhée convulsive* peut arriver chez tous les hommes et sous l'influence d'une multitude de causes, sans pour cela qu'il y ait maladie. Elle peut même, après un excès de continence, être une crise favorable. Cette pollution n'a réellement un caractère pathologique que lorsque, se répétant trop souvent, ou dans des circonstances défavorables, elle produit le même résultat que les excès de coït ou de masturbation, ce qui généralement n'a lieu que chez les individus affaiblis déjà par cette sorte d'excès. Le sommeil est de toutes les conditions où l'individu peut se trouver, celle qui est la plus favorable à *l'accès spermatorrhéique* : c'est pourquoi on a donné à celui-ci le nom de *pollution nocturne*. La température du lit et le coucher sur le dos, circonstance qui favorise l'échauffement, l'excitation de la partie inférieure de la moëlle épinière, peuvent aussi provoquer l'excrétion convulsive du sperme. Mais ce qui surtout en est la cause, c'est que pendant le sommeil des sens externes, les sens internes commandent seuls, et se font d'autant mieux obéir, que l'action des autres est complétement suspendue. Cabanis exprimait ce fait, en disant que les organes génitaux, bien loin de partager l'assoupissement des sens extérieurs, paraissent acquérir plus d'excitabilité, à mesure que ces derniers s'endorment [1]. Je considère ce qui se passe alors comme analogue à ce qu'on observe chez les idiots, qui, sourds, aveugles, morts pour la vie de relation, s'abandonnent à tous les excès pour satisfaire un sens dont l'exaltation va souvent chez eux jusqu'à constituer un satyriasis habituel.

Si le sommeil est très profond, la pollution peut s'opérer sans que le sujet en ait la conscience, ou du moins, sans qu'au réveil il lui en reste un souvenir : la perte séminale n'est alors révélée que par son produit matériel, et par l'état de fatigue, de faiblesse, de malaise, qu'elle laisse ordinairement après elle. Mais le plus souvent un rêve lascif, *somnum venereum*, accompagne la pollution. Ces rêves ne sont

---

[1] *Rapports du physique au moral de l'homme*, t. II, p. 537.

pas, comme généralement on le croit, comme des auteurs graves l'ont imprimé, la cause de celle-ci; ils sont comme elle, un résultat de l'excitation génitale : s'ils se forment, c'est parce que le sens vénérien, qui veille, parle au *moi*, de même que la faim, la soif ou toute autre sensation intérieure, pourraient le faire. Les songes dont nous parlons ont un caractère qui leur est propre et que beaucoup d'auteurs ont signalé. Rarement ils placent l'individu dans ces circonstances voluptueuses où son imagination, pendant la veille, se plaisait à le plonger; ce n'est point pour la femme qu'il aime ou qu'il aimerait, que s'opère le sacrifice; ce n'est pas non plus ces formes fabuleuses, ces caresses lascives dont l'image a charmé les approches de son sommeil, que celui-ci va mettre en sa possession; il passe du crépuscule fantastique et délicieux, au sein duquel il s'est endormi dans une nuit, dont il faut qu'il se délecte, malgré toutes les monstruosités, toutes les horreurs dont elle est chargée. Les créatures les plus laides, les plus hideuses, les plus repoussantes par leur malpropreté, les femmes les plus décrépites, lui abandonnent leurs charmes dont il jouit, bien qu'à regret, et comme s'il était condamné à en

jouir. Que dis-je, les animaux le plus im-
mondes viennent, avec des postures lubriques, arracher à son cauchemar la crise qui,
par bonheur, vient le terminer. Les femmes,
les circonstances, qu'il a le plus désirées, qui
sont le mieux faites pour exciter ses transports,
peuvent aussi, disons-le, se présenter à lui ;
mais ne croyez pas qu'il va être heureux, qu'il
va cueillir et savourer à l'aise les voluptés inat-
tendues, dont le voilà possesseur; il n'a devant lui qu'une apparition perfide et qui ne
lui laisssera que du désappointement, des regrets : à peine aura-t-il fait un pas dans cette
carrière de jouissances, qui lui paraît sans obstacles, qu'un dénouement précipité viendra tout
à coup l'interrompre, et anéantir toutes ces
images que déjà il saisissait comme des réalités.
Rarement le sommeil résiste à cette fatale secousse : rouge et mouillé de sueur, le coupable
en ouvrant les yeux, cherche dans l'obscurité
les fantômes dont il se sépare, et puis, quand
ses illusions se sont entièrement évanouies,
chagrin, honteux, brisé, il songe tristement aux
forces qu'il vient de perdre, se reprochant quelquefois de ne pas les avoir mieux employées.

Ces pollutions, en effet, fatiguent autant,
et plus encore peut-être, que celles qui ont

été volontairement provoquées. A son lever, le malade éprouve un sentiment général et plus ou moins prononcé de faiblesse, de malaise et de souffrance. Ses lombes, ses membres sont comme s'il avait fait une longue route, ou comme si on les avait contus; sa face est pâle, flétrie; ses paupières sont gonflées et bleuâtres; il est triste, engourdi; il présente enfin, au physique comme au moral, tout ce qui suit l'abus de l'acte vénérien. On conçoit que les accès spermatorrhéiques ne peuvent que rendre plus rapides, plus profonds, l'épuisement, la détérioration que des excès volontaires auraient déjà commencés. Si, contre sa coutume, le masturbateur reste une nuit sans se polluer, les organes, qu'il laisse en repos, prennent l'initiative, et suppléent à une inaction dont ils n'ont pas l'habitude. Heureux quand ces accidens ne lui paraissent pas le signe d'un besoin réel, et ne le portent pas à se masturber encore davantage. Ajoutez que tout ce qui excite spécialement les organes génitaux, comme les pensées lascives, les spectacles voluptueux, l'équitation, un coucher mollet et chaud, etc., et aussi que tout ce qui produit une excitation plus générale dont ces organes ne manquent jamais de prendre leur part, comme le vin, les liqueurs, le café, les ragoûts, les épices, etc., sont autant de causes qui se liguent avec les provocations directes du malade, pour multiplier les crises par lesquelles il est épuisé.

Mais c'est surtout pour les masturbateurs réformés que les pollutions nocturnes sont un véritable fléau. Inspirés par le sentiment de la conservation, avertis par les souffrances, les conseils, les lectures, ils ont pris la sage résolution d'abandonner pour toujours des manœuvres dont maintenant ils connaissent tout le danger. Cette résolution, ils auront la force de l'observer; seulement ils se demandent anxieusement s'il n'était pas trop tard quand ils l'ont prise. Mais les organes génitaux qui n'ont pas été formés à la consigne nouvelle qu'on leur impose, et qui d'ailleurs sont le plus souvent alors dans un état qui ne leur permettrait pas de s'y conformer, se révoltent contre elle. Que l'on conçoive la position morale du malheureux qui subit un pareil état de choses. Il aperçoit dans un avenir, qui toujours lui paraît proche, des infirmités, une mort, qui lui semblent presque inévitables. Pour s'y soustraire, il a fait un sacrifice, le plus grand de tous les sacrifices ; il a rompu avec des goûts qui exerçaient sur lui un empire absolu, et qu'il trouvait délicieux ; eh bien, il l'a fait en pure perte : ses organes, irrités, continuent, malgré tout, l'œuvre qu'il a voulu interrompre ; cette arme, qu'il croyait avoir jetée loin de lui, ne cesse de le blesser, de le détruire. Il s'irrite, se désespère de voir ces parties, naguère si dociles, enfreindre sa volonté, se jouer de ses douleurs, et l'entraîner d'une manière fatale vers un dénouement qui le glace d'épouvante. Qu'il tienne bon cependant ; quand la volonté persévère, il est rare qu'elle ne soit pas la plus forte. J'ai donné des soins à un masturbateur qui, subitement converti par la lecture de Tissot, éprouvait toutes les angoisses que je viens de décrire : sans cesse tourmenté par le souvenir de la veille et la crainte du lendemain, il ne voyait arriver la nuit qu'avec terreur : il s'était donné pour lit une claie d'osier, ne s'y étendait que dépouillé de tous ses vêtemens, et après s'être enveloppé les parties coupables avec des linges mouillés d'un mélange d'eau froide et de vinaigre : jamais il ne manquait, avant de se livrer au sommeil, de se promettre bien d'en briser le cours sitôt que le rêve précurseur viendrait l'assaillir. Or, admirez la force de la volonté: il y réussissait souvent, et finit même par y réussir presque toujours : il avait acquis la faculté de veiller sur lui jusque dans le sommeil. Peu à peu ses pollutions devinrent moins fréquentes, et il parvint à s'en débarrasser complétement. C'est généralement ce qui arrive quand elles ne sont pas entretenues, ramenées par des retours aux habitudes que l'on avait fait vœu d'abandonner.

La spermatorrhée convulsive est peu commune pendant la veille. Il est rare surtout qu'elle offre alors ce caractère franchement convulsif, avec érection complète, éjaculation prononcée, que l'émission du sperme présente ordinairement dans l'état sain. Cependant cet état est possible : on a pu en voir un exemple chez ce satyriaque dont nous avons rapporté l'histoire d'après M. Duprest-Rony [1]. Chaque fois que ce jeune homme voyait sa maîtresse jeter un regard sur lui, il entrait en érection, et ne tardait pas à éjaculer. Mais qu'on remarque bien que cet individu ne se masturbait plus depuis deux ans, et que déjà il avait retrouvé la vigueur que lui avaient fait perdre ses précédens excès. M. Ste-Marie a rapporté l'obser-

---

[1] Voyez p. 271.

vation d'un priapisme pendant lequel le malade éjacula quatorze fois en quelques heures[1]; mais cette affection n'était pas la conséquence d'excès vénériens, et l'expulsion du sperme n'y présentait rien de plus extraordinaire que dans les autres cas de priapisme. La pollution convulsive diurne ne s'accompagne presque jamais, chez les individus épuisés par des abus de masturbation et de coït, que d'une érection incomplète. La verge augmente bien de volume, mais elle n'acquiert point de raideur; aussi le sperme n'est-il expulsé qu'à une très courte distance; c'est tout au plus s'il y a éjaculation. La moindre cause, le moindre attouchement suffit pour provoquer cet accident. Ainsi chez un homme de trente ans, dont Tissot a parlé d'après Boërrhaave, le sperme s'écoulait toutes les fois qu'il y avait un commencement d'érection, car jamais elle n'était complète, et la semence, au lieu d'être lancée avec force, s'écoulait goutte à goutte, ce qui rendait le malade impuissant. « Ce symptôme, ajoute Tissot, est très fréquent parmi les personnes qui se sont épuisées, et il contribue à entretenir l'épuisement. La plus

---

[1] *Traduction de* Wichmann, p. 27.

petite tentation produit un commencement d'érection qui est suivi d'un écoulement [1]. » Nous avons vu un phénomène analogue chez un des malades de M. Dalandeterie : il y avait des érections fréquentes, douloureuses, de courte durée, qui se terminaient toujours par un flux plus ou moins abondant d'une humeur spermatiforme. Ces sortes de pollutions s'accompagnaient toujours de douleurs, et étaient suivies d'une grande prostration. Il est évident, d'après les expressions que nous venons de reproduire, qu'il n'y avait pas d'éjaculation proprement dite chez ce malade, et on peut aussi regarder comme probable que les érections, quoique douloureuses, étaient incomplètes. La spermatorrhée *convulsive* diurne n'a donc, si je puis m'exprimer ainsi, qu'un caractère bâtard chez les masturbateurs. Elle n'est réellement qu'un degré intermédiaire à la spermatorrhée convulsive proprement dite, telle qu'elle a lieu pendant le sommeil, et à la spermatorrhée non convulsive, dont nous parlerons bientôt.

Il est un phénomène qui ressemble beaucoup à cette spermatorrhée bâtarde dont il

---

[1] *L'Onanis.*, sect. IX.

vient d'être question, et qui se montre lorsque le malade veut procèder à l'acte vénérien,
masturbation ou coït. A peine existe-t-il un
commencement d'exécution que l'émission
spermatique a lieu ; c'est une pollution
quasi-involontaire. Dans ce cas, qui est loin
d'être rare, l'érection n'est pas complète, mais
à cause de cela seulement qu'elle n'a pas eu
le temps de le devenir, la sortie prématurée
du sperme ne lui permettant pas de s'effec-
tuer entièrement. D'autres fois, c'est l'érection qui est radicalement impossible, ce qui
empêche l'éjaculation de se faire : tel est le
cas de ce masturbateur qui écrivait à Tissot :
« *Filo xylino flaccidius veretrum, omnisque
erectionis impotens, semen quidem, manu
sollicitatum effluere finit, nequaquam verò
ejaculat, adeò cæterum imminutum et retrac-
tatum ut oculi de sexu vix judicare possint* [1]. »
Au surplus, que l'érection n'ait point lieu
parce que le sperme sort prématurément, ou
parce qu'elle est absolument impossible, il y
a également *impuissance* de procréer, l'érection
et l'éjaculation étant pour l'homme deux con-

---

[1] *L'Onanisme*, sect. IV.

ditions indispensables du pouvoir d'engendrer.

Il s'en faut que l'humeur séminale conserve chez les malades atteints de spermatorrhée, les qualités qui, dans l'état normal, la caractérisent. Généralement elle est moins opaque, moins épaisse et ressemble à de la sérosité. D'autres fois elle est analogue, pour me servir des expressions de Tissot, à une sanie fétide, à une mucosité sale : il est évident qu'alors il existe une altération profonde des vésicules séminales. Quelquefois il se fait une véritable exhalation sanguine dans ces vésicules, et du sang, même pur et en quantité notable, est rejeté par l'éjaculation. Nous avons déjà noté des exemples de cette espèce d'hémorrhagie[1]. Tissot en a aussi rapporté un ; il s'agit d'un jeune garçon âgé de moins de seize ans, et qui s'était livré à la masturbation avec tant de fureur, qu'enfin au lieu de sperme, il n'avait amené que du sang, dont la sortie fut bientôt suivie de douleurs excessives et d'une inflammation de tous les organes de la génération. Un fait à remarquer, c'est qu'il paraîtrait que l'éjaculation sanguinolente n'a lieu que dans le cas où la pollution est directement pro-

---

[1] Voyez p. 205 et 277.

voquée : c'est du moins ce qui semble résulter des observations que nous avons indiquées et particulièrement d'une de celles de M. Dalandeterie. « Les érections, dit-il, se terminaient toujours par un flux plus ou moins abondant de mucosité urétrale, peut-être aussi d'humeur prostatique, ou même d'une semence très délayée. Dans les éjaculations *provoquées manuellement*, au lieu de sperme, il ne venait plus qu'un sang à demi caillé, noirâtre ou jaunâtre, et il en sortait quelquefois jusqu'à une cuillerée ; elles s'accompagnaient toujours de douleurs et étaient suivies d'une grande prostration[1]. »

Nous avons vu que la pollution involontaire peut s'opérer comme la pollution volontaire, par la contraction convulsive des muscles éjaculateurs, avec érection du pénis et sensation vénérienne. Nous avons vu encore que le sperme peut aussi se perdre, bien que l'érection du pénis, la sensation vénérienne et la contraction convulsive des muscles éjaculateurs soient peu considérables et même pres-

[1] *Journal de méd. chir. et phar.*, t. XXVII, p. 367.

que nuls. Concevez un degré de plus à ce dernier mode de pollution, et vous aurez la *spermatorrhée non convulsive*, ou, comme on dit, la *pollution involontaire diurne*. Ici il n'y a plus d'érection, de convulsion, et partant d'éjaculation : il n'y a pas non plus de sensation vénérienne, le sperme *flue* au lieu d'être expulsé, et ce flux se fait sans jouissance.

Cette affection qui peut venir de causes diverses, mais qui le plus souvent résulte d'excès vénériens, est encore très peu connue, ce qui me détermine à donner avec quelques détails l'état de la science en ce qui la concerne. Long-temps on a grossi cette pollution de tous les écoulemens urétraux que l'on confondait pour cette cause sous le nom de *gonorrhée*[1]; Ensuite on est tombé dans l'excès contraire, et on a nié complétement l'existence de cette maladie. Les travaux de plusieurs auteurs, et particulièrement de Wichmann, et de MM. Sainte-Marie et Lallemand, ne permettent plus maintenant de la contester. Les premières notions sur cette spermatorrhée remontent aux premiers temps de la médecine. Elle était connue d'Hippocrate qui en a

---

[1] Gonorrhée, de γονή, semence, et de ῥέω, je coule.

signalé un des principaux symptômes, la perte de la semence pendant l'éjection de l'urine et la défécation. Décrivant le *tabes dorsalis* qui affecte les nouveaux mariés et les libertins, il dit : « *Cumque urinam aut stercus reddit semen genitale copiosum et liquidum ei prodit neque generatio fit* [1]. » Celse a aussi reconnu qu'il peut y avoir des pertes de semence sans plaisir, sans rêves voluptueux, et suceptibles d'être suivies d'une consomption mortelle [2]. Ce n'est plus ensuite qu'à de longs intervalles que les livres présentent quelque chose d'un peu précis sur cette affection. Tauvry dit positivement que les hommes qui abusent de leurs forces sont sujets à perdre la semence par la plus légère compression des vésicules séminales, lorsqu'ils urinent ou qu'ils vont à la selle [3]. Morgani admet que la semence peut s'écouler sans qu'on éprouve aucun plaisir, comme cela arrive par l'effet d'un lavement trop chaud, et par l'excrétion des matières

---

[1] *De morbis*, lib. 11, sect. v, Foës.

[2] Est etiam circa naturalia vitium, quod sine venere, sine nocturnis imaginibus sic fertur, at, interposito spatio, tabe hominem consumat. — *De medicina*, lib. IV, cap. xxviij.

[3] *Nouvelle anatomie raisonnée*, 1693, p. 164.

fécales endurcies ; mais il ajoute que la matière de l'écoulement peut venir chez les uns de la prostate, et chez les autres des vésicules séminales [1]. Il règne, au surplus, un tel vague sur ce point de science dans les auteurs qui, presque tous, ont considéré comme spermatiques la plupart des écoulemens qui se font par l'urètre, qu'il faut arriver à la dissertation de Wichmann pour trouver, sur la pollution diurne, un travail ayant une véritable valeur.

Cette dissertation a été imprimée à Goettingen, en 1782 [2]. Wichmann y établit d'abord les caractères qui distinguent la pollution diurne de la pollution nocturne. La première a lieu, le malade étant bien éveillé, et sans qu'il éprouve ni érection ni désir; elle se fait à son insu, ce qui, avec l'absence du gonflement des corps caverneux, et de toute ardeur vénérienne, sert à distinguer cette pollution de l'écoulement du fluide prostatique, ou d'une perte de semence qui se fait chez certaines personnes lorsqu'elles sont excitées par des entretiens

---

[1] *De causis et sedib. morb.* — Epist. 44, art. 16.

[2] *De pollutione diurná frequenti, sed rariús observatá, tabescentiæ causá*, in-8º.

libidineux, ou par certains attouchemens. Aux caractères dont il vient d'être parlé, Wichmann en ajoute un autre tiré du mode suivant lequel l'excrétion séminale s'opère. « Dans la pollution diurne, dit-il, les malades ne perdent pas sans cesse leur semence par une excrétion continuelle de cette liqueur, comme les femmes sujettes à la leucorrhée; mais ils l'éjaculent tout à la fois et en une fois, et c'est cette circonstance qui a fait donner à cette maladie le nom de pollution. » Aussi ne regarde-t-il pas comme une pollution diurne cette gonorrhée dans laquelle il se ferait « un écoulement continuel et goutte à goutte de semence. » Toutefois, il doute de l'existence de cette dernière affection, et dit avec raison qu'il y a, en ce qui la concerne, une grande confusion dans les auteurs. Une pollution qui s'opérerait involontairement et pendant la veille, n'appartiendrait pas non plus à la pollution diurne, si l'évacuation spermatique avait été provoquée par une substance aphrodisiaque, et à ce sujet il rapporte l'observation d'un homme qui, dans sa jeunesse, s'était livré à des jouissances prématurées, et lequel était pris de pollutions involontaires si on lui posait un vésicatoire, si l'odeur des cantharides parvenait jusqu'à lui, ou même s'il en entendait parler.

Suivant Wichmann : « La semence ne s'échappe jamais mêlée avec l'urine ; » ainsi, ce n'est pas de la semence que perdent les personnes sujettes aux hémorrhoïdes, soit internes, soit externes, qui rendent avec l'urine une matière semblable à cette liqueur, et qui se présente sous l'aspect d'une crême d'avoine épaissie. Il admet, au surplus, comme Hippocrate, que les efforts, particulièrement ceux que l'on fait en allant à la selle, amènent, chez les individus atteints de pollution diurne, la sortie d'une plus ou moins grande quantité de sperme. « Lorsqu'on soupçonne l'existence de cette affection, dit-il, il faut chercher à s'en assurer mieux, et pour cela l'on engage le malade à uriner d'abord, et lorsqu'il veut rendre les matières fécales, à s'asseoir sur le siége de telle manière, que la verge soit en dehors, et laisse voir tout ce qui peut s'en écouler dans l'effort qui détermine les selles à sortir. On perd rarement, dans une pollution diurne, autant de semence que dans une pollution nocturne. Le mal n'en est pas moins grave, parce que c'est une perte de vraie semence, qu'elle a lieu une fois par jour, et même plus souvent, au moindre effort que l'on fait pour pousser une selle, et sans aucun plaisir qui avertisse du danger que l'on court. »

Ainsi donc : émission involontaire de sperme pendant la veille, sans érection, sans plaisir, et à l'insu du malade, émission qui s'o-père, non goutte à goutte, mais en une fois, et surtout quand on fait des efforts de déféca-tion, voilà, suivant Wichmann, les caractères spécifiques de la pollution involontaire diurne.

Les effets généraux de cette pollution, tels qu'il les rapporte, lui qui avait eu, dit-il, l'oc-casion de la rencontrer souvent, sont exacte-ment ceux qu'on observe chez les individus qui se livrent habituellement aux excès de l'onanisme : c'est ce qu'on pourra voir dans la description que cet auteur en donne, et je vais rapporter textuellement :

« Lorsqu'on voit, dit-il, un homme plongé dans une extrême maigreur, pâle, engourdi, stupide, énervé, se plaignant d'une grande fai-blesse, surtout dans les cuisses et les lombes, paresseux dans ses actions, cacochyme, ayant les yeux enfoncés, on peut avec raison soup-çonner cette cause de dépérissement. »

« Les malades qui sont dans cet état ne se

plaignent absolument d'aucune douleur; les forces digestives sont ruinées; cependant l'appétit se soutient, il augmente même, et va quelquefois jusqu'à la voracité; après le repas, ils semblent avoir plus de forces; mais ils paient cher ce faible avantage par les incommodités qui résultent de la digestion, surtout s'ils ont trop écouté leur perfide appétit; l'estomac, ainsi que la plupart des autres viscères, exécutant mal ses opérations, plus on a mangé avec voracité, et plus aussi le ventre est gonflé par le relâchement des organes digestifs; ce gonflement est accompagné d'un sentiment pénible d'anxiété, qui poursuit encore ces malheureux à d'autres époques de la journée, et les porte à fuir la société; leur cœur est plus ouvert à la tristesse qu'à la joie, c'est-à-dire que la nouvelle d'un événement malheureux les affecte plus désagréablement que celle d'un événement heureux ne leur cause de plaisir. On remarque en eux, comme dans les masturbateurs, une certaine faiblesse d'intelligence et de stupidité; le sommeil le plus naturel ne repose pas leurs forces, et le matin ils éprouvent des bâillemens et des pandiculations; la mémoire et la vue sont particulièrement affaiblies; tel est l'état des choses, jusqu'à ce que la maladie, ayant jeté des racines profondes, dégénère en vraie phthisie. On ne voit, au moins dans le principe, ni causes morales, ni affections de l'ame, ni chagrin que l'on puisse accuser; aucun viscère ne paraît altéré; on ne peut soupçonner aucun principe délétère caché dans le corps et consumant les chairs; le malade est sans douleur, si l'on en excepte cette douleur obtuse, compressive, qu'il rapporte aux hypochondres, et qui tient au gonflement extrême des intestins affaiblis. Si vous ajoutez à ces caractères l'absence de la fièvre et des causes ordinaires d'épuisement, soyez bien persuadé que la pollution diurne existe, et qu'elle est la cause cachée de tous les symptômes. Telle est la description générale de cette maladie, d'après un nombre considérable d'observations particulières que j'ai eu l'occasion de recueillir. »

Wichmann fait de plus remarquer la ressemblance qui existe entre les individus affectés de pollution diurne, et ceux qui sont atteints de phthisie pulmonaire. « L'expérience m'a appris, dit-il, que beaucoup de malades, qu'on serait tenté de prendre pour de vrais phthisiques, ne doivent qu'à une cause de cette nature, la consomption qui les mine.

Les symptômes de la pollution diurne ne ressemblent pas mal quelquefois à la première période de la phthisie pulmonaire, à cette période purement spasmodique, que je serais tenté d'appeler insidieuse si je ne considérais que la difficulté et l'incertitude du diagnostic à cette époque. La petite toux que quelques malades éprouvent alors, fortifie encore dans l'esprit des médecins, la crainte d'une phthisie ; ou plutôt la consomption née de la pollution diurne, prend tellement les caractères et le masque de cette maladie, qu'on serait disposé à la traiter par la méthode ordinaire, au grand préjudice des malades, dont l'état exigerait plutôt des remèdes entièrement opposés. Il est clair, au reste, que la maladie dont nous parlons, doit infailliblement se terminer par une vraie phthisie, si l'on n'en arrête de bonne heure les progrès. »

Ce fut en 1772 que Wichmann observa pour la première fois la pollution diurne. C'était sur un jeune homme âgé de vingt et quelques années. « Depuis long-temps, dit-il, ce jeune homme éprouvait des spasmes ; il était dans un état manifeste de cacochymie et de maigreur. Les médecins qu'il avait consultés avant moi, avaient jugé, d'après ces apparences , qu'il était hypocondriaque. Divers symptômes, en effet, pouvaient faire croire que le siége du mal était dans les hypocondres. L'abattement des forces, la langueur des digestions, quoique l'appétit fût assez bien conservé, la pâleur du visage, la tristesse, la pusillanimité qui lui faisaient rechercher la solitude, la rougeur vive qui colorait quelquefois ses joues dans la conversation, l'inquiétude du caractère, enfin une certaine faiblesse d'intelligence, semblaient justifier ce diagnostic. Il s'était livré aux femmes autrefois, et il avait gagné des maladies vénériennes auxquelles il attribuait, comme cela est assez ordinaire dans ces sortes de cas, son état présent. Quoiqu'il ne restât pas la moindre trace de ces anciennes affections, le médecin, égaré par les instances et les fausses conjectures du malade, lui fit prendre pendant long-temps des préparations mercurielles, qui ne firent qu'aggraver des symptômes dont la vraie cause avait été aussi grossièrement méconnue.

« On renonça alors au mercure pour employer les toniques, et surtout les eaux ferrugineuses, croyant que la maladie n'était qu'une affection hypocondriaque; mais ce second traitement n'ayant pas été plus heureux que l'autre, le malade me pria de prendre soin de lui. Je ne pouvais attribuer la maigreur extrême dont j'étais témoin, ni aux restes d'une maladie vénérienne imparfaitement guérie, ni aux causes ordinaires d'épuisement et de fièvre ; je demandai donc au malade s'il faisait des excès avec les femmes, s'il se livrait à la masturbation, ou s'il perdait involontairement sa semence. Il m'assura que non, avec une espèce de serment. Je le renvoyai après cet entretien, lui rappelant l'engagement solennel qu'il venait de prendre de me dire la vérité, et l'assurant que je n'emploierais aucun remède avant qu'il se fût attentivement examiné lui-même. Quelques jours après il revint auprès de moi, et m'annonça qu'il perdait quelque chose qui ressemblait à de la semence. Je m'assurai que l'observation était exacte. La cause du mal étant connue, le traitement devint facile à appliquer. Le malade recouvra en quelques mois une parfaite santé, et cet heureux effet des remèdes nous prouva que nous avions attaqué le mal dans ses sources. »

Il est probable que ce jeune homme avait commis antérieurement des excès prématurés. Cette cause est, en effet, la plus ordinaire de celles qui produisent la pollution diurne. « Tous les malades observés par moi, dit Wichmann, étaient âgés de vingt-cinq à quarante ans : tous s'étaient livrés aux plaisirs de l'amour ou à la masturbation sans mesure, ou avaient gagné des blennorrhagies avec des femmes infectées.

« Je suis porté à croire, ajoute-t-il, que l'onanisme n'aurait pas des suites aussi funestes sans cette pollution diurne ; que, sans elle, cette honteuse habitude ne serait pas suivie de la consomption et des autres phthisies. En effet, l'onanisme ne donne pas toujours lieu à cette pollution ; si cela était, combien ne verrait-on pas de masturbateurs tomber dans la consomption ? Et, certes, le nombre des hommes qui se sont adonnés à ce vice, dès leur plus tendre jeunesse, est immense ; car je ne connais pas de fléau plus épidémique, plus contagieux, que cette corruption sociale. Il suffit, au reste, de savoir que l'onanisme produit quelquefois la pollution diurne involontaire, pour rechercher avec soin si elle existe dans ceux mêmes qui ont renoncé depuis long-temps à leur infâme débauche. Les exhortations seraient ici tout-à-fait inutiles, attendu que l'erreur a cessé, et que les malades ne soupçonnent pas même cette cause énervante qui les consume..... J'ai vu périr, il y a dix-huit ans, avant que j'eusse découvert cette cause de consomption, un jeune homme de trente ans qui s'était livré à la masturbation dès l'âge de dix ans, et qui devait cette funeste habitude à son précepteur. Il mourut, après avoir éprouvé toutes sortes d'infirmités, dans un affaiblissement extrême de toutes ses facultés physiques et morales. Il s'accusait sans feinte de son erreur, et depuis long-temps y avait renoncé ; mais cette continence tardive ne put le sauver. Je ne doute point, à présent, que cette honteuse habitude n'eût déterminé une pollution diurne involontaire, qui fut la cause immédiate de sa mort. »

Wichmann a remarqué que c'est surtout à l'entrée de la belle saison que les malades sont le plus fatigués de leur état. « Ils doivent le redoublement de leurs maux, dit-il, à cette faculté générale de procréation devenue plus active pour tous les êtres animés à cette époque de l'année. Plus les vésicules sont remplies de semence, plus les malades sont exposés à en perdre. » Il fait encore remarquer que la plupart des malades sécrètent encore un sperme fécondant et conservent la faculté d'engendrer. Pour cela il faut, bien entendu, que le malade ait conservé celle d'entrer en érection ; car, autrement, il y aurait impuissance. C'est le cas où s'est trouvé un individu dont je vais rapporter l'histoire d'après Henry Van-Hers.

Un jeune homme élevé dans une maison opulente, et parvenu à la puberté, consulta ce médecin en lui avouant que, dès sa dixième année, il avait eu des familiarités très fréquentes avec de jeunes filles habituées à exercer sur lui des attouchemens lascifs, ajoutant que depuis cette époque il avait perdu entièrement la faculté de l'érection. Il voyageait depuis long-temps et avait pris successivement l'avis de plusieurs médecins français. Il alla aux eaux de Spa, et là son état fut constaté avec soin par Van-Hers. La sensibilité et la faiblesse du membre génital étaient si grandes, qu'au moindre attouchement, et sans aucune sorte de sensation ou de désir de l'union des sexes, ce jeune homme rendait une liqueur semblable à du petit lait. Cette excrétion se continuait le jour, comme la nuit, toutes les fois que l'urine était rendue, ou au moindre frottement exercé par le linge. Déjà une foule de remèdes avaient été mis en usage : Van-

Hers regarda la maladie comme incurable, mais le jeune homme ne voulut point s'en tenir à son avis, et, comme il était très riche, il continua de voyager en Italie, en France, en Angleterre, en Allemagne, dans l'espoir de recouvrer les droits de la virilité. Il ne manqua point, suivant l'usage, de trouver quelques médecins peu éclairés et féconds en promesses illusoires d'une guérison complète. On l'adressa ensuite à des charlatans, à des femmelettes de toute espèce, même à de prétendus magiciens, et on imagine bien que ce fut toujours avec le même résultat. Enfin, après six années de voyage, de tentatives vaines et des dépenses les plus infructueuses, ce jeune homme revint trouver le médecin habile qui lui avait parlé avec tant de franchise, et à qui il regrettait de ne pas avoir accordé sa confiance. Rien ne fut plus piquant et plus instructif que leur entretien, et la conclusion en est facile à deviner. C'est que le jeune homme revint dans ses foyers en déplorant les avantages d'une grande fortune qui le rendait ainsi victime d'un abus précoce des plaisirs et d'une sorte de dépravation prématurée[1].

---

[1] *Obs. méd.*, et Pinel, *Nosog. phil.*, t. III, p. 264, 4ᵉ édit

La *Dissertation* de Wichmann, qui était devenue très rare en Allemagne, était presque inconnue en France, lorsque M. Sainte-Marie entreprit d'en publier une traduction, qui fut imprimée à Lyon en 1817. Il fit plus que traduire cet opuscle; il y ajouta des notes intéressantes, et qui ont jeté sur la pollution diurne des lumières nouvelles. Wichmann avait dit, comme nous l'avons vu, que les malades atteints de cette affection *éjaculent* le sperme. Cette expression manquait d'exactitude; M. Ste-Marie l'a rectifiée. Les malades, dit-il, n'éjaculent pas la semence, ils la perdent par un flux paisible et modéré. Elle coule, mais elle n'est pas lancée avec force. Les caractères qu'elle présente avaient été à peine indiqués par Wichmann; son traducteur les a exposés d'une manière plus nette. Selon lui, la semence qui coule dans la pollution diurne est plus pâle, plus terne, plus aqueuse, que celle qui s'échappe dans l'acte du plaisir. Elle est aussi plus faiblement imprégnée de l'odeur spermatique, et les taches qu'elle laisse sur le linge sont légères, superficielles et très peu apparentes. Wichmann avait admis un écoulement prostatique qu'il ne fallait pas confondre avec la pollution diurne. M. Sainte-Marie a essayé de tracer les signes caractéristiques de cet écoulement. Ceux qui l'éprouvent, dit-il, ont le gland humecté le matin, quand ils se lèvent, par un enduit onctueux; s'ils compriment alors le canal de l'urètre, en se dirigeant de la racine de la verge vers son sommet, ils en expriment quelques gouttes d'une liqueur verdâtre, gluante, un peu fétide, assez semblable à du petit lait mal clarifié. Ils perdent aussi un peu de cette humeur après des désirs ou des érections qui n'ont point été suivis de l'acte vénérien. M. Sainte-Marie regarde cependant comme probable que le mucus urétral se mêle alors à l'humeur de la prostate et forme une partie de l'écoulement.

Cet auteur confirme aussi ce que Wichmann avait dit sur les effets généraux de la pollution diurne. « Depuis que je connais l'ouvrage de cet auteur, dit-il, j'ai cherché plus souvent cette pollution diurne dans les maladies de langueur, que je ne pouvais attribuer à l'altération spéciale et primitive d'aucun organe; et j'ai découvert qu'un grand nombre d'hypocondries, de fièvres lentes nerveuses, de consomptions, étaient entretenues par cette gonorrhée, à laquelle des malades, incapables de s'observer eux-mêmes, n'avaient fait jusqu'alors aucune attention. Il est vrai de dire aussi que j'ai connu plusieurs individus qui supportaient depuis long-temps cette pollution diurne sans éprouver aucun dérangement notable dans leur santé ; c'était pour eux une incommodité plutôt qu'une maladie. Mais, dans ces cas, la pollution diurne n'est point habituelle ; elle n'a lieu que lorsqu'une continence de plusieurs jours ou de plusieurs semaines, un régime excitant ou trop substantiel, un exercice prolongé à cheval ou en voiture, ont accumulé la semence dans ses réservoirs, ou irrité spécialement les organes génitaux. Alors, au moindre effort pour rendre les excrémens, les vésicules séminales laissent échapper le trop plein du fluide qu'elles contiennent. Que cet état n'inspire pas trop de sécurité : la pollution diurne est commencée ; elle n'est point grave encore, mais elle peut faire des progrès ultérieurs, revenir tous les jours, après chaque selle, et produire à la longue tous les fâcheux résultats annoncés par Wichmann. »

Il n'y avait rien, dans ce dernier auteur, sur les conditions organiques de la pollution diurne. Il s'était borné à dire que cette affection est un effet de la faiblesse. M. Ste-Marie a, sur ce point, fait des remarques pleines d'intérêt. Il considère la pollution diurne tantôt comme cause, tantôt comme effet de la consomption dorsale, et celle-ci n'est à ses yeux qu'une affection de la moëlle épinière. Je ne peux résister, malgré les nombreuses citations que j'ai déjà faites, au désir de rapporter le passage où il expose cette opinion à la fois neuve et importante. « La pollution diurne, dit M. Ste-Marie, n'est quelquefois *qu'un effet* dont il faut chercher l'origine dans l'altération grave, profonde, primitive, d'un organe ou d'un système d'organes plus important. C'est ainsi, par exemple, qu'il faut raisonner par rapport à la consomption dorsale. On sait qu'un symptôme remarquable de cette maladie, est une perte abondante de semence aqueuse à chaque selle, et quelquefois même à chaque émission de l'urine. La pollution diurne involontaire n'est plus ici qu'un *symptôme ;* elle a lieu, parce que les organes générateurs ne reçoivent pas, *de la moëlle épinière,* l'influence nerveuse et bien réglée dont ils ont besoin pour exercer convenablement leurs fonctions. De là la sécrétion surabondante de la semence, son élaboration impropre à la fécondation, le relâchement des vésicules sémɪnales, qui la laissent si facilement échapper, l'atonie du scrotum, le tiraillement incommode des vaisseaux spermatiques, la faiblesse des érections, l'impuissance, etc., etc. Le même *état de la moëlle*, qui prive de vie les organes de la génération, explique, d'un autre côté, l'exténuation des parties qui obéissent à ce centre sensitif; la maigreur, particulièrement des lombes, des fesses, des extrémités inférieures; la faiblesse, la paralysie de ces mêmes extrémités; la constipation opiniâtre dont se plaignent les malades, et qui, semblable à celle des vieillards, ne cède qu'à l'emploi des stimulans; les formications du dos; les incontinences d'urine; les escarres gangréneuses qui, à une époque plus avancée de la maladie, se forment sur le sacrum, les fesses, les trochanters. Il me serait facile de pousser plus loin cette explication, et de l'étendre aux symptômes les plus généraux de la consomption dorsale, tels que la mélancolie profonde, la faiblesse et la lenteur du pouls, la disposition aux syncopes, et tout cet appareil de signes morbifiques qui font ressembler cette maladie à la fièvre lente nerveuse; mais ce développement m'éloignerait trop du principe que j'ai cherché à établir : c'est que la pollution diurne est quelquefois cause, et quelquefois seulement symptôme de la consomption dorsale. Wichmann n'a traité que de la première; la seconde, liée à une affection générale, ne saurait être détachée de son cadre et étudiée isolément. » Ces remarques de M. Ste-Marie acquerront plus d'importance encore si on les rapproche de ce que nous avons dit précédemment relativement à l'influence que l'abus des organes génitaux exerce sur la moëlle épinière, et de ce que nous dirons plus tard de la puissance qu'a celle-ci sur ces mêmes organes.

Swediaur, qui connaissait le travail de Wichmann et qui en parle avec éloge, admet, indépendamment de la pollution diurne décrite par ce dernier, et qu'il considère comme provenant, soit d'un relâchement, soit d'une irritation des testicules et des voies séminales, admet, dis-je, une *blennorrhée de la prostate*, à laquelle il donne des caractères qui sont précisément ceux de la pollution diurne. « La blennorrhée de la prostate, dit-il, est un écoulement morbifique du mucus de cette glande, mêlé quelquefois de la liqueur des vésicules séminales, principalement pendant le jour, sans désir vénérien. Cette maladie est bientôt suivie d'une faiblesse ou débilité générale ; cet épuisement est accompagné d'une émaciation générale du corps, et il mène par degrés à la mort, si le malade a différé, comme cela n'arrive que trop souvent, à consulter un médecin éclairé, ou que les moyens convenables n'aient pas été employés à temps. » Il admet aussi que l'écoulement prostatique n'a lieu, chez certains individus, que lorsqu'ils vont à la selle, et que les excrémens durcis, en passant par le rectum, pressent plus fortement la prostate. La matière de cet écoulement est claire, muqueuse, et d'une odeur nauséabonde particulière [1]. Cullerier décrit deux espèces de spermatorrhée : l'une, dans laquelle il y a en même temps *perte du sperme et de l'humeur prostatique*, est précisément celle de Wichmann ; l'autre est le produit de la constipation. Voici ce que Cullerier en dit : « Les personnes habituellement constipées voient s'écouler, par l'extrémité de la verge, quelques gouttes de sperme pendant les efforts qu'elles font pour rendre les excrémens. J'ai été consulté plusieurs fois pour des cas de ce genre. Il en est qui re-

---

[1] *Traité complet des maladies syphilitiques*, 4ᵉ édit., t. Iᵉʳ, p. 137, 157 et 158.

gardent ce phénomène comme le résultat d'un relâchement, d'une faiblesse des parties génitales; ils s'imaginent avoir perdu leurs facultés viriles, et n'être plus capables d'engendrer. D'autres l'attribuent à des anciennes blennorrhagies *rentrées*, comme ils disent. En général, tous sont effrayés de cet effet. Les charlatans ont fréquemment profité de cette disposition d'esprit des malades, pour leur persuader qu'ils avaient une maladie vénérienne invétérée, et pour les duper en leur vendant leurs remèdes. Cet effet est dû, comme chacun sait, à la pression qu'exercent les matières fécales durcies dans le rectum, sur les vésicules séminales. On fait cesser cet écoulement en remédiant à la constipation[1]. »

La science en était là, lorsque M. le professeur Lallemand, étudiant les maladies des voies urinaires, l'a enrichie de plusieurs remarques importantes. De même qu'on voit, dans les inflammations aiguës de l'urètre, l'irritation se propager, en suivant les voies séminales jusqu'aux testicules, de même, il a vu, lui, dans les rétentions d'urine produites par l'inflammation chronique de la portion pros-

---

[1] *Dict. des Scienc. méd.*, t. XIX, p. 4.

tatique du même canal, l'irritation s'étendre plus ou moins aux vésicules séminales et aux testicules, produire dans les premières des contractions anormales, et dans les autres une sécrétion exagérée d'où résultait un flux spermatorrhéique. Chez les malades ainsi affectés l'éjaculation est très prompte, les pollutions nocturnes sont fréquentes, ou bien le sperme est expulsé pendant l'émission de l'urine et des matières fécales; il est aussi plus liquide, moins odorant, en un mot, moins élaboré que de coutume. Chez beaucoup de sujets il y a une extinction plus ou moins complète des désirs vénériens; alors les érections sont faibles, incomplètes ou même tout-à-fait impossibles. Cette spermatorrhée a des effets généraux, analogues à ceux qui ont été attribués aux autres pollutions; les malades deviennent timides, méticuleux, paresseux, malpropres, insoucians pour tout ce qui n'a pas de rapport avec leur maladie; ils tombent enfin dans une espèce de monomanie, ou plutôt de démence sénile prématurée : toutes les fonctions de l'économie languissent, sont dérangées, enfin il y a dégradation générale du corps et de l'esprit. M. Lallemand a vu tous les phénomènes que nous venons de décrire, se dissiper

par cela seul qu'on guérissait la rétention
d'urine, ou plutôt la maladie de l'urètre qui
en était la cause, ce dont il rapporte des exemples [1]. Les observations de ce praticien, rap-
prochées de ce que nous avons dit de la spermatorrhée convulsive, et particulièrement des
divers états que le sperme peut présenter dans
cette affection, n'établissent-elles pas clairement que dans une foule de spermatorrhées,
peut-être dans la plupart, il y a, non relache-
ment, affaiblissement, comme tous les livres
le répètent, des vésicules séminales et des
conduits éjaculateurs, mais irritation ou inflammation de ces parties?

Il paraît donc bien constant que le sperme
peut se perdre, sans plaisir, sans érection, sans
éjaculation, et que cette perte peut donner
lieu à des accidens analogues à ceux qu'on observe après toutes les pertes abondantes de
cette liqueur, quel qu'en soit le mode. Ce fait
a cependant été contesté par divers auteurs.
Boerrhave dit positivement qu'il n'a jamais
vu la semence s'écouler sans chatouillement,

---

[1] *Observat. sur les maladies des organes génito-urinaires,*
2e partie, 1827, p. 391, 440, 452, etc.

et que lorsqu'on a cru voir le contraire, ce n'était probablement pas de la vraie semence qui s'écoulait ; qu'au surplus, si ce genre de spermatorrhée existe, il doit être excessivement rare [1]. Swamerdam, Haller [2], et surtout Jean Hunter, ont exprimé une opinion analogue. Ce dernier ne nie pas qu'un écoulement puisse se faire par la verge avec les circonstances exposées ci-dessus ; il pense aussi que cet écoulement vient de la prostate et des vésicules séminales; mais l'humeur qui s'écoule n'est que le mucus sécrété par ces parties ; ce n'est pas du sperme, et sans une préoccupation qui est mal fondée, on n'aurait point attribué à cette affection des conséquences qu'elle n'a pas [3]. Cette opinion, que toutes les spermatorrhées ne sont que des blennorrhées, est encore très répandue aujourd'hui. M. Descamps, médecin à Castilliones, ayant présenté à la Société de médecine, en 1821, deux observations de spermatorrhée, suite de masturbation, Chantourelle, qui en fut rappor-

---

[1] *Prælect. in præf.inst.*, § 776.

[2] *Élément. physiol.*, t. VII, p. 554.

[3] *Traité des maladies vénériennes*, traduction d'Audiberti, p. 207.

teur, éleva des doutes que la Société parut partager, sur la nature de l'écoulement, pensant qu'il était plutôt muqueux que spermatique [1]. Quant à moi, je suis disposé à croire que, lorsque les travaux sur la pollution diurne seront mieux connus, on la rencontrera plus souvent, et qu'alors on ne contestera plus son existence. C'est dans l'espoir de contribuer à ce résultat que j'ai parlé aussi longuement de cette affection.

Si la perte insensible de la semence peut être suivie de tous les accidens qu'on lui rapporte, il est évident que les auteurs qui ont avancé que l'évacuation spermatique n'est pour rien dans l'influence de l'acte vénérien, et que l'ébranlement nerveux qui l'accompagne est le seul principe de ses conséquences, ont émis une opinion beaucoup trop absolue, et conséquemment se sont trompés. On peut en dire autant de ceux qui ont exclusivement rattaché à l'écoulement séminal le danger des excès vénériens. Il est constant que des individus qui avaient porté l'art de l'onanisme jusqu'à se procurer les jouissances de cet acte,

---

[1] *Recueil périodique de la société de méd. de Paris*, juin 1821.

sans perdre de semence, ont fini, comme d'autres, par voir leur santé se détruire et leur constitution se détériorer. Je pourrais en citer des exemples : MM. Fournier et Begin rapportent celui d'un jeune homme qui comprimait, au moment de l'éjaculation, les parties les plus reculées de l'urètre, de telle sorte qu'il ne perdait pas une goutte de sperme : cependant, la fatigue qui succède aux efforts de ce genre était, malgré ces précautions, aussi grande. Enfin les forces diminuèrent, et la maigreur fit des progrès aussi rapides que si l'évacuation spermatique eût été complète [1].

On peut croire qu'il y a souvent un trouble quelconque dans les fonctions des testicules chez les malades qui ont perdu le sens génital, dont la verge n'est plus susceptible d'entrer en érection, ou qui présentent l'une ou l'autre des pollutions dont nous avons parlé. Mais ces organes peuvent aussi être affectés d'une manière plus évidente. Beaucoup de masturbateurs y éprouvent une sensibilité fort

---

[1] *Dict. des Sciences méd.*, art. *Masturbation*, p. 125.

incommode, ou des douleurs plus ou moins
vives, qui se prolongent le long du cordon.
Ces symptômes prennent quelquefois un
caractère franchement névralgique, et l'on
conçoit que, chez des individus atteints de
douleurs vagues, un excès vénérien peut les
fixer sur ces parties. C'est ce qu'on a vu pour
la goutte. Hallé et M. Guilbert ont observé
chez un homme de moyen âge, qui s'était livré
à des excès de cette nature, une douleur très
vive du testicule gauche, sans tuméfaction notable, et qui s'étendait à toute la surface de cet
organe. Cette douleur succédait à une attaque
de goutte articulaire[1]. L'irritation des testicules va quelquefois jusqu'à constituer une
véritable orchite, c'est-à-dire, une inflammation qui, entre autres suites, peut entraîner
la perte de ces parties. Le docteur Brodie a
rapporté deux exemples de ce cas. Le premier
est relatif à un jeune homme de vingt ans, qui
entra, en 1805, à l'hôpital St-Georges, pour
des douleurs dans le testicule gauche. Celui-
ci était mou, flasque, et moins gros d'un
tiers que celui du côté opposé. Le malade, qui

---

[1] *Diction. des scienc. méd.*, art. *Goutte*, p. 100.

d'ailleurs n'avait reçu aucun coup sur le testicule, et qui n'avait pas eu de blennorrhagie, avoua qu'il se livrait depuis cinq ans à la masturbation, et qu'il passait rarement un jour sans se polluer au moins une fois. Avant de s'atrophier, le testicule avait été le siége d'un gonflement qui lui-même avait succédé à des douleurs très vives. Ces douleurs n'avaient cessé de se faire sentir, et la maladie, en se continuant, s'était accompagnée d'un grand abattement moral qui donnait à la physionomie du malade un caractère sombre et mélancolique tout particulier. On soumit ce jeune homme à l'action de divers moyens, mais il sortit non guéri de l'hôpital. L'autre malade, qui avait trente-un ans quand, en 1820, il s'offrit à M. Brodie, présentait une atrophie complète des deux testicules, avec impuissance. Cet homme rapportait qu'il avait commencé à quatorze ans à avoir commerce avec les femmes; qu'il s'y était abandonné pendant plusieurs années avec excès; que vers l'âge de vingt ans il avait été pris, à la suite d'une violence extérieure, d'une inflammation vive des deux testicules; que cette inflammation avait été guérie complétement, et que l'atrophie des testicules avait commencé quelque temps après. Elle s'était accomplie dans l'espace de trois ans [1].

Selon Morgagni le retour trop fréquent des idées vénériennes suffit pour produire le varicocèle et l'hydrocèle. Divers auteurs mettent aussi les excès vénériens parmi les causes de la première de ces deux maladies ainsi que du cirsocèle. Plusieurs fois j'ai vu la dilatation variqueuse du testicule et du cordon chez des masturbateurs. M. Breschet, dans un mémoire lu à l'Académie des sciences, le 13 janvier 1834, confirme aussi ce fait. Suivant lui, c'est à tort qu'on a dit que le cirsocèle et le varicocèle appartiennent à l'âge adulte et à la vieillesse : c'est chez les jeunes gens qu'il les a le plus souvent observés. Ces affections lui ont paru fréquemment produites par des excès vénériens, et il regarde ces excès comme la plus influente des causes qui les déterminent. Il ajoute que les tumeurs variqueuses des bourses et des organes qu'elles renferment n'ont pas seulement l'inconvénient d'être très incommodes, et de tirailler le cordon d'une façon fort

---

[1] *The London med. and phys. Journ.*, octobre 1826, et *Journal des progrès*, t. 1er, p. 279, 1827.

douloureuse, mais que, chez quelques malades, elles produisent une mélancolie profonde, et le spleen le plus désespéré.

Les excès de masturbation et de coït déterminent, *chez les femmes*, beaucoup plus souvent que chez les hommes, des affections des parties sexuelles. Le clitoris est susceptible d'acquérir, par l'action de titillations trop fréquentes, des dimensions énormes. Cette cause peut même, selon M. Bouillaud, provoquer l'engorgement squirreux, ou même la dégénérescence cancéreuse de cet organe [1]. Mais, de toutes les affections de l'appareil génital de la femme qui peuvent être produites ainsi, la plus fréquente est l'inflammation de la membrane qui tapisse la vulve et le vagin. Cette phlegmasie s'annonce constamment par un écoulement leucorrhéique plus ou moins abondant, et souvent par du gonflement, de la rougeur, de la douleur, ou au moins un sentiment prononcé de cuisson. L'écoulement, quand il se prolonge, et c'est ce qui ar-

---

[1] *Dictionn. de médecine et chirurg. pratiques*, art. *Cancer*, p. 572.

rive le plus souvent, détermine, chez les jeunes filles, des symptômes qui ont quelque analogie avec ceux de la pollution diurne. Leur teint se décolore, devient jaunâtre; elles ont habituellement les yeux cernés et la physionomie triste; elles sont faibles et nonchalantes; presque toujours elles éprouvent des tiraillemens dans la région de l'estomac, et, croyant que c'est la faim qui les occasione, elles mangent à chaque instant. Quelquefois l'appétit est vorace, et les digestions se conservent; mais ordinairement celles-ci ne tardent pas à s'altérer. Des douleurs vives, continuelles, se font sentir souvent à l'épigastre et dans le dos : le corps s'amaigrit, et une petite toux sèche qui se répète fréquemment, ne manque pas d'inspirer aux parens, et quelquefois au médecin, des inquiétudes sur l'état de la poitrine. Joignez à ces symptômes ceux que nous avons décrits en parlant des effets généraux de la masturbation [1], et vous aurez l'état qu'offrent le plus souvent les jeunes filles qui se livrent à cette habitude.

Privées de testicules, et de toutes les autres parties de l'appareil qui, chez l'homme,

----

[1] Voyez p. 104 et suiv.

sert à la préparation et à l'excrétion du sperme, les femmes ne peuvent avoir de véritables pollutions séminales : cependant elles sont sujettes, comme l'homme, aux songes voluptueux et alors, une sécrétion analogue à celle qui se fait chez elles au moment de l'acte vénérien, peut s'opérer. Reste à savoir si le retour trop fréquent d'un tel accident pourrait avoir quelqu'influence sur leur santé. Je n'ai trouvé de document relatif à cette question que dans Swediaur. Voici le passage de cet auteur : « J'ai vu, quoique beaucoup plus rarement, des maladies semblables avoir lieu dans l'autre sexe (il parle de la pollution diurne). Je traite dans ce moment une femme de vingt-huit ans qui, depuis un an et demi qu'elle a fait une fausse couche, souffre des *pollutions nocturnes involontaires* très fréquentes, excitées par des rêves libidineux, et accompagnées de tous les symptômes du *tabes dorsalis* décrit par Hippocrate comme une maladie d'homme ; les poumons commencent même à se ressentir de cette maladie. J'ai eu, ajoute-t-il ensuite, la satisfaction de la guérir depuis [1]. »

L'inflammation des parties extérieures de la

---

[1] *Traité complet des maladies vénériennes*, t. 1er, p. 160.

génération, et les flueurs blanches qui en résultent, sont presque toujours, au moins chez les jeunes filles qui n'ont pas atteint la puberté, une conséquence de l'onanisme. Les faits les plus nombreux ne me laissent aucun doute à cet égard. J'ai même la conviction que si, chez les personnes adultes et affectées de flueurs blanches, il était possible de chercher et de parvenir plus souvent à éclaircir le fait, on s'assurerait que d'anciens, et quelquefois de récens abus sont la cause la plus fréquente de cette incommodité. Presque toutes les fois que j'ai pu adresser à des filles qui en étaient atteintes, avec quelque espoir d'obtenir des réponses franches, des questions à ce sujet, les conjectures que j'avais formées se sont vérifiées complétement. Ceci m'est arrivé très souvent avec des servantes. J'en ai vu que des flueurs blanches et l'irritation des parties sexuelles avaient réduites dans un tel état, qu'elles étaient forcées d'abandonner successivement toutes les places qu'elles occupaient, n'ayant plus la force d'en remplir les obligations. Je dirai même que les plus sincères d'entre ces filles m'ont donné de leur habitude des raisons tellement claires, que la plupart des personnes de leur condition sont, à mes yeux, suspectes d'onanisme.

Tous les auteurs, au surplus, qui ont parlé des écoulemens leucorrhéiques et blennorrhagiques qui se font par la vulve, ont placé les excès de masturbation et de coït parmi leurs causes les plus fréquentes. Il me serait aisé de multiplier, sur ce point, les témoignages généraux et les observations particulières; mais ce serait complétement inutile. Je dis plus : ces preuves manqueraient entièrement, que l'on pourrait encore affirmer que les excès vénériens doivent être une des causes les plus ordinaires de ce genre d'affection.

On peut également, et pour les mêmes motifs, avancer avec assurance que des maladies de l'utérus lui-même ont dû très souvent être déterminées par les excès dont nous parlons, et plus particulièrement par ceux du coït. Il est constant, ainsi que l'observation journalière le prouve, que des phlegmasies aiguës et chroniques du col et du corps de la matrice se montrent fréquemment chez les femmes qui font ou ont fait abus des jouissances vénériennes. Je donne, depuis plus de dix ans, des soins à une dame affectée d'une métrite chronique due à cette cause. Cette personne a commencé à se masturber qu'elle n'avait pas onze ans. Des flueurs blanches abondantes, qui jamais ne l'ont quittée depuis, ne tardèrent pas à s'établir. Ayant été, à dix-huit ans, mariée à un homme vigoureux, ce fut pour elle l'occasion d'un autre genre d'excès. Alors elle fut prise de douleurs continuelles dans les lombes, dans la partie inférieure du ventre et les aines. Elle éprouvait constamment un sentiment désagréable de fatigue dans la partie supérieure des cuisses, et ressentait comme un poids qui faisait sans cesse effort pour sortir par les parties sexuelles. Le col utérin, ainsi que j'ai pu m'en assurer, au lieu d'être à sa hauteur ordinaire, était presque à l'ouverture extérieure du vagin. Les conseils de modération et d'abstinence que je donnai ne furent jamais suivis que pendant de courts intervalles, et d'une manière très incomplète. L'onanisme avait un tel empire sur cette dame, que bien que les satisfactions légitimes ne lui manquassent pas, elle continuait de se livrer à cette habitude, quoique devenue mère plusieurs fois. On pense bien que mes conseils n'eurent pas de résultats. Aussi cette dame n'a-t-elle cessé d'éprouver les incommodités que je viens d'exposer, ainsi que beaucoup d'autres dont je ne parle pas. Divers auteurs ont rapporté des cas semblables, et il n'est pas de praticien qui ne pourrait en raconter.

Nous avons vu, dans le cas dont je viens de parler, qu'il y avait un *prolapsus uteri* très prononcé : le col utérin était presque à la vulve. Ce déplacement, qui est la conséquence ordinaire des phlegmasies du corps de la matrice, résulte très souvent, comme elles, des excès vénériens. Tous les auteurs qui ont écrit sur cette affection ont noté ce fait. Des dégénérescences squirreuses et cancéreuses du col de l'utérus ont aussi eu cette origine. Chez les femmes, dit Cullerier, les affections utérines sont trop souvent la triste et cruelle conséquence des manœuvres solitaires [1]. M. Richerand, après avoir mis, comme beaucoup d'autres auteurs, les jouissances prématurées ou trop multipliées au nombre des causes du cancer utérin, dit que sur quarante-sept femmes atteintes de cette affection, onze avaient joui du commerce de l'homme avant la puberté, sept à l'époque même de cette révolution, et que le plus grand nombre avait été stérile. Il ajoute que les filles publiques épargnées par la maladie vénérienne

---

[1] *Diction. des Scienc. méd.*, t. XIX, p. 5.

meurent presque toutes d'un cancer à l'utérus [1]. Bayle et M. Cayol ont cherché à vérifier
cette assertion par le dépouillement d'observations nombreuses [2]; mais ils n'ont obtenu aucun résultat tranché, ce dont je suis peu surpris,
tant il y a de causes, surtout dans les hôpitaux,
qui rendent ce genre de recherches infructueux. Je n'en considère pas moins comme fondé ce qu'on a dit sur l'influence des jouissances
excessives comme cause de la maladie dont il
vient d'être parlé. J'ai été appelé, il y a peu de
temps, pour une dame chez laquelle une petite
ulcération de nature syphilitique s'était développée sur le col de la matrice. Cette affection
n'empêcha pas les approches conjugales d'avoir
lieu, quoiqu'elles fussent douloureuses et qu'elles donnassent constamment lieu à un écoulement de sang. Peu à peu le parenchyme du
col s'engorgea autour de l'ulcération, il devint squirreux, puis cancéreux, et la malade
finit par succomber. Je regarde comme probable que le coït a été pour beaucoup dans le
développement de cette dégénérescence. Pareille chose doit arriver souvent, car, ainsi que

---

[1] *Nosog. chirurg.*, t. IV, 2ᵉ édit., p. 366.
[2] *Dict. des Sciences méd.*, art. *Cancer*, p. 588.

M. Ricord l'a démontré, les ulcérations superficielles du col de l'utérus sont fréquentes [1]. Il est très probable que les cancers qui, chez les filles publiques, attaquent cette partie, se produisent le plus souvent de cette manière.

Chez la dame dont il vient d'être parlé, l'acte de la copulation produisait un écoulement de sang par la vulve. Pareille chose peut arriver, comme j'en ai vu des exemples, quoique le col de la matrice n'offrît au toucher aucun indice d'altération organique. Cependant les femmes chez lesquelles ceci a lieu doivent être plus que d'autres réservées dans leurs plaisirs, ce léger accident signalant au moins une disposition mauvaise, et dont il faut se méfier. On a vu quelquefois le sang paraître au premier retour du coït chez des femmes qui en étaient depuis long-temps privées. M. Rondelou a cité un exemple de ce cas. Il s'agit d'une dame qui était privée de son mari depuis trois ans : au bout de ce temps le mari revint : la fréquence du coït excita, la même nuit, une hémorrhagie utérine abon-

---

[1] *Journal des connaissances médico-chirurgicales*, décembre 1833.

dante [1]. Un pareil accident peut résulter de l'usage, et, à plus forte raison, de l'abus de cet acte, quand les menstrues sont imminentes, ou pendant leur durée [2]. Des pertes de sang bien autrement graves ont été plusieurs fois la conséquence immédiate de copulations excessives. Tissot raconte qu'en 1746, une fille, âgée de vingt-trois ans, défia six dragons espagnols et soutint leurs assauts pendant toute une nuit, dans une maison aux portes de Montpellier. Le matin on l'apporta en ville mourante; elle expira le soir baignée dans son sang qui ruisselait de la matrice [3]. Un cas semblable a été rapporté par M. Virey. Nous savons, dit-il, qu'une fille publique, qui déjà, depuis quelque temps, s'était livrée à plusieurs débauches, s'abandonna, une nuit, à vingt-un soldats. On ignore quel fut le nombre des actes. Le lendemain elle éprouva une violente hémorrhagie par l'utérus, et mourut. C'était une femme brune, assez maigre, de force moyenne, et dans la vigueur de l'âge [4]. Il n'est pas rare que l'ona-

---

[1] *Dissertat. sur les hémorrhagies;* et *Dict. des Scienc. méd.,* t. XX, p. 394.

[2] DUGÈS. *Dict. de méd. et chirurg. pratiques,* t. IX, p. 426.

[3] *L'Onanis.,* sect. vij.

[4] *Dict. des Scienc. méd.,* t. XIV, p. 539.

nisme détermine, chez des jeunes filles, et même chez des enfans en bas âge, un écoulement de sang par la vulve. Ce fait a été signalé par M. Dugès [1]. La perte de sang n'est jamais alors abondante, et elle n'a aucune gravité.

L'irritation produite ou entretenue par l'exercice trop souvent répété du coït, est très souvent cause d'infécondité. De même que, généralement, une surface enflammée refuse d'absorber les substances qu'on y applique, de même aussi l'irritation du vagin et de la matrice les rend impropres à l'imprégnation. Ainsi donc le libertinage, au lieu d'ajouter, comme on pourrait le croire, aux chances de fécondation, agit dans un sens contraire. On compte en général, dit M. Marc, que deux cents filles publiques ne produisent que deux ou trois enfans par an [2]. Ajoutez qu'il paraît constant que si ces filles rentrent dans la vie régulière, elles retrouvent leur fécondité. Les Anglais, voulant peupler Botany-Bay, y déportèrent, avec beaucoup de malfaiteurs, un

---

[1] *Dict. de Med. et de Chirur. pratiques*, t. IX, p. 423.
[2] *Dict. des Scienc. méd.*, t. VI, p. 288.

grand nombre de filles publiques. Celles-ci, qui étaient stériles dans leur patrie, se trouvèrent fécondes dès qu'elles furent assujéties à un mariage sévère [1]. N'est-il pas notoire que parmi les filles qui n'observent point la chasteté, celles qui deviennent mères ne sont généralement pas celles qui s'exposent le plus à le devenir [2]? Le docteur Benon de Chanes, médecin à Mâcon, a établi, par des recherches statistiques, qu'il y a peu de conceptions dans les premiers mois du mariage, c'est-à-dire, à l'époque où les rapprochemens des sexes sont le plus fréquens, et causent le plus d'irritation [3]. M. Villermé a constaté le même fait relativement aux premiers jours, et même aux premières semaines des unions. Aussi ce savant statisticien est-il disposé à regarder la fécondité des copulations comme étant en raison inverse de leur fréquence. Assurément on pourrait dire que c'est l'homme qui, dans ce cas, perd momentanément la faculté de procréer; mais cette objection tombe quand on considère que, pour multiplier les animaux

---

[1] *Voyages de Peron*, t. Ier.

[2] *Annales d'hygiène publique*, janvier 1831.

[3] *Idem, idem.*

domestiques, on charge un seul mâle de couvrir un grand nombre de femelles, ce qui n'empêche pas celles-ci d'être fécondées. On peut donc regarder comme fait constant que les femmes peuvent devenir stériles par suite des abus vénériens.

Ces abus ne nuisent pas seulement à la reproduction en y mettant obstacle, ils y nuisent encore en amenant la détérioration des races. M. Marc assure que les enfans, en petit nombre, qui naissent des prostituées, ont rarement la force et la santé dont jouissent les fruits d'une union légitime, et que la mortalité des premiers surpasse de moitié celle des autres[1]. Les unions trop précoces, qui constituent aussi un abus vénérien, ont des résultats analogues à ceux du libertinage. Aristote avait déjà signalé ce fait. Delafontaine, premier chirurgien du dernier roi de Pologne, attribue aux mariages prématurés des juifs polonais, l'extrème débilité physique que l'on remarque en eux. « Il est prouvé, dit M. Marc, que le degré de force physique d'un enfant tient, dans la règle, de la mère plutôt que du père ;

---

[1] *Dictionnaire des scienc. méd.*, t. VI, p. 288.

et c'est encore ce que nous confirme, d'une manière concluante, l'exemple des animaux domestiques. On sait que la taille du poulain dépend plutôt de celle de la jument que de celle de l'étalon ; les mulets surtout en fournissent une preuve très frappante. Les jeunes poules, quelle que soit la force du coq, pondent des œufs presque de moitié plus petits que ceux provenant de poules formées [1]. » Il est, au demeurant, de notoriété générale que les femmes qui deviennent mères avant d'avoir toute leur force, ou après l'avoir perdue par des excès, ne donnent ordinairement le jour qu'à des enfans chétifs et que l'on conserve difficilement.

Nous avons vu des hommes se prendre, en voulant simuler le coït, à des piéges qu'ils s'étaient eux-mêmes tendus, et dont ils ne sortaient qu'au prix de beaucoup de honte, de grands dangers et de vives douleurs : eh bien, des accidens de même nature sont arrivés à des filles et les ont obligées d'invoquer le secours de l'art. Les exemples de personnes qui, s'étant introduit des corps étrangers dans le vagin et

------

[1] *Diction. des scienc. médic.*, t. VI, p. 255.

surtout dans l'urètre, n'ont pu les en retirer, sont nombreux : nous allons en citer quelques uns. M. Pamard a rapporté celui d'une fille de trente-un ans, qui se masturbait avec un sifflet d'ivoire long de trois pouces et demi et gros de cinq lignes au milieu et à la tête ; c'était par ce bout qu'elle se l'introduisait, non dans le vagin, mais dans le canal de l'urètre. Un jour ce corps s'engagea si avant, qu'elle ne put l'extraire ; on ne parvint, après diverses tentatives, à l'en délivrer qu'en le saisissant avec une pince à polype [1]. Une autre fille, qui avait dix-sept à dix-huit ans, fut moins heureuse : elle avait l'habitude de s'introduire un gros morceau de bois dans le canal de l'urètre ; cet instrument ayant une fois pénétré trop profondément, s'engagea dans la vessie. M. Faure ayant été appelé, dut pratiquer la taille vaginale pour l'extraire [2]. M. Rigal fut dans le cas de faire usage de la même ressource pour une demoiselle de vingt ans qui, en se masturbant, s'était introduit dans la vessie un étui de bois [3]. Des aiguilles et des épingles se sont

---

[1] *Annales de medec. pratique de Montpellier*, octobre 1808, p. 287.

[2] *Idem,* août 1810.

[3] *Idem, id.*

égarées souvent de la sorte dans des routes où elles n'auraient dû pénétrer. Morgagni assure qu'il n'est pas rare, en Italie, que des filles lascives s'insinuent dans l'urètre les aiguilles d'or qui servent à leur coiffure, qu'elles les ont laissé plus d'une fois s'échapper dans la vessie; qu'elles dissimulent long-temps, mais que la douleur finit par les obliger à confesser leur faute[1]. Moïnichen parle d'une fille de Venise, que Molinetti parvint à débarrasser d'une aiguille d'or qui de ses mains étaient passée dans cet organe[2]. En 1751, Lachese (au rapport de Morand) fut appelé pour une fille de vingt ans, qui la veille s'était introduit dans l'urètre un cure-dent qu'elle y avait perdu : on ne put l'extraire qu'au bout de deux mois et après des tentatives de toute sorte[3]. Une circonstance heureuse favorisa Lamotte dans un cas semblable. Une vieille fille s'était introduit dans la vessie une très grosse épingle. Ayant appliqué plusieurs fois la sonde avec beaucoup d'attention et de patience, Lamotte finit par sentir cette épingle très distinctement; il sondait

---

[1] *De sed. et caus. morbis*, epist. 42, §19 et 20.
[2] *Oberv. med.*
[3] *Mémoires de l'Académie de chirurgie*, t. III, p. 613.

pour la quatrième fois, quand le hasard fit qu'elle se trouva embarrassée dans les deux trous de la sonde ; voulant retirer celle-ci, et trouvant de la résistance, il porta le doigt dans le vagin et reconnut d'où elle venait. Des manœuvres méthodiques lui permirent alors de faire une extraction qui d'abord lui avait paru impraticable [1].

Ces accidens n'arrivent ordinairement que chez les imprudentes qui, se trompant de route, font pénétrer dans l'urètre, un instrument destiné par elles à un canal voisin. L'ampleur et le peu de longueur du vagin s'opposent en effet à ce que les corps étrangers qu'on y introduirait, s'y arrêtent fréquemment et y soient retenus avec force. Il faut, pour qu'une telle incarcération ait lieu, certaines conditions qui doivent être peu communes. Cependant elle est possible, et l'on pourrait sans peine en rassembler plusieurs exemples. En voici un qui s'est offert à M. Dupuytren. Une femme vint le consulter pour une incommodité qu'elle disait ressentir dans le conduit vulvo-utérin. Le toucher fit aisément reconnaître qu'il y

[1] *Traité de chirurg.*, t. II, p. 385.

avait dans cette partie un corps étranger dont on ne put d'abord déterminer la nature, la malade s'obstinant à ne fournir aucun renseignement à ce sujet: cependant, à force d'explorations, on parvint à reconnaître que ce corps présentait une large ouverture et une cavité profonde. Les parois tuméfiées du vagin recouvrant les bords de l'espèce de vase qu'il recélait, empêchaient de pénétrer jusqu'à lui, et opposèrent une assez grande résistance à ce qu'on pût le saisir, le dégager, et l'extraire après l'avoir culbuté dans la cavité vaginale: enfin on réussit, et on put connaître l'objet mystérieux de tant d'efforts : c'était.... quoi?.... un pot à pommade qui avait été introduit par son fond, et au sujet duquel la malade balbutia plusieurs fables qui ne pouvaient avoir aucun crédit [1].

---

[1] *Additions à la méd. opérat.* de SABATIER, t. IV, p. 96.

SECONDE PARTIE.

RÈGLES DE PRÉSERVATION ET DE TRAITEMENT
RELATIVES AUX EXCÈS VÉNÉRIENS.

DEUX indications dominent et embrassent dans leur généralité toutes celles que soulèvent les excès vénériens. La première consiste à les prévenir, à empêcher le mal qu'ils peuvent faire ; la seconde est de remédier à celui qu'elles ont fait. *Préserver*, *réparer*, voilà donc ce que ces excès exigent. Ainsi les moyens qu'ils rendent nécessaires doivent être les uns hygiéniques et les autres thérapeutiques. C'est à les faire connaître que nous consacrerons les deux chapitres de cette seconde partie.

CHAPITRE PREMIER.

Les règles préservatrices relatives aux excès vénériens offrent en elles-mêmes, comme dans le succès et la facilité de leur application, des différences fondamentales, selon qu'il s'agit de la masturbation ou qu'elles concernent le coït. Exposons ces différences.

Le coït est un acte dont le mode et le but, *considérés au point de vue scientifique*, sont légitimes, et lequel par conséquent est licite tant qu'il n'est pas susceptible de causer un dommage quelconque à la constitution ou à la santé. Il ne doit donc être interdit que lorsqu'on en fait abus, c'est-à-dire qu'on s'y livre trop souvent ou sous des conditions qui le rendent nuisible. Sauf ce cas, on peut le permettre et même, au besoin, le conseiller. Quand il y a lieu de l'empêcher, les avis

qu'on donne, pour y parvenir, ont toutes
chances d'être compris, attendu que généralement ils s'adressent à des adultes, les enfans
n'ayant ni la puissance, ni les occasions d'exercer le coït. Ces conseils peuvent de plus être
suivis avec facilité, ou au moins sans trop de
peine, l'individu qui fait des excès de coït pouvant se mettre ou être mis dans l'impossibilité
absolue de s'y livrer. Ce n'est, en effet, qu'en
dehors de lui et dans le concours libre d'une
autre personne qu'il peut trouver le moyen
de satisfaire ses goûts ; il suffit donc d'éviter
ou d'empêcher ce concours, pour qu'il y ait
impossibilité totale de s'abandonner à ce genre
d'excès. Parler à la raison d'un adulte ou, au
plus, d'un jeune homme ; lui créer, s'il ne
veut s'en créer lui-même, des obstacles aux
rapports sexuels, voilà les deux seules indications *préservatrices* que soulèvent les abus du
coït. Nous avons rempli la première, ou fourni
les moyens de la remplir en exposant la longue
série des conséquences fâcheuses que ces abus
peuvent avoir, et en disant les circonstances
qui sont de nature à rendre l'acte vénérien
plus préjudiciable à ceux qui s'y livrent ; il
n'y a donc plus lieu, pour nous, de revenir
sur ce sujet. Quant à la seconde indication,

c'est-à-dire à celle d'empêcher des rapports devenus dangereux, elle n'est point du domaine d'un livre, et conséquemment ne nous occupera pas. Ce que nous avons à dire, en *fait de préservation*, s'appliquera donc *exclusivement* à l'onanisme. Plus tard, quand nous traiterons des moyens réparateurs, la distinction que nous établissons ici entre cette habitude et le coït disparaîtra, et nous nous retrouverons en face de *tous* les excès vénériens.

Si le coït n'est passible d'interdiction qu'autant qu'il s'exerce dans certaines circonstances ou qu'il sort de certaines limites, il n'en est pas de même de la masturbation. D'abord cette dernière, ne pouvant au point de vue moral être légitimée, ne porte en elle rien de respectable, et qui puisse retenir le *veto* du médecin. Je sais fort bien qu'en fait, l'onanisme a aussi un usage comme un abus, que cet acte n'est pas nécessairement suivi d'un inconvénient ou d'un danger; mais, en pratique, cette distinction doit s'effacer, et l'onanisme, quel qu'en soit le mode, la fréquence, et sans tenir compte des individus qui s'y livrent et des circonstances dans lesquelles il a lieu, doit être considéré comme étant *toujours* un abus, et conséquemment être proscrit sans réserve.

Cette manière de voir est basée sur deux motifs : l'un est fondamental et s'applique à tous les individus sans distinction d'âge, de sexe ou de constitution ; l'autre n'est relatif qu'à ceux qui se livrent à l'onanisme avant d'être entièrement formés et constitués. Le premier de ces motifs est fondé sur ceci, que lorsque cette pratique n'est pas actuellement mauvaise, elle est constamment suspecte de le devenir bientôt. Jamais, effectivement, quand l'onanisme commence, on ne peut dire jusqu'où il s'étendra. Le goût que le sujet peut y prendre et la facilité qu'il a de s'y livrer à toute heure de nuit, et souvent à toute heure du jour, font que cette habitude est en quelque sorte sans limites. Elle devient si promptement impérieuse, et le despotisme qu'elle exerce est tellement absolu, que toujours il faut s'attacher soit à la prévenir, soit à la combattre ; on doit enfin la considérer comme n'étant jamais qu'un fléau, et la traiter comme tel, sans attendre son invasion et encore moins le mal qu'elle peut causer. Cette conduite est bien plus nécessaire encore quand il s'agit d'enfans, de jeunes sujets, et généralement d'individus qui n'ont pas encore acquis leur maturité. Lorsque cette dernière est venue, le mal est possible ; avant, il est probable et souvent certain. Ce que j'ai dit, au surplus, des jouissances trop précoces [1] me dispense de revenir sur ce sujet.

Avant de passer à l'exposé des moyens préservatifs, une question se présente : à quoi reconnaît-on qu'il y a lieu d'user de ces moyens? ou, en d'autres termes, quels sont les signes qui indiquent qu'un individu est masturbateur ou pourra le devenir bientôt? Le soupçon peut s'étendre loin; il n'y a pas d'âge, en effet, qu'on doive en exempter d'une manière absolue, la masturbation étant possible, ce que l'observation prouve, depuis la première enfance jusqu'à la décrépitude : cependant il doit particulièrement s'attacher aux âges qui précèdent la maturité. Il est constant qu'un grand nombre de jeunes filles, et que presque tous les adolescens se masturbent; aussi n'y a-t-il pas de jeune sujet qu'on ne doive considérer comme se livrant à l'onanisme, ou comme exposé à s'y livrer plus ou moins prochainement. Cette habitude est moins fréquente, mais est

---

[1] Voyez p. 57 et suiv.

loin d'être rare chez les individus plus jeunes. Les précautions propres à prévenir l'onanisme et la vigilance qui permet de le réprimer à temps, doit donc entourer constamment et sans exception les enfans et les pubères, tous les sujets enfin qui n'ont pas encore atteint l'âge mur. C'est une règle importante; on ne pourrait la négliger sans s'exposer à des reproches graves et à des regrets profonds.

Il serait à souhaiter qu'on pût reconnaître l'onanisme avant que ses effets apparussent; mais on a rarement ce bonheur. Il y a dans les enfans une sorte d'instinct qui les porte à cacher, à dissimuler leurs manœuvres, bien qu'ils n'aient pu encore apprendre que c'est chose illicite et honteuse. L'art avec lequel ils éludent la surveillance et déroutent les questionneurs, est souvent inconcevable; on ne saurait s'en méfier trop. La nature des fréquentations d'un jeune sujet peut éveiller les soupçons, car la masturbation se donne. Ayez l'œil sur celui qui cherche l'ombre et la solitude, qui reste long-temps seul sans pouvoir donner de bons motifs de cet isolement. Que votre vigilance s'attache principalement aux instans qui suivent le coucher et précèdent le lever; c'est alors surtout que le masturbateur peut être pris sur le fait. Jamais ses mains ne sont en dehors du lit, et généralement il se plaît à cacher sa tète sous la couverture. A peine est-il couché qu'il paraît plongé dans un sommeil profond : cette circonstance, dont se méfie toujours l'homme exercé, est une de celles qui contribuent le plus à causer ou à nourrir la sécurité des parens. L'affectation que le jeune coupable apporte dans ce faux sommeil, l'exagération marquée avec laquelle il feint de dormir, peuvent servir à le dénoncer. Souvent quand on l'approche on le voit rouge et couvert de sueur, sans que la température de la chambre, le poids des couvertures, ou toute autre cause, puissent expliquer cet état : en même temps la respiration est plus précipitée, le pouls plus développé, plus dur, plus fréquent, les veines sont plus grosses et la chaleur est plus forte que dans l'état habituel; il y a enfin cette sorte de fièvre, de turgescence générale qui accompagne ordinairement l'acte vénérien.

Qu'alors on découvre brusquement le jeune homme, on trouve ses mains, s'il n'a pas eu le temps de les déplacer, sur les organes dont il abuse, ou dans leur voisinage. On peut trouver aussi la verge en érection, ou même les traces d'une pollution récente : celle-ci pourrait encore être reconnue à l'odeur spéciale qui s'exale du lit, ou dont les doigts sont imprégnés. Qu'on se méfie en général des jeunes gens, qui, au lit ou pendant le sommeil, ont souvent les mains dans l'attitude que je viens de dire : ils sont masturbateurs, ou le deviendront bientôt. J'en dis autant de ceux dont la verge est fréquemment érigée. Cette érection, cette attitude ne sont pas assurément des signes certains d'onanisme, mais ils en sont des signes probables ou précurseurs ; il ne faut donc pas les négliger. Les macules spermatiques qu'offrent les draps ou la chemise, peuvent aussi mettre sur la voie. Quand les sujets sont très jeunes, elles sont peu apparentes, l'humeur qu'ils éjaculent n'ayant pas encore les caractères du véritable sperme: toutefois, les traces qu'elle laisse, surtout si le linge est de coton, sont assez remarquables pour qu'on ne se méprenne pas sur leur origine. Au surplus, chez les pubères elles n'ont rien d'équivoque : seulement on peut se demander alors si elles ne seraient pas le produit d'une pollution involontaire. Sur ce point il y a une remarque à faire, c'est qu'il est très rare que ce genre de pollution ait lieu avant quinze ou seize ans, et soit fréquent avant vingt. Quand il en est autrement, c'est-à-dire quand des pertes involontaires de sperme se répètent souvent chez de jeunes sujets, on peut assurer qu'elles sont le résultat indirect de la masturbation. Il y a donc lieu de considérer les traces spermatiques comme des preuves certaines d'onanisme, quand les sujets ne sont pas encore pubères, et comme des signes on ne peut plus probables de cette habitude, lorsque les jeunes gens sont plus âgés, si elles se reproduisent fréquemment.

La décoloration, la teinte fanée du visage, la couleur bleuâtre ou violacée des paupières, la langueur du regard, l'air de fatigue et la nonchalance du sujet quand il a quitté son lit; la difficulté qu'on éprouve à l'en faire sortir, sont autant d'indices qui, réunis à d'autres, peuvent déceler sa déplorable habitude. Ce serait ici le lieu de peindre l'état physique où elle peut le jeter, si déjà nous ne l'avions fait avec tant de détails, que nous n'avons qu'à y renvoyer [1]. Par malheur ce n'est souvent que la consomption qui donne l'éveil; encore faut-il

---

[1] Voyez p. 104 et suiv.

qu'elle soit avancée, pour que les parens en cherchent la cause. D'autres fois, et ce cas est très fréquent, on néglige celle qui est la vraie pour en supposer une contre laquelle on dirige tous ses efforts. Convenons cependant qu'il n'est pas toujours aisé de rapporter à sa véritable origine le dépérissement du masturbateur. Un jeune homme peut, sans se livrer à l'onanisme, perdre ses forces, amaigrir, et présenter, au physique comme au moral, les caractères que donne cette habitude : ainsi on voit souvent la présence des vers dans les intestins, le travail de la dentition, celui de la puberté, une élongation trop rapide du corps, etc., produire un tel effet. Certaines maladies chroniques de l'estomac, des intestins, du foie, des poumons, du cœur, du cerveau, etc., etc., sont susceptibles aussi, quoiqu'étant peu prononcées, d'amener, comme je l'ai vu plus d'une fois, un résultat analogue. Il ne faut donc pas se hâter d'attribuer à la masturbation un état dont elle peut être fort innocente. Le praticien qui prononcerait avec trop de précipitation qu'un sujet est masturbateur, commettrait une faute qui serait grave sous plus d'un rapport.

Quand un jeune sujet présente des signes de

consomption, et qu'on a quelque raison de soupçonner l'onanisme d'en être la cause, on peut, afin de s'en assurer, se comporter de deux manières. Tantôt on cherche à reconnaître directement si cette habitude existe, à saisir le corps du délit. Déjà nous avons indiqué plusieurs moyens d'y parvenir; nous reviendrons bientôt sur ce sujet. D'autres fois on met toute son attention à découvrir si toute autre cause n'aurait pas déterminé la consomption: quand on n'en trouve pas, on conclut, par voie d'exclusion, à l'existence de l'onanisme. Le sujet, par exemple, offre tous les symptômes d'un épuisement profond et qui ne fait que s'accroître: on se demande si cet état ne résulterait pas d'une alimentation insuffisante ou mauvaise, d'excès de travail, de veilles prolongées, d'une affection triste de l'ame, de nostalgie, etc.; s'il ne serait pas la conséquence d'un mal que le sujet croirait devoir dissimuler, ou d'une de ces maladies qui peuvent déterminer des effets analogues à ceux de la masturbation? Or, si aucune de ces causes ne peut expliquer la détérioration progressive du malade; s'il s'est affaibli, amaigri, décoloré, etc., malgré une nourriture saine et abondante, un travail modéré, l'absence de tout chagrin, de tout ennui ; s'il n'offre aucun signe de maladie proprement dite ; ou bien, si les premiers symptômes des maladies qu'il présenterait ne se sont manifestés que postérieurement au commencement de la consomption ; si ces maladies sont d'ailleurs trop peu avancées, trop peu graves pour avoir pu la déterminer ; si elles ne peuvent fournir la raison des symptômes nombreux, bizarres, qu'on observe, et surtout de ce *facies*, de cette physionomie dont le caractère est tellement significatif que souvent il sert seul à dévoiler l'onanisme ; alors on peut regarder, sinon comme certain, au moins comme extrêmement probable, qu'on a devant soi une victime de cette habitude, et se comporter en conséquence.

Mais de toutes les preuves, celles qu'il importe le plus d'acquérir, c'est un *aveu*. D'abord il détruit toute espèce de doute ; ensuite il rend plus franche, et conséquemment plus efficace, l'action du médecin. Plus de crainte, à present, de blesser qui que ce soit ; de compromettre son crédit en laissant paraître un soupçon mal fondé ; d'éveiller, en l'exprimant, l'attention d'un jeune sujet sur des choses qu'il ignore, ou de les lui apprendre. On peut faire appel à la conservation, et le faire sans arrière-pensée, sans réserve : les avis, les remontrances, les châtimens, tous les moyens moraux sont devenus facilement applicables : si les ressources thérapeutiques ou coërcitives doivent être employées, le sujet n'a plus le droit d'en nier l'utilité, d'en repousser l'usage. L'aveu enfin place le médecin, les parens, les instituteurs, en un mot, toutes les personnes qui ont autorité sur le masturbateur, dans une position qui leur permet d'aller droit au but, et conséquemment d'y arriver.

Un aveu ne se fait jamais spontanément : on ne l'obtient qu'autant qu'on le provoque. Parlons de l'art de l'obtenir, car c'est chose délicate et difficile. Quelle que soit la manière dont on le sollicite, toujours est-il qu'on ne peut le faire qu'en nommant ou en désignant l'action qu'il s'agit d'avouer. Avec les hommes, et généralement aussi avec les jeunes gens, le choix des mots est facile, et l'on peut soit nommer la masturbation, soit la désigner clairement, sans craindre de blesser des oreilles pour lesquelles ceci n'a rien de neuf. Mais il n'en est pas de même avec des femmes, des demoiselles ou de jeunes sujets. Ici, on s'adresse à des personnes au moins pudiques, et quelquefois chastes : il faut bien considérer d'ailleurs que si un aveu est nécessaire, c'est que l'on a des doutes, et qu'on peut avoir affaire à une personne fort innocente ou fort ignorante du fait dont on la soupçonne. En quels termes désignera-t-on, en pareille occurrence, une action telle que ceux qui s'y abandonnent ne peuvent eux-mêmes en entendre parler sans rougir? Plutôt que d'affronter ces difficultés, beaucoup de praticiens, quand il leur vient des soupçons sur les personnes dont nous parlons, s'abstiennent de les exprimer. D'autres fois, ils se servent de formes tellement obscures et si équivoques, qu'ils ne sont pas compris. Aussi est-il arrivé que les réponses qu'ils obtenaient donnaient lieu à de véritables méprises. J'ai vu de jeunes sujets, garçons et filles, s'avouer coupables, de manière à faire croire qu'ils l'étaient réellement, bien que de fait et de pensée ils fussent purs d'onanisme : mais ils avaient appliqué à des actions très naturelles les discours qu'on leur avait tenus. Concilier les ménagemens que l'on doit au sexe et à l'âge, avec la nécessité de se faire comprendre, voilà, quand on veut exprimer à des femmes ou de à jeunes sujets le fait dont on les soupçonne, le problème qu'il faut résoudre. On sent que je ne peux rien dire de plus précis à cet égard; seulement j'ajouterai qu'il m'est arrivé plus d'une fois de me borner, dans ce cas embarrassant, à donner un simple *conseil :* je pouvais voir, à la manière dont il était reçu, que j'étais tombé juste, et que je n'avais plus besoin de questionner.

Demander l'aveu, n'est pas, il s'en faut, le meilleur moyen de l'obtenir. Agissant ainsi, on convient implicitement de ses doutes, et il est rare que le masturbateur s'empresse de les dissiper. Mieux vaut, quand on a des présomptions très fortes, et que le sujet est de ceux avec lesquels on peut s'expliquer sans réserve, lui dire nettement qu'on n'ignore pas qu'il se masturbe. De la sorte on lui évite la peine que l'on éprouve constamment à s'accuser soi-même d'un fait réputé honteux ou ridicule. Rarement il cherche à s'en défendre, ou, s'il essaie d'abord, il ne persiste pas long-temps. L'embarras, la maladresse de sa défense, montrent, au surplus, qu'on a pu se permettre le langage qu'on lui a tenu. Avec certains sujets, il convient, tout en paraissant instruit, de ne s'exprimer qu'à demi-mot. S'ils sont masturbateurs ils comprendront de suite, et leur faci-

lité à saisir un langage obscur pourra dispen-
ser de questions nouvelles : s'ils ne le sont
pas, on aura été trop peu explicite pour exposer son crédit. Qu'on sache bien encore que
l'aveu qui coûte le plus est celui du principal :
aussi doit-on, souvent, ne questionner que
sur l'accessoire. Tel sujet qui aurait répondu
négativement à cette question : « N'auriez-vous
pas l'habitude de vous masturber? » sera plus
franc si, paraissant instruit à cet égard, on
s'informe seulement de l'époque où, pour la
première fois, il a porté les mains sur lui, et
s'il les y porte souvent. De la sorte, on lui
sauve une partie et la plus rude partie du che-
min ; car il faut considérer que le plus pénible, pour un masturbateur, n'est pas d'être
connu pour tel, mais de confesser qu'il l'est.
Placé entre le désir de se conserver et la honte
d'un aveu, il pourra sacrifier le premier à celui-ci ; mais ce n'est pas sans peine, sans regret
qu'il fera ce sacrifice. Que le médecin tâche
surtout, dans ses rapports avec les masturbateurs, d'acquérir leur confiance, de les
mettre à l'aise. Ce n'est pas devant un front
sévère, ou quand ils s'attendent à une le-
çon morale, qu'ils ont de la franchise; il
faut que le médecin ne soit avec eux que mé-

decin. Pour lui/l'onanisme ne doit être qu'une cause de maladie, c'est-à-dire une chose analogue à un excès de travail, à un régime mauvais, à toute influence, enfin, qui pourrait nuire à la santé. S'il se fait moraliste, on le redoutera, et il n'obtiendra aucune de ces confidences qui lui permettraient d'employer à temps ses conseils et ses ressources/

Il arrive souvent qu'on n'aperçoit pas la masturbation là où elle existe, parce qu'on attache à sa possibilité des conditions trop exclusives. Sans entrer dans des détails qu'on ne peut confier à un livre, je dirai que la masturbation, malgré l'étymologie de ce mot, peut-être pratiquée dans l'un et l'autre sexe, sans le secours des mains. Cette possibilité a permis à de jeunes garçons et à de jeunes filles de tromper long-temps la vigilance la plus attentive, bien qu'ils se livrassent à leur déplorable habitude, même en classe, devant leurs maîtres, ou dans un salon au milieu de leur famille. Opérant par des pressions qui, chez certains sujets, ont fini par déterminer une déviation permanente des corps caverneux, ils n'exécutent aucun ou presque aucun mouvement : ils peuvent donc être habillés, assis, avoir les mains libres, paraître attentifs à une conversation, à une lecture, ou se livrer à un travail quelconque, et cependant procéder à l'onanisme. Malgré tout, quand on soupçonne ce cas, on le découvre bientôt : il y a dans le maintien, la physionomie, le silence du sujet, lorsqu'il se livre à ce genre d'abus, quelque chose d'insolite que l'on peut aisément saisir et interpréter : il serait surtout impossible de soustraire à des regards vigilans l'émotion finale, si bien exercé que soit le masturbateur. Ajoutez que, presque toujours alors, il a les cuisses croisées ou, au moins, fortement appliquées l'une contre l'autre. On peut remarquer aussi que l'immobilité du corps est plus affectée que complète et que la partie inférieure du tronc ne la partage pas entièrement.

Empêcher que l'habitude de la masturbation se développe, et, quand elle est développée, faire en sorte de la détruire, voilà, *sous le rapport hygiénique*, les deux indications qu'elle présente. Etudiées avec attention, ces deux indications se résument en une seule, celle *d'empécher* que la masturbation ait lieu. Qu'il s'agisse, en effet, d'un individu qui ne s'est pas encore livré à l'onanisme, ou d'un autre qui s'y livre depuis long-temps, toujours est-il qu'il faut *empêcher* que l'un commence, et que l'autre continue. Dans les deux cas, les moyens que l'on emploie ont la même tendance; seulement, dans le second, quand pour *empêcher* il faut combattre une habitude prise, on a besoin de quelques armes de plus que dans le premier, lorsqu'elle n'existe pas encore. Ces moyens sont donc tout *préventifs*, essentiellement préventifs; car, quelle que soit la manière dont ils agissent, ils tendent à *empêcher* l'acte du soir, celui du lendemain, tous ceux, enfin, que l'on prévoit. Aussi, quoiqu'en apparence ce soient choses toutes différentes de prévenir l'habitude de l'onanisme ou de la rompre, nous traiterons en même temps des moyens propres à atteindre ce double but, afin d'éviter les répétitions dans lesquelles nous serions sans cela tombé.

Dans la masturbation on doit considérer trois choses : le désir, la volonté et le pouvoir. L'onanisme n'est pas possible là où ces trois conditions ne seraient pas réunis. Il n'y a pas de volonté sans désir, et souvent il arrive que celui-ci est maîtrisé complétement par elle. L'un et l'autre, au surplus, restent sans résultat, si la possibilité d'y donner suite n'existe pas. Conséquemment, pour empêcher la masturbation, pour obtenir qu'elle ne commence point chez celui-ci et qu'elle ne se répète plus chez celui-là, il faut faire en sorte qu'ils ne désirent, ne veuillent ou ne puissent s'y livrer. Ce sont, comme on le voit, trois indications distinctes : en atteindre une suffit. Toutefois, en pratique, il est bon de les poursuivre en même temps. On conçoit qu'en apaisant le désir on prête secours à la volonté, et que les obstacles opposés à celle-ci doivent être d'autant plus efficaces que les désirs sont moins vifs et qu'elle est moins forte. Ainsi donc, il est suffisamment entendu que les trois indications dont nous allons parler, bien qu'elles soient distinctes dans leur but, qu'elles nécessitent chacune des moyens spéciaux, et qu'il suffise d'en atteindre une pour qu'il devienne inutile de s'attacher aux autres, peuvent et souvent doivent être poursuivies conjointement.

§ Ier.

PREMIÈRE INDICATION.

Faire que le désir qui porte à se masturber ne vienne pas, ou ne revienne plus, ou ait le moins d'empire possible.

Le désir de se masturber est bien distinct des désirs vénériens : on peut ressentir ceux-ci sans l'éprouver. Ce désir est spécial ; c'est celui de l'onanisme, et nul autre. Aussi les influences, dont le résultat plus ou moins prochain est d'exciter le sens génital, ne sont-elles que des causes *indirectes, prédisposantes* d'onanisme. Les causes *directes, efficientes,* sont celles qui portent immédiatement à s'y livrer, et à la choisir de préférence au coït. Conséquemment, deux indications sont relatives aux *désirs de se masturber,* une consiste à prévenir l'exaltation du sens vénérien, ou à l'apaiser, et la seconde, à prévenir ou à détruire les causes spéciales du désir onanique. Nous allons successivement étudier ces deux indications.

I. *Règles relatives aux causes générales ou indirectes d'onanisme.* — Le sens génital, et conséquemment les désirs vénériens, peuvent se faire sentir trop vivement ou prématurément par suite de circonstances diverses dont on peut faire deux groupes. Les unes appartiennent au corps humain, et consistent dans certaines dispositions innées ou acquises de l'organisation, en vertu desquelles le sens vénérien présente plus ou moins d'impressionnabilité. Les autres consistent dans les influences diverses, comme l'éducation, les alimens, le climat, le genre de vie, etc., etc., qui peuvent agir sur la sensibilité en général, et particulièrement sur celle de l'appareil générateur. Commençons par les règles qui se rattachent aux premières.

Des causes ORGANIQUES *innées ou acquises de l'excitation vénérienne, et des règles de préservation qui s'y rattachent.* Il est des individus qui semblent en quelque sorte marqués, par leur organisation, pour devenir victimes des excès vénériens. Chez eux, le sens génital s'éveille et prend un grand empire long-temps avant l'époque ordinaire de sa manifestation. Chez d'autres, au contraire, ce sens ne s'éveille que tard, s'il s'éveille, car il parle si bas qu'on peut se faire cette question. Il s'en faut de beaucoup que l'on puisse, dans l'état actuel de la science, trouver dans l'organisation la raison de toutes ces différences. Cependant on peut reconnaître dans des cas nombreux, que le développement plus considérable de certains organes, l'accroissement de leur vitalité, ou leur état de maladie, exercent une influence considérable sur la force et la précocité du sens vénérien.

Gall et les phrénologistes de son école ont placé dans le *cervelet* le principe de l'état de rut. Ils considérèrent cet organe comme le législateur des parties sexuelles, le foyer de l'instinct de la propagation, le siége de l'amour physique, et ils assurent que les différences de masse et de vitalité que présente cette portion de l'encéphale, répondent exactement aux différences d'intensité des désirs génitaux. Nous allons exposer succinctement les faits divers dont ces physiologistes ont appuyé leur opinion.

L'anatomie comparée ne leur a fourni aucun argument qui mérite d'être rapporté : même on pourrait y puiser des faits contradictoires à l'opinion de Gall, des classes nombreuses d'animaux étant dépourvues de cervelet, bien qu'elles se livrent avec ardeur à l'acte de la reproduction. Aussi cette opinion ne s'applique-t-elle sérieusement qu'à l'homme et aux mammifères qui s'en rapprochent. Le rapport qui existe entre le développement du cervelet et celui des organes générateurs a fourni un argument plus plausible. On a fait valoir que, dans l'encéphale, les fibres du cervelet sont les dernières à se montrer bien distinctement, et que ce n'est ordinairement que de dix-huit à vingt-six ans que cet organe se présente à l'état parfait. On s'est aussi appuyé de cette remarque de Sœmmering, que le cervelet devient au cerveau, à l'époque de la puberté, comme un est à cinq, tandis que dans l'enfance il n'en égale que la septième partie.

Nous avons vu précédemment que le sens génital a plus de force chez les hommes que chez les femmes [1]. Or, on a donné comme positif que chez ces dernières le cervelet est communément plus petit que chez les hommes [2].

Les phrénologistes ont aussi cherché à établir l'existence d'une réciprocité d'action entre les organes générateurs et le cervelet, au moyen

---

[1] Voyez p. 48.
[2] Gall et Spurzheim. *Dict. des Sciences méd.*, t. IV, p. 469.

des résultats de la castration, ainsi que de l'influence que le développement de cet organe peut exercer sur les testicules. La castration, disent-ils, en même temps qu'elle s'oppose au développement du sens vénérien, empêche le cervelet d'atteindre le volume qu'il eût acquis : aussi, regardez combien l'étendue de la nuque est plus considérable chez le taureau que chez le bœuf. Ils ont également avancé que si la castration n'a lieu qu'à une époque où déjà le cervelet a tout son développement, le sens génital peut survivre à cette opération ; que, dans certains cas, elle pouvait réduire cet organe à un état voisin de l'atrophie ; que l'enlèvement d'un seul testicule à un animal, quelle que soit son espèce, pouvait produire l'atrophie ou une altération quelconque du lobe cérébelleux du côté opposé au testicule enlevé. Ils ont ajouté, pour contre-preuve, que l'altération du cervelet avait entraîné l'atrophie des testicules, et que, dans des cas où un de ses lobes seulement était désorganisé, le testicule du côté opposé en avait subi seul la conséquence.

Suivant Gall et ses disciples, le volume du cervelet se reconnaît extérieurement à la lar-

geur, au renflement de la nuque : ils font remarquer que cette partie du crâne est, en général, plus bombée chez les mâles que chez
les femelles, chez les animaux entiers que chez
ceux qui ont été châtrés dans leur jeune âge,
et chez les individus qui se distinguent par
leur salacité que chez ceux qui sont peu sensibles aux plaisirs de l'amour. M. Larrey a fait
voir à Gall un soldat chez lequel l'antipathie pour
les femmes avait dégénéré en une véritable
manie. L'aspect d'une femme produisait en
lui des convulsions violentes, et le faisait
presque entrer en fureur. Spurzheim a vu un
exemple semblable en Angleterre : or, chez l'un
et l'autre de ces individus, le développement du
cervelet était absolument resté en arrière. Les
portraits de Newton, de Charles XII et de
Kant montrent, suivant Gall, par le peu de
largeur du cou, que l'organe dont nous parlons était peu développé chez ces grands hommes, qui, suivant l'histoire, se sont montrés
peu ardens pour les plaisirs sexuels. En regard
de ces exemples on en a placé d'autres où l'on
voit des dispositions diamétralement contraires coïncider avec un volume exagéré du cervelet. Voici un de ceux que rapporte Gall.

« Une dame très spirituelle était tourmentée, depuis son enfance, par les désirs les plus désordonnés; l'éducation très soignée qu'elle avait reçue fut seule capable de la sauver des démarches inconsidérées auxquelles la portait la violence de son tempérament. Lorsque, dans un âge plus mûr, elle se trouva abandonnée à elle-même, elle essaya tout pour satisfaire ses désirs brûlans; mais la jouissance ne paraissait que les irriter. Souvent elle se vit sur le point de tomber dans la manie. Réduite au désespoir, elle abandonna sa maison, quitta la ville, et se réfugia chez sa mère, dans une campagne isolée, où le défaut d'objets excitans, la plus grande sévérité de mœurs et les soins du jardinage, prévinrent l'éclat du mal. Après avoir habité de nouveau, pendant quelque temps, une grande ville, elle se trouva menacée d'une rechute, et elle se réfugia une seconde fois près de sa mère. A son retour, elle vint me trouver à Paris, et se plaignit à moi comme une femme au désespoir. Partout, me dit-elle, je ne vois que les images les plus lubriques; le démon de la luxure me poursuit sans relâche en tous lieux, à table, dans mon sommeil même; je suis un objet de dégoût pour moi-même; oui, je le sens, je ne puis échapper à la manie ou à la mort. »

« Je lui fis en abrégé l'histoire naturelle de l'instinct de la propagation ; je la rendis attentive à la forme de sa nuque : quoique sa tête soit très grande, le diamètre de sa nuque surpasse la distance d'une oreille à l'autre. Elle conçut la cause de son état. Je lui conseillai de continuer son voyage pour aller rejoindre sa mère ; de varier ses occupations pour diminuer l'activité de son cervelet ; de se faire souvent appliquer des sangsues à la nuque pour modérer l'état d'irritation de cet organe ; d'éviter tous les mets échauffans et toutes les boissons excitantes, etc., etc. [1] »

J'ai vu à Paris, dit le même auteur, un garçon de cinq ans, qui, sous le rapport des forces corporelles, paraissait en avoir seize. Les parties sexuelles étaient entièrement développées ; *sa nuque était large et bombée ;* il avait une forte barbe, une voix rauque et mâle ; en un mot, tous les signes d'une virilité pleine et entière [2]. Le docteur Gall avait aussi été frappé du développement du cervelet chez un garçon de dix ans qui était détenu dans une maison de correction à Léipsick, pour avoir

---

[1] *Sur les fonctions du cerveau et sur celles de chacune de ses parties,* 1825, t. II, p. 319.
[2] *Id.* t. III, p. 260.

violé une jeune fille. Il avait aussi vu à Paris un jeune mulâtre, âgé de moins de trois ans, qui n'était pas moins remarquable sous le même rapport. Il se jetait non seulement sur des petites filles, mais sur des femmes, et les sommait, avec audace et avec opiniâtreté, de satisfaire ses désirs. Il ressentait, dans les parties sexuelles, qui cependant n'avaient rien d'extraordinaire pour leur développement, des érections prolongées. Comme il était environné de filles qui se prêtaient à satisfaire ses désirs, comme à un jeu piquant pour elles par sa singularité, il mourut de consomption avant d'avoir atteint la fin de sa quatrième année. Son cervelet était extraordinairement développé : le reste de la tête avait les dimensions ordinaires à son âge. Gall a encore rapporté des exemples de même sorte.

Il en est un que M. le docteur Chauffard, d'Avignon, a publié, qui mérite que nous le reproduisions ici. Ce médecin accompagnait le préfet, en 1823, dans sa tournée départementale, pour l'examen des jeunes gens qui demandaient à être dispensés du service militaire. Un pâtre assez robuste, à cheveux et poils roux, à odeur infecte, se déshabilla, étant, disait-il, atteint d'une maladie qu'il n'osait nommer. On était à la fin de décembre, le temps était rigoureux, et la salle très froide. A peine cet homme est-il dépouillé de ses vêtemens, que sa verge s'enfle. L'air confus, la face rouge, les yeux troubles, il tournait sans cesse le dos aux assistans, ne pouvant éviter ni ce priapisme monstrueux, ni enfin une évacuation de sperme qui s'effectua sans une diminution bien sensible de l'organe. Cet homme avait peu d'intelligence, un air de stupidité, et cependant ses réponses étaient justes. Il se disait toujours tourmenté par des érections continuelles, souvent suivies d'émissions séminales : il avouait même qu'il avait contracté l'habitude de les solliciter. Or, il avait le cou court; sa nuque était large et épaisse; la portion postérieure de l'occipital offrait un évasement très remarquable; enfin la région cérébelleuse du crâne était très développée et proéminente. Cet homme fut réformé[1]. J'ai aussi observé un développement très remarquable de la partie postérieure du crâne, chez un garçon de huit ans qui se livrait depuis plusieurs années à la masturbation et dont la verge était dans un état presque continuel d'érec-

---

[1] *Journal univ. des Sciences med.*, décembre 1828.

tion : cette saillie alongeait tellement le diamètre antero-postérieur du crâne, qu'on trouvait difficilement, au dire de la mère, des coiffures qui s'adaptassent bien à la tête de cet enfant.

Un des disciples les plus distingués de Gall, M. le Docteur Voisin, a mis les notions phrénologiques à l'épreuve dans une visite qu'il a faite récemment au bagne de Toulon. Le Directeur du bagne, M. Renaud, instruit du but scientifique de la visite de ce médecin, le mit à même d'explorer les organes cérébraux de trois cents cinquante voleurs, faussaires ou homicides, auquel il mêla, avec intention, vingt-deux autres forçats condamnés pour viol, chargeant M. Voisin de les découvrir dans cette foule, par l'examen de la partie postérieure du cerveau. Ce savant mit en effet vingt-deux forçats hors des rangs : treize seulement étaient du nombre des condamnés pour viol. Ainsi donc il en avait choisi neuf qui n'étaient pas coupables de ce crime, et en avait, au contraire, laissé échapper neuf qui l'avaient commis : or, les neufs compris à tort étaient, de l'aveu même du Directeur du bagne, des libertins nécessitant une surveillance spéciale sous le rapport des mœurs ; et les neufs, au contraire, qu'il n'avait pas retrouvés, ne s'étaient rendus coupables que par hasard, et lorsqu'ils étaient dans l'ivresse; le libertinage, en un mot n'était chez eux qu'accidentel, il n'était pas organique [1].

Des preuves expérimentales, mais en petit nombre, ont été invoquées à l'appui des opinions de Gall sur le cervelet. Nous citerons une remarque faite par M. Serres sur les bœufs que l'on abat en les frappant à la nuque. La verge, chez ceux qui présentaient une lésion du cervelet, avait offert, pendant l'expérience, un mouvement d'oscillation très évident. Le même savant a observé une érection très prononcée chez un jeune cheval que l'on tua en enfonçant un couteau dans le cervelet. M. Segalas a produit le même effet chez des cochons-d'inde, en introduisant un stilet dans cet organe [2].

Les principales preuves ont été tirées de l'action du cervelet malade sur l'appareil générateur : ainsi l'état d'érection dans lequel meurent souvent les pendus a été attribué par

----

[1] Lecture faite à la Société phrénologique, dans sa séance annuelle du 22 août 1834.

[2] SERRES. *Anat. comp. du cerveau*, t. II, p. 608.

Gall à l'affection du cervelet dans ce genre de mort. M. Cruveilhier a contesté cette explication. Selon lui, on peut se rendre compte de l'érection des pendus par la stase du sang veineux. La respiration, dit-il, est retardée par suite de la compression du bulbe rachidien, et il en résulte une demi-asphyxie favorable à l'érection [1]. J'ajouterai que dans la pendaison il peut y avoir affection de la partie cervicale de la moëlle, et que le priaspisme a été observé plus d'une fois, ainsi que nous le verrons plus loin, dans les lésions de cette partie. Les phrénologistes ont également fait valoir que ce symptôme est souvent résulté de l'application d'un vésicatoire ou d'un séton à la nuque. Un fait qu'ils ont aussi rapporté souvent comme témoignage du lien qui unit le cervelet à l'appareil génital, est celui d'un militaire, dont la faculté génératrice avait disparu à la suite d'un coup de sabre qui avait décollé le cuir chevelu de l'occiput [2]. Je doute que ce fait, qui a été observé par M. Larrey, se soit souvent reproduit, quoique le docteur Bischoff ait avancé que des blessures considérables de

----

[1] *Dict. de méd. et chirurg. prat.*, t. III. p. 238.
[2] LARREY. *Mémoires de Chirurg. militaire*, t. II, p. 150.

la nuque et des coups, qui n'avaient même fait qu'effleurer cette partie, ont été souvent suivis de l'inflammation des organes génitaux [1].

Il n'est pas au reste douteux qu'une excitation particulière de ces organes a plus d'une fois *coïncidé* avec une maladie quelconque du cervelet. Nous avons déjà parlé précédemment de cette coïncidence [2]; les exemples que nous avons fournis avaient été particulièrement choisis parmi ceux où l'affection du cervelet pouvait être considérée comme le produit d'excès vénériens : dans ceux que nous allons rapporter maintenant c'est l'excitation génitale qui est, ou paraît être, la conséquence de cette affection.

L'érection de la verge, avec ou sans pollution, a été plusieurs fois observée comme symptôme de l'apoplexie du cervelet. On a pu remarquer ce phénomène dans quelques uns des cas de cette affection que nous avons cités [3]. C'est M. Serres qui a, le premier, appelé l'attention sur ce phénomène, dans un

---

[1] *Exposit. de la doctrine de Gall*, trad. de l'allemand par Barbeguière; p. 843.

[2] Voyez p. 156.

[3] Voyez p. 152, 153 et 154.

Mémoire sur les apoplexies cérébelleuses inséré dans le journal de physiologie expérimentale, et dont il a reproduit les principaux
faits dans son ouvrage sur l'anatomie comparée du cerveau [1]. Un de ces faits est celui d'un
homme de quarante-six ans, qui mourut à la
suite d'une apoplexie violente du cervelet,
pendant laquelle le satyriasis et l'éjaculation
se manifestèrent avec gonflement de toutes les
parties externes de la génération. D'autres cas
absolument analogues, et qu'il serait inutile
de rapporter, sont joints à celui-ci. Un d'eux
a été observé par M. le docteur Falret. Le
priapisme s'est offert à mon observation avec
une circonstance bien remarquable. Le malade avait été frappé d'apoplexie, et présentait
une paralysie complète du côté gauche du
corps : divers symptômes nerveux indiquaient
qu'il y avait de plus une forte irritation de
la pulpe encéphalique ou des membranes qui
l'enveloppent. Cet homme, bien qu'il fût
presque agonisant, faisait, à la femme qui lui
donnait des soins, des propositions amoureuses, et présentait une demi-érection de
la verge. Or, il est à remarquer que cette par-

---

[1] 1827, t. II, p. 601.

tie, au lieu d'être droite, présentait une concavité qui regardait le côté non paralysé. Il est évident que le corps caverneux droit, c'est-à-dire celui du côté non paralysé, était seul en érection. Je regrette fort de n'avoir pu ouvrir le cadavre de cet individu. L'affection des organes générateurs, dans les apoplexies du cervelet, eût été peut-être observée un plus grand nombre de fois, si on l'avait plus souvent cherchée. Dans aucun des cas dont M. Andral a fait l'analyse [1], elle n'a été notée, ce qui ne veut pas dire qu'on n'aurait pu l'y remarquer. M. Cruveilhier aussi n'a jamais observé de priapisme dans les cas d'apoplexie cérébelleuse qu'il a vus, mais il ajoute qu'il n'oserait dire que ce symptôme n'ait pas existé, au moins temporairement [2]. On conçoit, en effet, qu'il doit aisément échapper.

Les hydrocéphales offrent souvent un vif penchant aux jouissances génitales. Gall, en rappelant cette remarque, fait observer que le cervelet est de toutes les parties de l'encéphale celle qui est la moins altérée chez ces individus.

---

[1] *Clinique méd.*, 2ᵉ édit., t. V, p. 680.
[2] *Dict. de méd. et de chirurg. pratiq.*, t. III, p. 238.

M. Chauffard a vu un hydrocéphale de 14 à 15 ans, à tête énorme, qui se livrait à la masturbation et parlait à tous propos des plaisirs qu'elle lui faisait goûter[1].

Il est à croire qu'une irritation soit aiguë, soit chronique du cervelet ou de ses enveloppes, doit, plus que les altérations dont nous venons de parler, provoquer des symptômes de rut. Sur un cadavre apporté de l'hospice de Bicêtre à l'amphithéâtre central des hôpitaux, et qui présentait une tuméfaction considérable de la verge et des bourses, le cervelet était phlogosé dans toute son étendue[2]. Un des faits les plus intéressans sous ce rapport, a été rapporté par M. Chauffard. Il s'agit d'un homme de 53 ans, de mœurs douces et d'un caractère paisible, qui, dans une chute, frappa violemment de la nuque contre un des angles de son lit. Il survint de l'empâtement dans la région occipitale inférieure, et, subséquemment, une altération remarquable dans les habitudes du malade, qui fut pris d'un satyriasis très violent, et con-

---

[1] *Journal univ. des Sciences méd.*, t. XLVIII, p. 265.
[2] SERRES. *Loc. cit.*

d'une telle salacité qu'il poursuivait à outrance
sa femme, sa fille, et en général toutes les
personnes d'un autre sexe que le sien. Cet
homme, jusqu'alors pieux et modeste, tomba
peu à peu dans le délire le plus érotique et
finit par tenir les propos et commettre les actes
les plus indécens. Pendant les trois mois suivans, cet état ne fit que s'accroître, mais en
même temps les forces et l'intelligence du malade s'affaiblirent. Un jour, enfin, à la suite
d'une violente colère que lui avait occasionée
les refus de sa femme, *lassata viro et satiata*,
il tomba en convulsion : immédiatement après,
la douleur qu'il avait jusque-là ressentie à la
partie postérieure et inférieure du crâne, se
déplaça et vint se fixer en avant du sommet
de la tête. Alors survint un commencement
de paralysie du côté gauche du corps, et
le satyriasis fut remplacé par un délire religieux, avec marmottement continuel de
prières, etc., etc. Ce sont les derniers symptômes que présenta le malade, qui mourut
huit jours après leur invasion. Suivant
M. Chauffard, il y eut d'abord une affection
du cervelet à laquelle se substitua, lors
de la mutation qu'offrit l'état du malade,
une affection de l'organe de la théosophie,

lequel répond à la partie moyenne, postérieure et supérieure du coronal, endroit où
le malade éprouva en dernier lieu une vive
douleur.

N'y aurait-il pas eu aussi affection du cervelet dans le cas suivant qui a été rapporté
par M. Sainte-Marie? Un négociant de Lyon,
homme instruit et plein d'honneur, paraissait
guéri d'une affection vénérienne invétérée
pour laquelle il avait subi un long traitement
mercuriel : seulement, il se plaignait d'une
inquiétude vague, de chaleur à la gorge, *de
douleurs à l'occiput et à la nuque*, et d'érections fréquentes. Il en était là, quand, en
1812, il fut pris, à la suite de chagrins domestiques, d'un délire furieux : cet état dura trois
jours et se termina par un priapisme, pendant
lequel le malade éjacula quatorze fois en
quelques heures. Un calme parfait de la raison fut le résultat de cette crise singulière ;
il ne resta plus qu'une extrême faiblesse qui
bientôt céda à l'usage des toniques et des ana-
leptiques. Deux ans et demi après, cette maladie se renouvela sous l'influence des mêmes
causes et avec des symptômes absolument
semblables. La terminaison fut la même. Il
y eut encore un léger retour au bout de deux

ans, mais cette fois le malade en fut quitte pour quelques érections sans aucune perte prolifique [1].

Tel est le genre de faits dont se sont autorisés plusieurs auteurs pour attribuer *exclusivement* le satyriasis et la nymphomanie à un état soit inné, soit accidentel du cervelet. « La condition matérielle du satyriasis, dit M. Voisin, réside dans l'encéphale, et, dans tous les cas, sa manifestation désordonnée tient ou à la force native et prépondérante du cervelet, ou aux causes morales et intellectuelles qui ont favorisé le développement de cet organe, ou bien encore aux circonstances extérieures qui, au moment même de la maladie, ont mis violemment en jeu son action [2]. » D'autre part, la localisation de l'amour physique dans le cervelet a été vivement contestée par d'excellens observateurs, particulièrement par MM. Flourens et Bouillaud, qui attribuent pour fonctions spéciales à cet organe, de présider à la locomotion. M. Bouillaud, surtout, s'est attaché à établir, par l'analyse des

---

[1] *Trad. de la dissertation de Wichmann*, p. 25.

[2] *Des causes morales et physiques des maladies mentales, etc.*, in-8°, 1826, p. 275.

observations de Gall et de M. Serres, qu'elles sont beaucoup moins probantes, et qu'elles peuvent être autrement interprêtées que ces auteurs ne l'ont cru[1]. M. Chauffard pense seulement que Gall a été trop loin en disant : « que ce n'est point à la présence de la semence et à l'irritation à laquelle elle peut donner lieu, qu'on doit *attribuer* l'amour physique et les érections. » Suivant cet auteur, il faudrait, pour dire juste, ajouter le mot *exclusivement* après celui attribuer. Moi aussi je pense que la formule de Gall, ainsi modifiée, serait beaucoup plus exacte. Assurément il n'est pas douteux que le cervelet a une action puissante sur la salacité; mais nous allons voir que toutes les portions de l'appareil générateur, prises isolément, n'en exercent pas une moins grande, et que, conséquemment, ce n'est pas *uniquement* dans l'encéphale qu'il faut chercher le principe organique de l'état de rut et des excès vénériens.

En conséquence des opinions de Gall, plusieurs auteurs, parmi lesquels je citerai MM. Chauffard, Voisin et Londe, ont estimé qu'il fallait s'adresser directement au cervelet

---

[1] *Arch. générales de méd.*, 1827.

pour apaiser une lascivité trop vive. Quelques tentatives ont paru justifier cette manière de voir. M. Sainte-Marie dit qu'un médecin de Lyon, qu'il ne nomme pas, a dissipé des pollutions nocturnes invétérées, en faisant appliquer sur l'occiput et la nuque, le soir avant l'heure du coucher, une certaine quantité de glace, qu'on y laissait jusqu'à ce qu'elle ait été convertie en eau [1]. Un homme d'environ trente ans avait trois ou quatre évacuations de sperme chaque nuit, évacuations pour lesquelles M. le professeur Lallemand (de Montpellier) avait tenté, en vain, la cautérisation des canaux éjaculateurs : M. Gensoult, chirurgien de l'Hôtel-Dieu de Lyon, et qui, peut-être, est le praticien dont M. Sainte-Marie a parlé, fit appliquer des sangsues et de la glace pilée à la nuque : les pollutions furent arrêtées comme par enchantement. M. Serres, qui rapporte ce fait, ajoute que depuis la publication de son mémoire sur l'apoplexie cérébelleuse, il a eu occasion de voir deux apoplectiques chez lesquels l'érection se manifestait pendant les paroxismes : tous deux sont guéris à la suite de l'application

---

[1] *Trad. de Wichmann*, p. 91.

à la nuque de cataplasmes émolliens et de sangsues [1].

Ne pourrait-on pas essayer, pour calmer le satyriasis onanique, d'appliquer endémiquement des narcotiques dans le voisinage du cervelet? Serait-il impossible que la belladonne, la thridace, l'opium, etc., introduits de cette manière, eussent un effet avantageux? Ne serait-on pas aussi dans le même ordre d'idées en prescrivant de laisser la tête nue, en ne lui laissant qu'une chevelure très courte, surtout à sa partie postérieure, et en substituant à l'oreiller de plume celui de crin? Je pense aussi qu'on ne doit appliquer qu'avec circonspection des sétons et des vésicatoires à la nuque, chez les masturbateurs, et qu'on doit les délivrer de ces exutoires aussitôt qu'ils ne sont plus jugés indispensables. D'ailleurs on pourrait craindre, indépendamment de l'irritation qu'ils causent dans le voisinage du cervelet, l'influence des pommades cantharidées dont on se sert pour les entretenir.

Nous l'avons déjà dit, il y a réciprocité d'action entre les organes : s'il en est un qui exerce

[1] *Anat. comp. du cerveau*, t. II, p. 607.

une influence marquée sur un autre, soyez sûr que ce dernier ne manque pas de le lui rendre. Le cervelet que nous avons vu tantôt devenir malade consécutivement à l'abus des organes génitaux, et tantôt communiquer à ces organes la sur-excitation dont il était devenu accidentellement le siége, vient de nous fournir la preuve de ce principe : la moëlle épinière va aussi le confirmer.

Willis qui, avant Gall, a cherché à localiser dans les centres nerveux le besoin de la reproduction, avait désigné la moëlle épinière comme organe de ce besoin. Des observations assez nombreuses et plusieurs expériences ont, dans ces derniers temps, rendu quelque crédit à cette opinion. M. Ségalas, qui avait produit chez des cochons-d'inde l'*érection* de la verge en introduisant un stilet dans le cervelet, détermina l'*éjaculation* en poussant cet instrument dans la colonne vertébrale jusqu'à la région lombaire. M. Serres, ayant répété cette dernière expérience avec un résultat semblable, en tira conclusion que la partie inférieure de la moëlle épinière agit sur les appareils sécréteurs et excréteurs du sperme, comme le cervelet agit sur le sens vénérien. Nous allons voir que cette opinion a aussi le tort d'être trop absolue, les lésions de la moëlle exerçant, indépendamment de l'influence que lui attribue M. Serres sur l'éjaculation, une action marquée sur l'érection de la verge et le sens vénérien.

Une observation que M. le professeur Lenhosseik a rapportée, semble établir que la compression et l'atrophie de la moëlle peuvent s'opposer au développement des organes générateurs. Le sujet de cette observation avait *vingt-quatre ans :* il était effilé, maigre, et d'une taille répondant à celle d'un individu de douze ans. *Ni le visage, ni l'appareil génital,* ne présentaient les caractères qu'ils prennent à la puberté. Cet individu étant mort subitement, on trouva que, par suite d'un vice de conformation des première et deuxième vertèbres cervicales, le diamètre du trou occipital se trouvait réduit de moitié. La moëlle alongée avait été comprimée en cet endroit et son développement n'avait pu se faire [1]. Ne serait-ce pas aussi à une affection du prolongement rachidien qu'il conviendrait de rapporter cette maladie singulière que M. Larrey a observée en Egypte, et plus tard à Paris. Peu à peu les testicules s'atrophiaient, puis le malade perdait la

---

[1] *Journal des progrès,* etc., 1827, t, II, p, 259.

faculté d'éprouver des sensations vénériennes et d'entrer en érection : en même temps *les extrémités inférieures maigrissaient et chancelaient dans la progression* ; le visage se décolorait, la barbe s'éclaircissait, les digestions et les facultés intellectuelles se dérangeaient [1]. Cette coïncidence d'un affaiblissement considérable des extrémités inférieures et de l'atrophie des testicules n'indiquerait-elle pas que cette dernière a été la conséquence d'une affection du prolongement spinal ?

- Un fait certain et que M. Dupuytren a depuis long-temps constaté, c'est que le priapisme est souvent causé par une lésion de cet organe. On en trouve de nombreux exemples dans l'ouvrage de M. Olivier sur la moëlle épinière [2]. Ils prouvent que toutes les portions de la moëlle, mais surtout sa partie cervicale, peuvent, quand elles sont lésées, produire l'érection de la verge. MM. Potain, Renauldin, Hedelhofer, ont rapporté des faits analogues. Ce dernier auteur a vu un homme qui, ayant fait une chute sur le sacrum, eut instantanément une éjaculation. M. le professeur Fages

---

[1] *Mémoires de chirurgie militaire*, t. II, p. 62, 1812.

[2] T. I, p. 120, 237, 242, 246, 249, 275, 282, 291, 315.

aimait à parler dans ses leçons d'un fait que son fils raconte en ces termes. « Un aide de camp du général Dumouriez était atteint d'une paralysie complète des extrémités inférieures, survenue à la suite d'une chute de cheval. Cette paralysie coïncidait avec un priapisme considérable qui l'incommodait beaucoup et lui faisait éprouver des rétentions d'urine contre lesquelles on était dans la nécessité d'employer les réfrigérans les plus actifs. Passant à Montpellier pour se rendre à Balaruc, il se reposa quelques jours à l'hôpital militaire où l'on eut à le sonder plusieurs fois. Lorsqu'il fallait en venir à ce moyen, on était obligé de lui découvrir tout le corps, de le laisser exposé quelque temps à l'air et de l'arroser d'eau froide; encore fallait-il sonder avec promptitude, sans quoi l'érection survenait bientôt par le seul attouchement de la verge, et par la sensation que causait la présence de la sonde dans l'intérieur de l'urètre. Les Bains de Balaruc dissipèrent presque complétement la paralysie. Or, à mesure que le mouvement des extrémités inférieures se rétablit, le priapisme disparut [1]. »

Ces faits n'indiquent-ils pas que la moëlle

---

[1] *Ephémérides méd.*, février 1827.

épinière exerce une puissance marquée sur les organes générateurs? Nous avons précédemment rapporté l'opinion de M. Sainte-Marie qui regarde les pollutions involontaires comme pouvant être tantôt la cause et tantôt le résultat d'une affection de la moëlle épinière [1]. Or, ne se pourrait-il pas qu'un état originel, ou acquis de cet organe, fût, chez certains sujets, la cause indirecte d'excès vénériens? Que l'on remarque l'influence du coucher en supination sur la production des rêves voluptueux et des pertes de semence. Ce singulier effet ne tiendrait-il pas à la chaleur que la moëlle épinière éprouve, par suite d'une telle position? on peut le croire, surtout quand on considère les avantages que l'on a retirés dans les pollutions involontaires, le priapisme et le satyriasis, de douches d'eau excessivement froide le long de la colonne vertébrale, particulièrement sur les régions lombaire et sacré, ainsi que des applications de glace pilée sur ces parties. M. Sainte-Marie a quelquefois fait cesser le spasme des parties génitales par des frictions sur le sacrum avec des vessies remplies de glace [2]. J'estime

---

[1] Voyez p. 332.

[2] *Traduction de* Wichmann, p. 91.

donc qu'il est des cas où ces moyens peuvent être employés avec succès pour combattre l'habitude de la masturbation. On pourrait y joindre des frictions narcotiques et des applications endermiques le long de la colonne vertébrale, ainsi que nous l'avons dit en parlant du cervelet [1]. Des sangsues à l'anus, ou, mieux encore, aux lombes, et surtout des ventouses scarifiées sur cette dernière région, pourraient être utiles chez des sujets encore vigoureux. Je ne parle pas de l'application recommandée par une foule d'auteurs anciens, imités par quelques modernes, d'une plaque de plomb sur les reins; il est bien évident que ce moyen ne saurait produire l'effet réfrigérant que ces auteurs en attendaient.

Les conditions organiques de l'appétit vénérien ne sont exclusivement renfermées ni dans le cervelet, ni dans la moëlle épinière. Elles peuvent exister encore dans *toutes les parties de l'appareil génital lui-même,* ainsi que nous allons le démontrer.

Une portion considérable de cet appareil est formée d'un tissu que l'on a nommé *érectile* à

---

[1] Voy. p. 406.

cause de la faculté qu'il a de se gonfler, de se durcir, enfin de s'*ériger*. Il compose en totalité les corps caverneux, le gland, qui n'est que l'extrémité libre de ces corps; la partie spongieuse de l'urètre, le clitoris et une partie considérable de la vulve et du vagin. La part que ce tissu prend à l'œuvre génératrice, indiquerait seule qu'il ne doit pas être étranger à la production des désirs lascifs, et que l'état, soit inné, soit acquis, où il se trouve, doit exercer sur eux une grande influence : c'est effectivement ce qui résulte d'une série de faits qui vont être exposés.

Il n'est pas de vice, dans l'espèce humaine, qui n'ait son représentant dans une classe quelconque d'animaux. Ainsi le penchant au vol, à la destruction, etc., se retrouvent chez certaines espèces dans toute leur exagération. Il en est de même de la luxure. C'est une classe de singes, celle de cynocéphales, qui la représente [1]. On ne saurait se faire une idée de la lascivité, de la lubricité de ces animaux. A l'aspect non seulement de leurs femelles, mais d'une femme, tout leur devient étranger : du geste, du regard, de la voix, ils la provoquent;

---

[1] Les principales espèces de cette classe sont le *baboum*, le *papion*, le *drill*, le *mandrill*, le *tartarin* et le *chacma*.

on dirait qu'ils la possèdent, qu'ils en jouissent.
Leur jalousie à la vue d'un homme est sans
mesure, et leur emportement alors ne connaît
plus de frein. Ils se livrent à des excès incroya-
bles de copulation avec leurs femelles, et, s'ils
en sont privés, ils se masturbent avec fureur.
En quoi donc leur organisation est-elle différente de celle des autres animaux? est-ce par le
cervelet? par la moëlle épinière? non; c'est,
ainsi que M. Ant. Desmoulins l'a parfaitement
développé [1], par la masse énorme de tissu
érectile dont ils sont pourvus. Non seulement
ce tissu est en quelque sorte accumulé dans
leurs parties sexuelles, mais il s'étend à tout
le voisinage : la peau des fesses et de presque
tout le pubis, le présente dans toute sa perfection. Au visage il ne se borne pas, comme chez
nous, au pourtour des lèvres ; il couvre toute
la face et y présente une vivacité de couleur
qui surpasse celle de la vulve et du gland dans
notre espèce. Or, qu'on remarque bien que ce
n'est qu'à la puberté, c'est-à-dire à l'époque
où ce tissu se développe et prend les couleurs
qui l'animent, que les cynocéphales acquièren

---

[1] *Dictionn. class. des Sciences naturelles*, t. V, p. 255.

cette méchanceté, et surtout cette lubricité qui les distinguent.

Voilà donc des animaux chez lesquels le tissu érectile remplit évidemment le rôle exclusivement attribué par les phrénologistes au cervelet. Pourquoi n'en serait-il pas de même dans notre espèce? la verge et le clitoris n'ont-ils pas, en général, plus de volume chez les personnes qui ont un penchant prononcé pour les plaisirs de l'amour? leur érection n'est-elle pas le signe le plus constant de l'activité du sens vénérien? Ne voit-on pas le tissu érectile se développer à l'époque de la puberté en même temps que ce sens, et s'affaisser dans la vieillesse. Enfin n'est-ce pas dans le gland, le clitoris, c'est-à-dire dans des organes formés en totalité de ce tissu, et où il s'offre le plus immédiatement aux frottemens extérieurs, que la sensualité génitale existe à son plus haut degré?

Il y a donc lieu de chercher aussi dans ce tissu le principe de la masturbation, et de s'adresser à lui pour la combattre. C'est ce qu'on ferait chez un sujet vigoureux et pléthorique, en lui pratiquant une saignée, ou en lui posant des ventouses scarifiées ou des sangsues dans le voisinage des parties sexuelles. Les lotions et les applications froides sur ces parties, les bains de siége froids, agissent dans le même sens, et comme il n'ajoutent pas à l'épuisement, ils trouvent plus souvent l'occasion d'être employés. M. Sainte-Marie recommande de recouvrir, une ou deux fois par jour, les organes de la génération, chez les individus atteints de spermatorrhée, avec une vessie de cochon remplie de glace pilée, que l'on renouvelle, si l'on veut, aussitôt qu'elle est fondue. Ce moyen lui a paru plus efficace et plus commode que l'application sur ces parties d'éponges ou de linges imbibés d'eau froide. On pourrait le mettre en usage chez les masturbateurs qui voudraient bien se soumettre à son emploi. C'est la même indication que l'on remplit, lorsqu'on interdit aux enfans et aux individus des deux sexes de se laver avec de l'eau chaude, de s'asseoir, comme quelques uns aiment à le faire, sur des poêles échauffés ; quand, au lieu d'un siége douillet, et composé de laine ou de plume, on ne met à leur disposition que des chaises ou des bancs de paille, de bois, de crin, ou de jonc ; quand on fait en sorte que le bassin soit légèrement vêtu, et lorsqu'on donne aux vêtemens assez d'ampleur pour que l'air puisse aisément circuler autour des parties sexuelles. Les demi-lavemens froids pour les deux sexes, et les injections également froides pour les filles, peuvent aussi avoir une certaine utilité.

Il est encore un autre moyen qui s'applique aux parties formées de tissu érectile, et dont nous allons parler, c'est *leur ablation.*

Certains peuples ont pour coutume d'assujétir les enfans du sexe féminin à une sorte de circoncision qui consiste dans le retranchement de plusieurs des parties saillantes de la vulve. Cet usage, dont l'origine appartient à la plus haute antiquité [1], existe surtout en Egypte, en Ethyopie, vers le golfe Persique, et dans plusieurs portions de l'Afrique centrale. Quelles sont les parties de la vulve que l'on retranche? Suivant un grand nombre d'auteurs, ce sont les nymphes, le clitoris, et même la valvule du vagin, autrement appelée hymen. En effet, Niebuhr a rapporté la figure coloriée des parties sexuelles d'une fille égyptienne de 18 ans,

---

[1] Voir *Strabon,* lib. XVI. — *Galien,* in introduct. — *Actius,* Tetrabiblos, IV. Serm., IV, c. 103. — *Sidi Ben Hali,* cap. de Circumcisione. — *Gabriel Sionita,* de Orientalibus urbibus. — *De Cormesin,* Voyages en Orient. — *Thevenot,* Voyages, l. II, c. 74. — *Damianus A. Goes,* de fide, religione, moribusque Æthiopum, — *Niebuhr,* Description de l'Arabie, t. I, p. 71.

figure qui été dessinée par le peintre Bauren-
feind, et dont l'original est conservé à la bibliothèque de l'université de Gottingue, où les
parties qui viennent d'être nommées, *paraissent* avoir été extirpées [1]. Sonnini, qui a examiné deux jeunes filles de race égyptienne
dont l'une avait été circoncise depuis deux ans,
et dont l'autre le fut en sa présence même,
assure, contre l'opinion de Niebuhr, que l'opération respecte l'intérieur de la vulve, et se
borne à l'excision d'une excroissance épaisse,
flasque, charnue et recouverte de peau, qui,
chez plusieurs races africaines, prend naissance *au dessus de la commissure des grandes
lèvres*, et dont la longueur, qui n'avait que six
lignes chez les deux filles qu'il a observées,
est susceptible de présenter jusqu'à quatre
pouces de longueur à l'âge de 25 ans [2]. Au
demeurant, comme l'opinion de Niebuhr est
conforme à celle de tous les auteurs qui ont
vécu sur les lieux, on peut croire que les faits
observés par Sonnini sont des exceptions plu-

---

[1] Voir le mémoire d'*Osiander* sur la valvule du vagin. —
Archiv. de l'art. *des Accouch.*; Strasbourg, 2ᵉ livr. 1801.

[2] Voyage dans la Haute et Basse-Egypte; Paris, an ix, t. II,
p. 32—43.

tôt que la règle. Ainsi donc il paraît constant que , chez des populations nombreuses , l'usage est d'enlever aux femmes une portion très notable du *tissu érectile* qui garnit leurs parties sexuelles.

Quelle est l'origine de ce singulier usage? A-t-il pour but de débarrasser dès l'enfance la vulve des filles de certaines saillies qui, plus tard, seraient incommodes, et que les Mahométans, au dire de Sonnini, n'aiment pas rencontrer ? Cette coutume n'aurait-elle été établie, comme Niebuhr le croit, que dans une vue de propreté ? ou bien encore aurait-elle pour objet, ainsi que plusieurs voyageurs l'ont prétendu, d'ôter aux femmes de l'Orient les moyens d'abuser d'elles-mêmes ? Quoi qu'il en soit, il est probable que son résultat ordinaire, alors même que la partie membraneuse du clitoris serait seule, comme je le suppose, enlevée, est d'émousser le sens vénérien en le privant d'une portion des surfaces où il a son siége. C'est ce qu'au surplus le témoignage de Niebuhr et de plusieurs autres auteurs paraît établir positivement.

S'il en est ainsi, l'ablation des petites lèvres et de la portion préputiale du clitoris ne pourrait-elle, surtout si ces parties offraient une étendue peu ordinaire, être essayée dans le cas où l'on chercherait à éviter la ressource plus extrême dont nous allons parler tout à l'heure? Cette ablation ne pourrait-elle, sinon éteindre, au moins amortir un peu le penchant aux jouissances solitaires, et par là rendre plus efficaces les autres moyens qu'on emploîrait concurremment? Franchement je n'aurais qu'une confiance très médiocre dans cette opération : cependant, lorsque je considère qu'une cautérisation superficielle des nymphes et du clitoris a suffi, comme nous le verrons bientôt, pour guérir une nymphomanie, je conçois que l'excision des petites lèvres pourrait, dans certains cas, offrir quelques chances de succès. Au surplus, cette opération est peu douloureuse, d'une exécution facile, et ne saurait avoir, même dans les suppositions le moins favorables, d'autre inconvénient que celui d'être inutile. Assurément elle ne serait pas devenue dans certains pays, où cependant on la pratique avec peu d'art, d'un usage aussi général, si elle avait des suites mauvaises ou causait de vives douleurs. En Afrique, ce sont des femmes du Saïd qui la pratiquent, ne se servant pour cela que d'un mauvais rasoir. Or, que l'on remarque bien que ce ne sont pas des enfans qui

viennent de naître que l'on soumet à cette circoncision , mais bien des filles de huit à dix
ans, comme on peut le voir dans les récits de
Niebuhr et de Sonnini.

La sensibilité exquise du clitoris, le volume
qu'il présente ordinairement chez les femmes
lascives , celui qu'il acquiert par la masturbation et chez les nymphomanes , ont dû faire
penser que les désirs voluptueux siégent exclusivement dans cet organe, et qu'il suffit de
le retrancher pour les anéantir/ Levret est le
premier, je crois, qui a conçu l'idée de guérir
la nymphomanie par cette amputation. M. Ant.
Dubois l'a pratiquée chez une jeune personne
tellement adonnée à l'onanisme qu'elle avait
peu de pas à faire pour atteindre au dernier
degré du marasme. Pénétrée du danger de sa
situation, et cependant trop faible ou trop
impérieusement entraînée par l'attrait du plaisir, entièrement subjuguée , elle ne pouvait se
contenir. En vain lui liait-on les mains; elle
savait y suppléer en s'agitant contre quelque
partie saillante de sa couche. On lia les jambes ; mais il lui suffisait du seul mouvement
de ses cuisses, qu'elle pouvait encore frotter
l'une contre l'autre, ou de l'agitation du bassin
et des lombes , pour provoquer d'abondantes

pollutions. C'est alors que ses parens la conduisirent à M. Dubois. A l'exemple de Levret, il crut devoir proposer l'amputation du clitoris. Les parens et la malade y consentirent sans répugnance. L'organe fut retranché d'un seul coup de bistouri, et, pour arrêter l'hémorrhagie, on cautérisa le moignon au moyen d'un bouton de feu. Le succès de l'opération fut complet. La malade, guérie de sa funeste habitude, recouvra bientôt sa santé et ses forces. M. Richerand, qui a rapporté ce fait, considère l'opération que l'on a pratiquée à cette jeune fille comme le moyen le plus efficace à employer en pareil cas. Si l'idée de la cautérisation, ajoute-t-il, effrayait trop les malades, on ferait la ligature des vaisseaux du clitoris de la même manière qu'après l'amputation de la verge [1].

Un fait analogue au précédent, mais plus remarquable encore à certains égards, a été publié, en 1825, dans le Journal de chirurgie de Graëfe. Voici textuellement le récit qu'on y trouve.

« Le sujet de cette intéressante observation naquit en 1807, et se développa très bien jus-

---

[1] *Nosog. chirurg.*, 2e édit., 1808, t. IV, p. 326.

qu'à l'âge de quatorze mois, où un accident malheureux vint arrêter les progrès de son accroissement. Pendant huit mois la petite malade était alternativement affectée de diarrhée fébrile, de vomissemens, de constipations opiniâtres, etc., etc. Elle ne se remit, en quelque sorte, qu'à l'âge de deux ans; mais c'est à quatre seulement qu'elle commença à marcher : jamais cependant on ne put lui apprendre à parler. Cette idiotie résista aux traitemens les plus variés, s'accrut progressivement, et la malade fut réduite à un état véritablement au dessous de celui des brutes. Elle avalait ses matières fécales, et passait des demi-journées entières huchée dans un coin, sortant la langue de la bouche, et bavant continuellement. »

« La guérison semblait impossible aux praticiens les plus habiles et les plus expérimentés. Cependant un médecin de Berlin entreprit de traiter la malade, qui avait alors quatorze ans. Il remarqua d'abord chez elle un penchant irrésistible à l'onanisme. Elle se livrait jour et nuit, sans relâche, à cette pratique, et le plus communément en se frottant le siége sur des chaises, ou les cuisses l'une contre l'autre. Il y avait, dans cette habitude, une indication curative que le médecin saisit avec habileté. Il lui parut évident que la masturbation était l'obstacle qui arrêtait le développement des facultés intellectuelles. En conséquence, un cuir garni de pointes fut appliqué sur le siége de la malade, afin de l'empêcher de s'asseoir, et on la contint, pendant la nuit, au moyen d'une camisolle. On fit plus : on pratiqua une cautérisation profonde au crâne, dans l'intention d'obtenir une dérivation par la douleur. La plaie qui résulta de cette opération ne suppura qu'au bout de six semaines. Des affusions froides, pour lesquelles on employait jusqu'à huit seaux d'eau, furent faites sur cette plaie, dans laquelle, de plus, on injecta une forte solution de tartre stibié. Par ces moyens on obtint un amendement léger, mais qui n'était pas en rapport avec leur énergie. On eut recours ensuite aux douches et aux vomitifs. Il fallait d'abord dix grains d'émétique pour produire un effet, et bientôt la dose dut être élevée à un scrupule. Toutes ces tentatives furent vaines. Enfin, lorsque la malade eut quinze ans, son médecin résolut d'essayer l'extirpation du clitoris, à la manière de quelques praticiens français. L'opération fut pratiquée (c'était pour la première fois en Allemagne) le 20 juin 1822, par M. le professeur Graëfe de Berlin. La plaie se cicatrisa bientôt, et les effets de ce procédé surpassèrent toute attente. Le penchant à la masturbation fut enlevé comme par enchantement, et ne se montra plus que de temps en temps, par suite de la longue habitude qui en avait été contractée. L'intelligence, retenue en quelque sorte captive jusque là, prit son essor, et l'éducation de la malade put être commencée. Au bout de trois ans elle sut parler, lire, compter, exécuter plusieurs travaux manuels, et même jouer quelques morceaux faciles de piano ; tout cela cependant d'une manière encore imparfaite. On pouvait néanmoins considérer cette jeune fille comme en voie d'effacer jusqu'aux dernières traces de sa longue et cruelle maladie. »

« Il est digne de remarque, ajoute l'auteur, que, dans cet épanouissement insensible de ses facultés, la malade a franchi, pour ainsi dire, la période de l'enfance pour entrer immédiatement dans l'âge de l'adolescence, et cela sous le rapport de ses manières, de ses goûts, de ses penchans. » Il considérait la musique, qui exerçait sur cette fille l'impression la plus vive, comme un lévier puissant de son éducation intellectuelle [1].

Les détails de cette observation ne suffisent pas pour établir si l'idiotie a été cause ou effet de l'onanisme. Cependant on peut croire, d'après le résultat, qu'elle était, au moins en grande partie, la conséquence de cette habitude. Un fait positif, c'est qu'il fallut mettre un terme à cette dernière pour que l'idiotie disparût. Cette observation montre au surplus combien est grande la puissance réparatrice de la nature quand la masturbation n'est plus là pour l'entraver. Elle montre aussi, par l'efficacité de l'ablation du clitoris, qu'on aurait tort de chercher *constamment*, ainsi que plusieurs auteurs, et particulièrement M. Voisin, l'ont prétendu, le principe de la nymphomanie dans le cervelet. Des dérivatifs puissans, les plus énergiques peut-être que l'on puisse imaginer, avaient été appliqués dans le voisinage de ce dernier organe, et cela sans succès. Ce n'est pas, au reste, la première fois que de pareils moyens, ont été employés. Arnauld de Villeneuve conseillait,

----

[1] *Journal de chirurgie*, und augenheilkunde, V, Graefe, Walther, ann. 1825, vol. VII. — Et *Bibl. méd.*, oct. 1825.

il y a long-temps, pour apaiser les désirs vénériens, d'appliquer des caustiques aux jambes, et des ventouses aux environs des parties sexuelles, avec *scarifications suffisantes*. Il préconisait aussi les vomitifs dans le même but [1].

Aux faits que je viens de rapporter, je vais en joindre deux autres que je dois à l'obligeance de M. Biett. Le premier est celui d'une dame de trente-cinq ans, qui fut prise, à la suite d'une longue absence de son mari, d'une nymphomanie prononcée. Après beaucoup d'essais infructueux pour guérir cette maladie, on se décida à pratiquer l'excision du clitoris. L'opération ne fut pas sans difficulté, et il y eut une hémorrhagie assez considérable dont on ne se rendit maître que par la ligature. Peu de jours après, l'ordre et le calme s'étaient rétablis dans les pensées de la malade, et, au bout de quelques semaines, la guérison parut complète.

Ce succès engagea M. Biett à conseiller la même opération dans le cas suivant.

Mademoiselle ***, âgée de dix ans, d'une constitution vigoureuse et d'un système mus-

---

[1] *Tract. de vener.*—Et de Lignac, *de l'homme et de la femme,* t. Ier, p. 93. Lille, 1778.

culaire bien prononcé, s'était livrée à l'onanisme depuis l'âge de deux ans. Elle devait cette
habitude à sa bonne qui, ayant remarqué qu'en
lui chatouillant le clitoris elle apaisait ses cris ,
ne se fit pas faute d'employer ce dangereux expédient. Cette petite fille appris de la sorte à
porter les mains sur elle, et l'habitude une fois
prise, acquit chaque jour plus d'empire, ce qui
finit par causer une détérioration physique et
morale profonde. D'abord on ne sut d'où
venait ce dépérissement : mais quand sa cause
fut connue, les parens employèrent tous les
moyens imaginables pour la détruire. Ils n'y
réussirent que pour un temps, la malade sachant trouver des ruses nouvelles pour échapper à leur surveillance. L'intelligence restait
stationnaire, et la constitution physique, bien
que résistant mieux, subissait des atteintes
graves. C'est alors qu'en désespoir de cause,
on eut recours aux moyens mécaniques. Un
appareil construit par M. Lafont fut appliqué:
mais, quoique cet appareil parut isoler entièrement les parties génitales , et les préserver
de toute espèce d'attouchement, la malade
parvint à surmonter ce nouvel obstacle. Les
efforts qu'elle faisait pour pénétrer à travers le tissu serré qui s'opposait à ses manœu-

vres, avaient fini par l'enfoncer dans les chairs, et à creuser ainsi une plaie dont les douleurs, quoique très vives, ne la retinrent pas. Il y avait déjà huit ans qu'elle se livrait à l'onanisme : tous les moyens tentés l'avaient été vainement, et on pouvait craindre qu'elle tombât dans l'idiotie et l'épuisement. C'est alors que ses parens se décidèrent, après une longue hésitation, à laisser faire l'excision du clitoris. L'opération fut pratiquée, le 26 juin 1834, par M. le docteur Jobert, avec un succès complet. La malade retrouva le sommeil qu'elle avait perdu depuis long-temps, et reprit du calme. M. Biett se demande si ce succès sera durable ; mais tout porte à le lui faire espérer, l'absence des sensations voluptueuses devant faire disparaître une habitude vers laquelle il n'y aura plus d'entraînement.

Plusieurs personnes éprouvent, à l'égard de cette opération, certains scrupules. Elles se demandent si quelqu'un a le droit de la proposer et de la pratiquer ; de trancher ainsi dans leur racine des jouissances qui auraient pu être le charme de la vie. Ces considérations me paraissent de nature seulement à inspirer de la circonspection, à imposer le devoir de ne tenter l'ablation du clitoris que comme dernier moyen, et après avoir épuisé toutes les autres ressources. Mais quand il s'agit de sauver une existence, de conserver ou de rendre des facultés prêtes à s'anéantir; quand surtout on ne peut y parvenir que de cette manière, il n'y a pas à hésiter. Une telle détermination, loin de blesser le sentiment moral, est conforme à ses exigeances les plus sévères. On fait alors, comme tous les jours, quand on ampute un membre; on sacrifie l'accessoire pour le principal, la partie pour le tout. Il n'est pas, d'ailleurs, prouvé que l'ablation du clitoris doit étouffer pour toujours le sens vénérien. Cet organe n'en est pas le siége exclusif, ainsi que nous l'avons vu et que nous le verrons encore. Aussi peut-on craindre, pour ce motif, que l'opération laisse, chez certains sujets, un principe de jouissance suffisant pour en compromettre le succès [1]. On n'abat effectivement que la partie saillante du clitoris; une grande portion des corps caverneux reste : la puberté, si l'opération est

---

[1] Dans une des observations rapportées dans notre Ire partie (voyez p. 157), on a pu remarquer celle d'une fille nymphomane dont on brûla le clitoris sans résultat avantageux. A l'ouverture du cadavre, on trouva une maladie du cervelet.

pratiquée avant cette période, peut encore, en développant leur tissu, rendre au sens vénérien une partie de son étendue. Mais alors même que ces chances de réparation n'existeraient pas, qu'on aurait la certitude d'anéantir pour toujours la souche des plaisirs sexuels, on ne devrait pas reculer devant une opération dont le plus grand inconvénient serait, en dernière analyse, de placer une femme dans la catégorie, déjà si nombreuse, de celles qui sont insensibles à ces plaisirs, ce qui ne les empêche pas de devenir bonnes mères, et épouses dévouées.

Ce que nous avons dit du cervelet, de la moëlle épinière et du tissu érectile, peut s'appliquer à toutes les portions de l'appareil générateur. Il n'en est aucune dont l'irritation ne puisse être une cause directe d'excitation vénérienne, et conséquemment indirecte d'excès vénériens. On ne peut en douter pour la membrane muqueuse qui tapisse les voies génito-urinaires. Personne n'ignore que l'inflammation aiguë de l'intérieur de l'urêtre détermine souvent des érections douloureuses, et qui peuvent s'accompagner d'une déformation de la verge, ce qui a fait donner aux blennorrhagies qui présentent ce symptôme, le nom de *chaudes-pisses cordées*. Nous avons vu, en parlant de la pollution diurne, que des phlegmasies chroniques de ce canal peuvent être suivies de pertes de semence [1]. La présence d'une pierre dans la vessie cause ordinairement une titillation, un chatouillement à l'extrémité de la verge, qui plus d'une fois a été le principe de mauvaises habitudes. S'il arrive souvent qu'à la suite d'un excès de table on se livre à des excès de coït, c'est que l'abus du vin, des liqueurs et des alimens excitans, ayant causé, comme on dit, de l'échauffement, c'est-à-dire, une stimulation dont les membranes muqueuses, et particulièrement celles dont nous parlons, prennent leur bonne part, de nouveaux désirs surgissent et portent à compléter la débauche. N'est-ce pas aussi parce que les cantharides ont la propriété spéciale d'enflammer les voies urinaires, qu'elles ont pu causer quelquefois le satyriasis le plus violent.

La membrane muqueuse génitale étant à la fois plus étendue et plus exposée à l'action des corps extérieurs chez les femmes que dans l'autre sexe, on observe plus fréquemment chez elles les phénomènes dont nour parlons.

---

[1] Voyez p. 336 et suiv.

Plus d'une fois on a vu certaines affections dites dartreuses déterminer, en se fixant à l'intérieur de la vulve, une véritable nymphomanie. C'est ce qui a été observé par M. Biett, sur une femme de soixante ans, atteinte d'un prurigo de cette partie [1]. M. Trousseau a vu des cas semblables [2]. Aussi les irritations prurigineuses de la vulve ont-elles été mises, par une multitude d'auteurs, au nombre des causes de l'onanisme. On a vu l'eczema, en s'étendant sur la muqueuse vulvo-vaginale, pousser des femmes à se livrer avec fureur à cette habitude [3]. Des ascarides vermiculaires échappés de l'anus, ont souvent causé à la vulve des démangeaisons violentes, et, par suite, une excitation vénérienne qui finissait par avoir le même résultat. Beck a vu ces vers provoquer une nymphomanie prononcée chez une femme de soixante-dix ans. Des injections amères, faites dans le vagin, firent évacuer un grand nombre de ces oxyures, et cesser les symptômes [4].

---

[1] CAZENAVE et SCHOEDEL. *Abrégé prat. des maladies de la peau,* 2ᵉ édit., p. 295.

[2] *Journ. des connaiss. méd.-chirurg.,* décembre 1833.

[3] RAYER. *Dict. de méd. et chirurg. prat.,* art. *Eczema,* p. 578.

[4] CRUVEILHIER. *Même dict.,* art. *Entozoaire,* p. 338.

Ce que beaucoup d'auteurs ont dit sur la salacité de certains dartreux doit particulièrement s'appliquer aux individus atteints de maladies prurigineuses de la peau dans le voisinage des parties sexuelles. L'excitation s'étend alors à ces parties, et y éveille le sens vénérien. Pareille chose peut résulter de l'irritation de la surface intérieure du rectum. Wichmann pense, et un fait publié par M. Sainte-Marie confirme cette assertion [1], que la seule présence des ascarides dans cet intestin suffit pour causer des pertes de semence. Une irritation hémorrhoïdale a quelquefois eu de pareilles suites. Ainsi Wichmann rapporte le cas d'un individu chez qui des hémorrhoïdes avaient provoqué une diarrhée opiniâtre pendant le jour, et pendant la nuit de fréquentes pollutions. Ajoutons que des lavemens drastiques, et particulièrement ceux de gratiole, ont, chez certains sujets, déterminé de véritables nymphomanies [2].

C'est chose commune de voir des signes de phlegmasie se manifester à la fois ou successi-

---

[1] *Loc. cit.*, p. 99.

[2] Voyez mon article *Gratiole*, dans le *Dict. de méd. et chirurgie pratiques*.

vement sur plusieurs muqueuses. Celle de ces
membranes qui tapisse les voies génitales n'en
est pas plus exempte que les autres. La chaleur
que les malades ressentent aux parties sexuelles,
la rougeur, le gonflement qui s'y développent,
sont ordinairement les seuls symptômes dont la
connaissance arrive alors au médecin. Mais il
en est un autre, l'éveil du sens vénérien, qui
échappe souvent, soit parce que les sujets sont
trop jeunes pour savoir en rendre compte, soit
parce qu'un sentiment naturel les porte à le
dissimuler. Aussi ne saisit-on généralement
ce symptôme que dans les cas rares, où, fran-
chissant les bornes ordinaires, il prend des
caractères analogues à ceux du satyriasis ou
de la nymphomanie. C'est, je crois, M. le
docteur Desportes [1] qui, le premier, a signalé
un certain rapport entre l'excitation véné-
riennne et diverses affections catarrhales,
parmi lesquelles il a particulièrement signalé
cette inflammation aphteuse de l'arrière-bou-
che, que M. Guersent nommait, dans la première édition du Dictionnaire de médecine,
angine pultacée. M. Desportes dit avoir vu huit
fois au moins l'invasion de cette angine être

---

[1] *Revue médicale*, août 1828.

précédée d'une excitation vive de l'appareil reproducteur, excitation qui s'annonçait tantôt par un appétit vénérien très prononcé, presque irrésistible, et tantôt par une irritation qui, sans être précisément l'appétit vénérien, lui était analogue, et causait au malade un sentiment prononcé de méfiance, d'inquiétude et de chagrin. Ce phénomène s'étant présenté à ce médecin comme symptôme précurseur dans la moitié, au moins, des cas d'angine pultacée qu'il avait observés, il le regarde comme un indice, une présomption de l'invasion imminente de cette maladie. Il pense aussi, et avec raison, que ce phénomène peut, chez de jeunes sujets, devenir une cause de masturbation, et même, dans certains cas, pervertir momentanément les idées et les sentimens, au point de pousser les individus à des actes réputés coupables ou criminels. Huit faits, pris sur des individus des deux sexes, sont fournis par M. Desportes à l'appui de ce qu'il avance. Le plus remarquable est celui d'une dame de soixante-dix ans chez qui l'angine pultacée fut précédée, pendant un mois environ, des désirs vénériens les plus vifs et les plus fréquens : ils devinrent tellement irrésistibles, que, nonobstant ses sen-

timens religieux, elle s'oublia jusqu'à chercher dans la masturbation un remède à l'ardeur dont elle était dévorée.

M. Desportes a essayé d'expliquer la singulière érotie qu'il signale, par la connexion des
nerfs du cou avec certaines parties de la masse
encéphalique et le commencement de la moëlle
épinière. Il aurait pu, je crois, trouver une
explication plus naturelle, en observant que
l'excitation génitale, au lieu de se montrer
concurremment avec l'affection du pharynx,
disparaissait par le seul fait de l'apparition de
celle-ci. Ainsi, chez un de ses malades, homme
de cinquante ans, ayant des habitudes pudiques, et qui, tout à coup avait été pris de désirs vénériens insolites et de priapisme, ces
symptômes cessèrent quand, au bout de vingt
jours, arriva une angine, à laquelle succéda
plus tard un eczema qui s'établit sur le cuir
chevelu et derrière les oreilles. Dans un autre
des cas rapportés par M. Desportes, on voit
aussi l'excitation génitale, qui s'était montrée
pendant la convalescence d'une pleuro-pneu-
monie, être remplacée tout à coup par une irritation phlegmasique *des voies digestives*, et
particulièrement de la membrane interne de
la bouche. N'est-il pas évident qu'un transport

d'irritation s'est effectué, dans ces cas, d'une muqueuse à une autre? Si, au surplus, M. Desportes n'a pas saisi la manière dont l'excitation génitale s'est produite dans les faits qu'il a observés, il n'en a pas moins le mérite d'avoir signalé un accident qui, vu ses conséquences possibles, mérite toute l'attention des praticiens.

L'irritation du tégument intérieur des parties génitales n'est pas seulement, comme ce médecin l'a cru, un signe précurseur de celle du pharynx. Elle peut se montrer *pendant* la durée d'une inflammation de *toute autre portion des membranes muqueuses*, ou même succéder à cette inflammation. M. le docteur Mirambeau m'a communiqué deux observations qui confirment ce fait. La première est celle d'un garçon de onze ans, qui fut pris, à la suite d'un refroidissement, d'une gastro-entérite fort opiniâtre. Cette maladie touchait à sa fin, quand la surface muqueuse de la verge devint le siége d'une irritation très vive, qui bientôt s'accompagna d'un véritable satyriasis. Les choses en vinrent à ce point qu'on fut forcé de lier cet enfant pour le préserver des manipulations qu'il exerçait sur lui sans relâche, bien qu'antécédemment il ne se livrât à rien de semblable, ce dont M. Mirambeau a la certitude. Le sujet de la seconde observation est une fille de neuf ans, qui offrit les mêmes circonstances que dans le cas précédent. On fut également forcé d'employer les liens pour la contenir. La durée de cette érotie fut, dans ces deux cas, de dix à douze jours.

Il est donc bien constant que l'irritation de la membrane muqueuse qui tapisse les voies génito-urinaires, peut seule, indépendamment de toute affection des centres nerveux, causer l'excitation vénérienne, et, conséquemment, l'onanisme. Ce fait est d'une haute importance à cause des indications précieuses qu'il comporte. Averti de sa possibilité, le médecin sera plus attentif à constater l'irritation dont il s'agit, il la rencontrera plus souvent et pourra de la sorte prévenir quelquefois une habitude funeste : il s'attachera également à écarter avec soin toute cause irritante du tégument muqueux des parties génitales, et à dissiper le plus promptement possible les inflammations qui pourraient s'y développer. Les moyens d'y parvenir se renferment dans les règles suivantes : tenir les parties sexuelles, par des ablutions fréquentes, dans un état permanent de propreté; interdire les excès de table et l'usage des alimens ainsi que des boissons qui rendent l'urine plus irritante et la muqueuse génito-urinaire plus irritable ; se méfier, en conséquence, du vin pur, des liqueurs, du café, du thé, des épices, de la bière, particulièrement de celle qui est très houblonnée : apaiser les irritations qui se fixeraient dans l'intérieur du rectum, au pourtour de l'anus, ou sur les tégumens qui avoisinent les organes génitaux : rechercher, quand les enfans se plaignent de démangeaisons à l'anus, si elles ne seraient pas causées ou entretenues par la présence d'ascarides vermiculaires, ce qu'il est facile de constater, parce qu'on trouve alors un grand nombre de ces oxyures soit aux places mêmes où les démangeaisons se font sentir, soit à la surface des excrémens : ne rien négliger pour détruire ces vers, quand on en a reconnu l'existence [1] ; enfin employer, pour la guérison du *prurigo pudendi*, les moyens les plus efficaces

---

[1] Un moyen qui m'a réussi constamment pour détruire les ascarides vermiculaires, est l'injection, dans le rectum, d'une forte décoction d'écorce de racine de grenadier. Je fais répéter ces injections matin et soir, et il est rare qu'il me faille plus de cinq ou six jours pour atteindre complétement mon but. Si les oxyures gagnent la vulve et y excitent des démangeaisons, je fais pratiquer des lotions sur cette partie avec la même décoction.

dès que cette affection commence. Ajoutons que M. Ozanam a communiqué à l'Académie de médecine, le 12 août 1828, une observation de nymphomanie très aiguë qui avait résisté aux antispasmodiques, aux narcotiques, aux bains froids, etc., etc., et qui céda, en quelques jours, à l'application, sur les petites lèvres et le clitoris, d'une solution de quatre grains de nitrate d'argent dans une once d'eau distillée. Il y avait, et c'est ce qui a déterminé à faire cette application, une inflammation marquée des parties sur lesquelles elle a eu lieu [1].

J'ai employé avec succès, au commencement de 1833, un autre moyen sur une dame âgée de trente-quatre ans, et sujette aux affections nerveuses. Elle éprouvait, dans la vulve et le vagin, des sensations continuelles qui, quoiqu'elles ressemblassent à celles qu'excite un besoin pressant de coït, causaient à la malade une irritation, un tourment insupportables. Des lotions et des injections avec l'eau distillée de laurier-cerise, ne produisirent aucun soulagement. L'introduction, dans le vagin, d'un bourdonnet de charpie imbibé d'une solution

---

[1] *Revue méd.*, septembre 1828, p. 181.

d'extrait de belladonne (un grain par once), eut un résultat meilleur. Divers symptômes annonçant l'absorption de ce médicament se montrèrent, et l'irritation vénérienne disparut. Mais, quelques jours après, cette irritation étant revenue, je conseillai d'introduire, au lieu du bourdonnet, de petits morceaux de glace qu'on laissait fondre. Le soulagement qu'apporta ce moyen fut tellement prononcé, que la malade y avait à chaque instant recours. Une guérison complète et durable ne se fit pas attendre long-temps.

L'irritation de la matrice elle-même pouvait, chez cette dame, avoir une part plus ou moins forte dans la production des symptômes qui la tourmentaient. Les désirs vénériens, la nymphomanie, peuvent, en effet, tenir aussi à l'état de cet organe. Il est notoire que l'excitation qui précède et accompagne le flux menstruel, rend beaucoup de femmes plus lascives. Ce phénomène est bien plus prononcé chez le petit nombre d'animaux qui sont assujétis à une menstruation : toujours elle coïncide chez eux avec l'époque du rut. Ce fait remarquable, qui depuis long-temps est connu à l'égard de plusieurs singes et des makis, a été vérifié dans ces derniers temps, sur les roussettes, par les voyageurs Garnot et Lesson, et sur la genette par M. Fréd. Cuvier[1]. Au surplus, des inflammations, des désorganisations de la matrice ont été observées souvent chez des nymphomanes. Helwich rapporte l'histoire d'une dame qui, après avoir été long-temps indifférente aux plaisirs conjugaux, était devenue d'une salacité extrême. Etant morte quelque temps après, on trouva, quand on ouvrit son corps, des tumeurs fibreuses implantées dans le tissu de la matrice et des vésicules hydatiformes dans les ovaires[2]. M. Calmeil a trouvé, chez une monomaniaque, livrée à l'onanisme le plus effréné, et dont l'hymen était intact, le museau de tanche et une partie du col de l'utérus, d'une couleur violacée, ramollis et ulcérés. Cet auteur fait observer que, généralement, quand les femmes aliénées s'imaginent être enceintes, ou avoir été violées, portent enfin leurs idées vers leurs parties sexuelles, on peut presque toujours constater une lésion utérine[3]. Assurément on pourrait dire que, dans les cas qui viennent d'être cités, l'af-

---

[1] *Dict. class. des sc. nat.*, art. *Mammifères*, p. 117 et 118.

[2] *Ephémér. german.*, cent. 11, p. 308, obs. 148.

[3] *Diction. de méd.*, 2e édit., art. *Aliénés*, p. 196.

lection de la matrice était moins la cause que le résultat des excès qui avaient été commis ; mais on n'en dira pas autant de ces cas où M. Lisfranc a vu la cautérisation du col de l'utérus causer, dans les parties génitales, une espèce d'éréthisme qui s'accompagnait de désirs assez vifs [1]. N'y a-t-il pas en quelque sorte ici preuve expérimentale de ce fait, qu'une irritation de la matrice peut produire une exaltation prononcée du sens vénérien.

Les ovaires peuvent être, comme la matrice, en vertu de dispositions natives ou accidentelles, le foyer de ce genre d'exaltation. Il suffit, pour être en droit de l'affirmer, de considérer que leur développement suit exactement celui du sens vénérien ; qu'à quarante-cinq ans, leur volume commence à diminuer, et que, plus tard, il se réduit tellement, qu'ils finissent par disparaître : il suffit surtout de considérer que leur ablation ou leur destruction anéantit pour toujours les désirs sexuels. Le volume respectif des artères et des veines ovariques a été donné par quelques auteurs comme une cause de salacité : l'ardeur

---

[1] *Journ. des connaissances méd.-chir.*, 1833, 2ᵉ nᵒ, p. 52.

amoureuse des animaux, a-t-on dit, est d'autant plus vive, que dans les ovaires, les veines sont plus petites et moins nombreuses que les artères. Haller a trouvé que ces derniers vaisseaux présentaient un grand développement chez une femme d'un tempérament éminemment érotique. Des altérations diverses des ovaires ont été rencontrées chez des nymphomanes. Bonnet, Blancard, Vesale, Riolan, Manget, Diemerbrœck, Rivière, Lieutaud, etc., en ont, dit-on, observé des exemples [1]. De Blegny rapporte qu'une des filles renfermées à la Salpétrière, et qui était déjà tombée plusieurs fois en fureur utérine, fut prise un jour d'un accès si violent, qu'on dut la lier. Cette malheureuse périt, au milieu des efforts qu'elle faisait pour se débarrasser de ses liens, d'une suffocation imprévue. A l'ouverture du cadavre, on trouva l'ovaire et la trompe du côté gauche dans un état pathologique très prononcé [2].

L'ablation des ovaires, s'il faut croire à un

---

[1] *Dict. des Sciences méd.*, t. XXXIX, p. 43, et t. XXXVI, p. 586.

[2] *Journal de méd.*, t. XXI.

fait reproduit par une foule d'auteurs, aurait été pratiquée avec succès dans le but d'apaiser d'excessives ardeurs. Il s'agit d'un châtreur de porcs qui, irrité des désordres de sa fille, lui extirpa ces organes, et de la sorte éteignit le feu qui la dévorait. Ce fait, fût-il incontestable, ne pourrait, comme on le pense bien, servir d'exemple de conduite. Cependant les ovaires ont été plusieurs fois extirpés dans ces derniers temps, mais pour cause de maladie. Cette opération, qui a été faite à un assez grand nombre de femmes, et chez quelques unes avec succès, par M. le docteur Sacchi, a prouvé au surplus que ses conséquences ordinaires, chez celles qui ont été assez heureuses pour y survivre, sont l'atrophie des mamelles et une indifférence complète pour l'acte vénérien [1].

Il n'est besoin de commenter longuement les effets de la castration chez l'homme, pour démontrer l'influence des testicules sur le développement et la vivacité des désirs lascifs. Je sais fort bien qu'on a prétendu que ces désirs peuvent survivre à la perte de ces organes ; qu'on a invoqué en témoignage Ga-

---

[1] *Bulletin de thérapeut.*, t. IV, 10e livraison, p. 313.

lien [1], Juvénal [2], Brantôme, et un grand nombre d'autres auteurs, particulièrement Franck, qui assure que dans une ville, qu'il ne nomme pas, quatre castrats pervertirent tellement les mœurs des femmes, que la police se trouva contrainte de faire usage de son autorité pour mettre un terme à des excès devenus trop scandaleux [3]; mais ces faits prouvent seulement que des eunuques peuvent encore se livrer à un simulacre de coït, et avoir conservé quelques étincelles du feu dont les testicules sont ordinairement le foyer. Presque tous les auteurs ont atribué à la liqueur que ces organes secrètent, au sperme, leur action sur le sens vénérien. Selon eux, cette liqueur éveille ce sens, soit par les qualités qu'elle prend, soit en s'accumulant dans les testicules, ou les vésicules séminales, soit encore parce que l'absorption la porte dans tous les points de l'économie. Cette opinion est assurément beaucoup trop absolue : mais, dans l'état actuel de nos connaissances, peut-on, comme beaucoup d'au-

---

[1] *De usu partium*, lib. XIV, c. 10.

[2]   Sunt quas eunucchi imbelles, ac mollia semper

   Oscula delectent.....

   Satyre vj, n° 366.

[3] *Dict. des Scienc. méd.*, t. IV, p. 269.

teurs l'ont fait, affirmer qu'elle est dénuée de tout fondement? Une chose non douteuse, c'est que les qualités du sperme peuvent varier beaucoup, ce dont on peut s'assurer par la présence ou l'absence des animalcules spermatiques. Il est positif, par exemple, que ces animalcules ne paraissent pas avant la puberté et ne se retrouvent plus dans la vieillesse; qu'ils disparaissent pendant l'état de maladie [1], et que beaucoup d'animaux, la presque totalité des oiseaux entre autres, n'en offrent que pendant la saison des amours [2]. Le sens vénérien n'attend pas au reste, pour devenir impérieux, que les individus soient en état de sécréter de la vraie semence, et il peut se faire sentir chez certains vieillards alors qu'ils n'en forment plus. Ajoutons que la réplétion des vésicules séminales ne saurait être la condition exclusive du rut, puisque les oiseaux, beaucoup d'animaux à sang froid et même des mammifères, sont dépourvus de ces organes.

Les individus chez lesquels les testicules, au lieu de descendre comme d'ordinaire, vers le septième mois de la vie fœtale, dans les bour-

---

[1] Prochaska. *Instit. physiol. humanæ*, p. 130.
[2] Dumas. *Dict. class. d'hist. nat.*, art. *Génération.*

ses, restent dans l'abdomen, les *crypsorchides* enfin, sont-ils, comme beaucoup d'auteurs, et particulièrement Alex. Monro fils et J. Hunter, l'ont prétendu, plus portés que les autres hommes aux plaisirs de l'amour? La seule chose positive est qu'ils ne le sont pas moins. M. Polinière a rapporté l'observation d'un crypsorchide, âgé de dix-sept ans, qu'il avait vu à Brest en 1812, et lequel se livrait à l'abus le plus immodéré des jouissances vénériennes, malgré tous les conseils, et même les menaces d'une fin prochaine. La mort seule put mettre un terme à ses excès [1].

La sensualité attribuée aux crypsorchides a été expliquée par la chaleur plus grande dont les testicules, restés dans l'abdomen, sont, dit-on, entourés. Quoi qu'il en soit, on peut regarder comme probable que l'excitation de ces organes a pour effet d'exalter le sens vénérien. Quand l'*état d'éveil* est très prononcé, ils se gonflent et deviennent plus sensibles : ces symptômes néanmoins sont beaucoup plus marqués chez les animaux en rut que dans notre espèce. Des irritations accidentelles des testicules ont quelquefois aussi déterminé

---

[1] *Diction. des Scienc. méd.*, art. *Puberté*, p. 39.

une excitation insolite du sens vénérien. Moreau de la Sarthe a donné pendant long-temps des soins à un homme déjà avancé en âge, qui le consulta particulièrement pour des pollutions accompagnées de rêves érotiques. Ces accidens, qui le fatiguaient beaucoup, lui revenaient constamment lors-qu'un rhumatisme chronique et mobile se por-tait sur la membrane fibreuse des testicules [1].

D'après ce qui précède, on conçoit que l'amputation des testicules serait un moyen puissant, le plus puissant de tous, pour im-poser silence aux désirs lascifs, et mettre un terme aux excès vénériens. Aussi, a-t-on vu des individus supplier pour qu'on les débar-rassât, en sacrifiant ces organes, d'une salacité qui faisait le malheur de leur existence. Baldas-sar raconte l'histoire d'un homme pour lequel, après avoir épuisé tous les moyens de traite-ment, il n'avait trouvé rien de mieux à conseiller que les prières et le jeûne. « Ne se trouvant pas soulagé, dit cet auteur, il voulait se soumettre à la castration : je pensai qu'il ne fallait point pratiquer cette opération, par rapport aux suites funestes qu'elle pouvait avoir, et qu'au

---

[1] *Dict. des Sciences méd.*, art. *Rêve*, p. 275.

moins il fallait la différer. Le malade, au contraire, me pressait vivement, et cherchait à gagner par des présens ceux qui s'opposaient à son dessein : il me promit même un cheval qui allait l'amble, et dont la beauté n'était pas à dédaigner, en cas que je voulusse me rendre à ses désirs [1]. » Poussés au désespoir, certains individus ont fait plus que demander la castration, ils ont osé se la pratiquer eux-mêmes. « *Novimus quosdam audaciores*, dit Aëtius, *qui sibi ipsis testes ferro resecarunt.* » On sait qu'Origène se mutila lui-même pour n'avoir plus à lutter contre la fougue de son tempérament. Cette opération a été faite dans plusieurs cas semblables, par des chirurgiens, et il paraîtrait, d'après quelques observations rapportées par Hufeland, qu'elle a eu le résultat qu'on s'en était promis. Un chirurgien de Bernstad fut moins heureux : il amputa les testicules d'un vieillard de soixante-treize ans, à cause d'un chatouillement extraordinaire que cet homme y éprouvait, et des désirs immodérés qui en étaient la suite. *Le but de l'opéra-*

---

[1] Traduct. de Baldassar Timœus, *Cas. med.*, lib. III, *salacitas nitro curata*.

tion ne fut pas atteint [1]. Ainsi donc ce moyen n'est pas infaillible. Ajoutons qu'il est loin d'être sans danger, particulièrement chez les individus qui déjà sont épuisés par des excès. Il ne se borne pas, d'ailleurs, comme l'amputation du clitoris, à éteindre le sens vénérien ; de plus, il ôte la faculté de devenir père, et cause cette détérioration physique et morale si profonde, qu'on observe chez les eunuques, même lorsqu'ils ont perdu leurs testicules après la puberté [2]. Voilà, je crois, plus de raisons qu'il n'en faut pour éviter une telle opération, qu'au surplus tous les auteurs ont repoussée. J'en excepte cependant M. Simon (de Metz), qui conseille comme dernier moyen chez les onaniaques, de presser ou de lier, soit le canal déférent, soit l'artère spermatique; car, dit-il, il vaudrait mieux que le malade se relevât eunuque que de succomber inévitablement [3].

Quelques conclusions pratiques peuvent cependant être tirées des faits que nous venons

---

[1] Sprengel, *Hist. de la méd.*, t. IX.

[2] Voyez p. 23.

[3] *Hygiène de la jeunesse*, 1827, p. 174.

de rapporter. Ainsi, chez certains sujets, on pourrait avec avantage faire des lotions froides ou des applications de glace sur le scrotum, et poser des sangsues dans son voisinage. Il convient aussi d'interdire aux jeunes gens tous vêtemens qui pourraient entretenir trop de chaleur dans cette partie.

Des maladies ayant des siéges variés peuvent, par l'action qu'elles exercent sur les organes dont nous venons de parler, c'est-à-dire sur le cervelet, la moëlle épinière et les portions diverses de l'appareil générateur, causer une sorte d'état de rut, et devenir ainsi l'occasion d'excès vénériens. Par exemple, une excitation génitale insolite est quelquefois un phénomène avant-coureur d'une attaque de goutte ; ce qu'on pourrait expliquer en considérant que l'invasion des symptômes locaux de cette maladie est ordinairement précédé de l'irritation de plusieurs membranes muqueuses. Cette salacité, que tous les auteurs ont signalée comme particulière aux phthisiques, ne résulterait-elle pas aussi de la part que la membrane génito-urinaire peut prendre à cette excitation générale des membranes muqueuses , qui est si fréquente dans l'affection tuberculeuse des poumons ? L'anatomie pathologique n'a rien fourni, au surplus , qui puisse éclairer cette question. Sur quarante phthisiques dont la prostate, les vésicules séminales et les conduits déférens, ont été scrupuleusement examinés par M. Louis, trois seulement offraient une altération de ces parties ; elle consistait dans le dépôt d'une plus ou moins grande quantité de matière tuberculeuse dans la prostate : de plus, sur l'un d'eux, on trouva aussi de cette matière dans les vésicules séminales et les conduits déférens[1]. M. Louis ne donne aucun renseignement sur l'appétit vénérien de ces individus, et l'on conçoit que ce genre de notions est de ceux que l'on recueille rarement dans les hôpitaux.

L'affection de la membrane muqueuse génito-urinaire fournit aussi, je crois, la raison de ce *libido inexplebilis*, que beaucoup d'auteurs ont signalé comme symptôme de l'*Éle-*

[1] *Recherches anatomo-pathologiques sur la phthisie* , 1825, p. 132.

phantiasis des Grecs, autrement dit *Lèpre tuberculeuse*. La fréquence de ce symptôme
avait tellement frappé les anciens, qu'ils con-
fondaient l'éléphantiasis avec le satyriasis [1].
Sonnini l'a vu à la Canée, dans l'île de Candie,
sur un assez grand nombre d'individus de l'un
et l'autre sexe atteints de cette espèce de lèpre. Ils étaient renfermés, selon l'usage du
pays, dans de chétives barraques situées aux
portes de la ville, et là ils s'abandonnaient
sans pudeur aux plus vils excès d'une irritation voluptueuse. Ce voyageur assure qu'on
les trouvait quelquefois prenant leurs dégoû-
tans ébats le long des chemins et au milieu
du jour. Les vieillards eux-mêmes n'étaient
pas exempts de cette lubricité. Il cite l'exemple d'un lépreux qui, la nuit même qu'il mourut, s'abandonna encore à l'impulsion de ses
désirs. Niebuhr parle d'un autre lépreux qui,
emporté par son ardeur, parvint à communiquer sa maladie à une femme de Bagdad, laquelle fut admise avec lui dans le lazaret de
cette ville. Vidal et Joannis assurent aussi
avoir observé le *libido* chez des matelots affectés d'éléphantiasis des Grecs. Après ces témoi-

---

[1] Aetius, *de Elephantiasi ex libris orchigenis*, p. 810.

gnages, il y aurait quelque hardiesse à nier la possibilité de ce symptôme, dont au reste l'explication me semble facile. Considérez l'éléphantiasis : en même temps qu'il s'attaque à.la peau , il s'étend sur les membranes muqueuses, où l'on observe des tubercules, des ulcérations , des ramollissemens , des exsudations, etc., etc. Pourquoi celle de ces membranes, qui tapisse les voies génito-urinaires, serait-elle à l'abri de ces altérations? N'est-il donc pas probable qu'elle était affectée, d'une manière ou d'une autre, chez les individus, quel qu'en soit le sexe, qui présentaient le *libido?* On conçoit, au reste, que ces altérations ne pouvant être constantes dans la lèpre tuberculeuse, le symptôme dont nous parlons doit manquer souvent, ce qui explique pourquoi divers auteurs qui ont observé des éléphantiaques, particulièrement MM. Alibert[1], Rayer[2] et Alph. Cazenave[3], ne l'ont pas rencontré. L'affection des organes générateurs peut

---

[1] *Précis théor. et prat. des malad. de la peau,* t. II, p. 72.

[2] *Dict. de méd. et chirurg.,* art. *Éléphantiasis des Grecs,* p. 56.

[3] *Journal hebdomad. de méd.,* avril 1829.

même, si elle est profonde, avoir des résultats complétement opposés au *libido* : elle peut arrêter le développement de ces organes, quand elle a lieu avant la puberté; ou causer leur atrophie, si elle se manifeste après cette époque. Alors les individus se présentent avec des caractères prononcés d'eunuchisme, ce qu'ont observé J. Adams [1], et probablement Pallas, qui affirme que les Tartares affectés d'éléphantiasis montrent de l'éloignement pour les plaisirs de l'amour. Au surplus, dans la lèpre tuberculeuse, les parties sexuelles sont souvent, et, suivant M. Alibert, presque toujours altérées, ce qui doit anéantir la possibilité de tous désirs vénériens. Par exemple, pouvait-il en avoir ce sujet dont M. Alph. Cazenave a rapporté l'histoire, chez lequel on trouva les testicules, le gland et le prépuce convertis en tissu lardacé, et dont les corps caverneux, vides de sang, offraient une hypertrophie marquée de leurs cloisons.

Il arrive souvent que le sens génital s'exalte parce qu'il est le seul, ou à peu près, qui

---

[1] *Obs. on morbids poisons, etc.*, 2ᵉ édit., Lond. 1807.

subsiste. C'est ce qu'il n'est pas rare d'observer chez les *idiots*, ou dans la *démence*, qui
n'est qu'une idiotie acquise. Les imbéciles,
abandonnés à eux-mêmes, dit M. Esquirol,
deviennent quelquefois, à l'époque de la puberté, masturbateurs, nymphomanes, hystériques. Les idiots sont également sujets à la
masturbation la plus effrénée [1]. Cela se conçoit aisément : ces individus sont en quelque
sorte isolés par suite de l'affaiblissement ou
de la perte de leurs sens et de leur intelligence : aucune impression ne leur venant du
dehors, celles qui peuvent encore naître au
dedans exercent un pouvoir sans limites. Les
sens internes sont d'autant plus écoutés alors,
qu'ils parlent seuls. Ce qui, pour d'autres,
n'eût été au plus qu'un désir, prend chez les
idiots les dimensions d'un besoin : c'est pourquoi l'on en voit tant qui ne paraissent vivre
que pour boire, manger et se masturber.
Quand nous avons parlé des effets de l'onanisme sur les facultés mentales, nous avons
montré le sens vénérien s'exaltant d'autant
plus que ces facultés s'affaiblissaient davan-

---

[1] *Dict. des Scienc. med.*, art. *Idiotisme*, p. 512 et 516.

tage [1]. Eh bien! ce fait peut s'observer, quelle qu'ait été la cause de la démence; car c'est surtout parce qu'ils deviennent imbéciles ou idiots, que beaucoup d'individus tombent dans le satyriasis onanique. Enfin l'idiotie peut être en même temps effet et cause de l'onanisme. Tantôt c'est le mal qui a commencé, d'autres fois c'est l'habitude; mais du moment qu'ils se sont rencontrés, ils travaillent réciproquement à s'accroître, sans qu'on puisse dire lequel des deux exerce sur l'autre l'influence la plus forte.

Ce que je viens de dire de l'idiotie est également vrai pour le *crétinisme*, qui n'est qu'une variété de cette affection. Petits, goîtreux, rabougris, hideux, imbéciles, les crétins, ce type de tous les genres de dégradations, sont de plus, en général, d'une salacité excessive, qu'ils assouvissent soit entre eux, soit par l'onanisme. Un fait remarquable, et qui a été observé deux fois, l'un chez un crétin et l'autre chez un idiot de naissance, peut jeter quelque lumière sur les causes organiques de la marche inverse que suivent les sens externes et

---

[1] Voyez p. 135.

internes chez cette sorte de malades : c'est *l'hypertrophie du système nerveux ganglionnaire.* Une de ces observations est de M. Schiffner. Il trouva, sur le cadavre d'un crétin, les ganglions du grand sympathique situés le long de la colonne vertébrale, d'un volume beaucoup plus grand que de coutume. Le nerf sympathique du côté gauche avait, au niveau de la sixième vertèbre, un ganglion de la grosseur d'un œuf de poule comprimé [1]. Antérieurement à M. Schiffner, M. Cayre avait aussi parlé, dans une thèse sur l'idiotisme, soutenue en 1819, de l'excès de développement que lui avait présenté le système ganglionnaire chez un idiot de naissance. Les ganglions cervicaux offraient un volume trois fois plus grand que d'ordinaire ; ceux du thorax étaient aussi plus gros que dans l'état sain : il en était de même des ganglions semi-lunaires [2].

Nous venons de voir des individus se montrer d'autant plus lascifs, que d'ailleurs ils devenaient plus stupides et plus insensibles.

[1] *Archives de médec.,* t. II, et Andral, *Précis d'anat. pathol.,* t. III, p. 894.

[2] Belhomme, *Essai sur l'idiotie,* thèse de 1824 ; et Andral, *loc. cit.*

La sensualité vénérienne se développe souvent dans des circonstances bien différentes. Elle peut n'être qu'un corollaire, un épisode, et quelquefois un effet de la susceptibilité générale. On est lascif, parce qu'on est d'une impressionnabilité vive, parce que les organes dépositaires du sens vénérien sont, comme le reste de l'économie, facilement excitables, et que leur excitation est vivement sentie. Cette disposition a lieu souvent chez les hypocondriaques et les hystériques, c'est-à-dire chez des individus qui sont susceptibles jusqu'à en être habituellement malades. L'état d'éveil se développe aisément en eux, et il en est qui ont des pollutions nocturnes pour la moindre cause. Les organes générateurs peuvent aussi, comme tous les autres, répéter une irritation dont le siége est plus ou moins éloigné d'eux, par exemple dans l'estomac, les poumons, la peau, etc., etc. Les dartreux, et en général les individus que des maladies cutanées exposent à un prurit continuel, passent pour être lascifs à l'excès. Des accidens analogues au priapisme et au satyriasis se montrent dans une foule de maladies. On a vu souvent des coliques soit nerveuses, soit flatulentes, produire un pareil effet. Une femme observée, en 1833, à l'Hôtel-Dieu, dans les salles de M. Bouillaud, et dont l'histoire a été publiée par M. Donné, a présenté un phénomène qui, malgré son étrangeté, s'explique très bien par ce que nous venons de dire. Cette femme avait trente ans, était d'une forte constitution et d'un tempérament hystérique. Sa main devint le siége, après un rhumatisme très aigu du poignet, d'une sensibilité exquise et de telle nature, qu'il suffisait de pratiquer la plus légère friction sur cette partie pour procurer à la malade toutes les sensations du *coït*. Cette aberration de la sensibilité disparut avec les dernières traces de l'inflammation rhumatismale, et les choses se rétablirent dans leur état naturel [1]. Un observateur très digne de foi, M. le docteur Mirambeau, m'a communiqué le fait d'un enfant qui se procurait des sensations analogues *en se tiraillant le nombril*. Sa santé se détériora d'une manière remarquable par suite de cette singulière habitude, qui avait un tel empire sur lui qu'on fut contraint d'employer des moyens coërcitifs pour la faire cesser. Il est à noter cependant que, sauf les sensations dont il

---

[1] *Revue méd.*, juin 1833.

vient d'être parlé, ce malade n'offrait ni érection, ni aucun autre phénomène dans les parties génératrices qui ressemblât à ceux de l'acte
vénérien.

Des choses *qui peuvent produire l'excitation
vénérienne et des* moyens *de préservation qui s'y
rattachent.* — Ces choses sont toutes celles
qui sont capables d'accroître la sensibilité en
général, et, en particulier, celle des organes
dépositaires du sens vénérien : les moyens
sont les influences dont on fait usage pour agir
dans une direction contraire.

Le désir vénérien peut se développer dans
toutes *les saisons.* Une d'elles cependant est plus
favorable à sa venue; c'est le printemps. La
notoriété de ce fait remonte à la plus haute
antiquité; cependant il n'a trouvé que dans ces
dernières années une base vraiment scientifique. C'est aux travaux statistiques de
M. Villermé en France [1], et de MM. Quetelet
et Smits, en Belgique [2], que l'on doit ce progrès.

---

[1] *Annales d'hygiène*, mars 1832.
[2] *Idem*, avril 1833.

M. Villermé s'est proposé d'établir, d'après les registres de naissance, quelles sont les époques de l'année où il s'opère le plus de conceptions. Voici dans quel ordre les mois se sont trouvés rangés sous ce rapport :

Mai.
Juin.
Avril.
Juillet.
Février.
Mars et décembre.
Janvier.
Août.
Novembre.
Septembre.
Octobre.

Ainsi, le trimestre où il se fait le plus de conceptions se compose des mois d'avril, mai et juin, et celui où il s'en fait le moins, des mois de septembre, octobre et novembre. C'est donc au *printemps*, à cette époque de l'année où la végétation se réveille, où les arbres se couvrent de feuilles et de fleurs, où la plupart des animaux entrent en rut, qu'on voit le plus de grossesses commencer ; tandis que *l'automne*, cette saison de décrépitude pour la vie annuelle des végétaux, est aussi le temps où l'espèce humaine travaille le moins à son renouvellement. Les résultats obtenus par MM. Quetelet et Smits sont en tout point conformes à ceux de notre statisticien. Reste à savoir si la différence qui existe entre le printemps et l'automne vient de ce que, dans le premier, on travaille davantage à la procréation ; ou de ce que l'imprégnation, la conception, y serait plus facile.

Pour résoudre cette question, M. Villermé a cherché dans les comptes généraux de la justice criminelle quel est le temps de l'année où il se commet le plus de viols et d'attentats à la pudeur : or il a trouvé que ce temps est précisément celui où il se fait le plus de conceptions, c'est-à-dire le printemps. Le même résultat a été obtenu pour la Belgique par MM. Quetelet et Smits. Les crimes dont il vient d'être parlé ne seraient-ils plus nombreux au printemps que parce qu'alors les hommes ont plus d'occasion de s'en rendre coupables, vu que les femmes sont rencontrées seules, et légèrement vêtues, dans les bois et dans les lieux écartés ? Mais les mêmes circonstances existent, ou à peu près, ainsi que M. Villermé en fait la remarque, en août et septembre, et cependant le nombre respectif de ces crimes diminue dans ces deux mois. On ne peut non plus attribuer cette fréquence relative à ce qu'il se contracte plus de mariages à certaines époques de l'année qu'à d'autres, car *toujours* et *partout* le *maximum* et le *minimum* des naissances reviennent, à quelques variations près, d'ailleurs fort limitées, aux mêmes époques, tandis que celles des *maximum* et *minimum* des mariages dans les divers pays, offrent des différences très grandes et très nombreuses. On peut donc considérer comme étant aujourd'hui positivement constaté, ce fait, que l'homme est assujéti jusqu'à un certain point à une sorte de *rut périodique*, dont le retour a lieu, chaque année, au printemps.

Ce n'est pas précisément la chaleur qui produit ce phénomène remarquable, car il devrait, s'il en était ainsi, se montrer plutôt en juillet et en août qu'en avril et mai : c'est plutôt le *retour des premières chaleurs*. Peut-être ce phénomène vient-il aussi d'influences aujourd'hui inconnues, qui contribueraient avec les premières chaleurs à la résurrection vernale des êtres organisés. Les faibles variations qu'offre l'arrivée du rut humain dans les divers climats, confirme ce qui vient d'être dit sur l'action du printemps. M. Villermé ayant comparé les diverses parties de la France, de l'Europe, et même des deux hémisphères, a trouvé que le *maximum* des conceptions est, comme cette saison, plus précoce dans les pays chauds que dans les froids. Il y a donc une époque de l'année où l'homme est plus enclin à commettre des excès, et où, conséquemment, la surveillance pour les lui éviter doit être plus active. Nous avons vu précédemment que Wichmann regarde le printemps comme une cause de recrudescence pour la pollution diurne: on peut en dire autant pour la nymphomanie. Chez une femme dont précédemment nous avons rapporté l'histoire [1], et qui était atteinte de cette maladie, l'époque de la plus grande salacité s'étendait constamment du commencement à la fin de cette saison.

Il est une autre observation dont l'importance paraît médiocre d'abord, mais qui peut fournir des déductions pratiques d'un grand intérêt. M. Villermé a trouvé dans ses recherches que le *maximum* des conceptions, et leur *minimum*, sont beaucoup moins marqués dans les villes que dans les campagnes,

---

[1] Voyez p. 268.

et de plus, que dans les grandes villes ; à **Paris** par exemple, ils le sont davantage à mesure qu'on s'éloigne du temps actuel. Ce fait confirme ce que nous venons de dire sur l'influence des saisons, car il montre qu'elle est d'autant moins forte que les individus sont plus abrités. Il montre aussi combien la vie d'intérieur peut modifier la salacité de l'homme. Cette remarque a été faite depuis long-temps pour les animaux : leur rut cesse d'être périodiquement marqué quand, de l'état sauvage, ils passent à celui de domesticité. Reste à savoir de quelle manière la vie d'intérieur agit sur le sens vénérien. Une autre observation de M. Villermé nous paraît propre à jeter un grand jour sur cette question.

La loi de *maximum* et de *minimum* dont il est ici question offre une exception bien remarquable, qui est fournie par les pays les plus froids, la Suède, la Finlande, Saint-Pétersbourg. Dans ces pays, les mois de décembre et de janvier, *l'hiver* enfin, est l'époque de l'année où il se fait le plus de conceptions. Pour se rendre compte de cette exception, on lui a supposé des causes diverses ; il n'en est qu'une, cependant, qui peut l'expliquer bien : c'est la manière dont vivent et se vêtissent les habitans de ces contrées pendant la saison froide. Ils se font alors, à force de vêtemens et de chauffage, un *climat artificiel* qui leur permet de résister à la rigueur de celui qu'ils habitent. Des vêtemens multipliés, épais et propres, au plus haut degré, à conserver au corps sa chaleur naturelle, l'enveloppent exactement, et placent ces individus dans une position analogue à celle des végétaux dont on hâte le développement au moyen de paillassons et de couches épaisses de fumier. De plus, ils se renferment dans des habitations qu'ils préservent du froid extérieur avec un art inconnu dans nos contrées, et qu'ils échauffent à un degré que nous ne supporterions qu'avec peine. Ajoutez que c'est sur des poêles et dans des espèces de fours qu'ils se livrent au sommeil. Je ne doute pas que si les habitans des régions polaires tenaient des registres d'état civil on constaterait, en dépouillant ceux-ci, que dans ces rudes climats la belle saison n'est pas non plus celle des amours. Un fait positif c'est que la puberté y est précoce, comme sous les Tropiques. Ainsi les femmes Samoïèdes sont réglées dès l'âge de onze ans, et souvent elles sont mères à douze [1].

---

[1] Klingstadt, *Mémoire sur les Samoïèdes*, p. 41 et 43.

Cela n'étonne pas quand on considère qu'elles vivent, presque toute l'année, dans des iourtes souterraines, où règne une chaleur étouffante produite par de l'eau jetée sur des pierres rougies. Les habitations des pays froids peuvent donc être regardées comme étant, pendant l'hiver, de véritables serres chaudes, qui agissent sur l'homme comme celles où nous enfermons les végétaux.

Ces faits établis, passons à leurs conséquences : ne prouvent-ils pas qu'un *climat factice* peut éveiller prématurément ou trop vivement le sens vénérien? Qu'il ne faut pas se hâter, quand vient l'hiver, de couvrir un jeune homme de vêtemens chauds et multipliés? qu'on doit éviter avec soin de le charger, pendant la nuit, d'un édredon ou de couvertures épaisses? qu'il convient de l'habituer à braver le froid? qu'on doit, autant que possible, lui interdire de séjourner trop long-temps dans des appartemens très chauds et de s'accroupir habituellement près du foyer? Ces préceptes découlent naturellement des observations faites sur l'influénce des saisons. Est-il besoin d'ajouter que bons, comme règles préservatrices, pour tous les jeunes sujets, ils sont plus particulièrement applicables à ceux

qui sont suspectés ou convaincus d'être masturbateurs?

Dans ce qui précède nous n'avons considéré
que les zônes tempérées des deux hémisphères,
c'est-à-dire les pays où il y a quatre saisons distinctes et d'une longueur à peu près égale. Mais
si on se rapproche de la ligne équatoriale, de ces
régions du globe où l'année se partage entre
un été très long et un hiver fort court, l'influence des saisons s'efface devant celle du *climat*. Je ne reproduirai pas ici tout ce qui a été
dit sur la précocité des habitans des pays
chauds, leur ardeur en amour, les excès auxquels ils se livrent, la rapidité avec laquelle
l'âge adulte fait place, chez eux, à celui de décadence : toutes ces choses sont tellement connues que leur simple mention doit suffire ici.
Mais je ferai une remarque qui me paraît fort
importante : si l'action habituelle, prolongée de
la chaleur solaire a pour effet de hâter la venue
du sens vénérien, de lui donner une impressionnabilité, un empire si grand, pourquoi l'action habituelle, prolongée de toute
autre chaleur, de celle, par exemple, des vêtemens, des habitations, des bains, etc., etc.,
n'aurait-elle pas un résultat analogue? Il me
semble qu'admettre le premier fait, c'est con-

clure à l'autre. Ainsi donc, soit que nous examinions autour de nous l'influence des saisons, ou que nous considérions au loin celle des climats, nous arrivons toujours à cette conséquence, que par une éducation molle, par ces petits soins dont on entoure les jeunes sujets pour les préserver de la moindre impression du froid, on travaille à hâter l'éveil de leurs sens, et conséquemment à les en rendre victimes. Une autre conséquence des faits dont il vient d'être question, c'est qu'il convient, autant que possible, lorsqu'on se décide à faire voyager un jeune homme sujet à l'onanisme, de ne pas l'exposer à des climats brûlans.

Existe-t-il des émanations qui soient susceptibles d'engourdir le sens vénérien? On pourrait, d'après une observation dont nous avons déjà parlé [1], et que l'on doit à M. Villermé, soupçonner celles qui s'élèvent des eaux stagnantes d'être dans ce cas : mais il est probable que si la procréation est moins active dans les contrées marécageuses à l'époque de leur plus grande insalubrité, c'est qu'alors le nombre des individus malades est plus grand. Un fait positif, c'est que le sens vénérien peut, malgré les

---

[1] Voyez p. 94.

émanations des marais, être très précoce, et entraîner des populations entières à des excès habituels : je pourrais citer pour exemple les chétifs habitans des parties marécageuses des Landes de Bordeaux, et les Solognais.

Le pouvoir que les odeurs, et surtout certaines odeurs, ont d'exciter à l'amour, n'est pas douteux, au moins pour les animaux. Presque tous les mammifères exhalent, à l'époque du rut, des émanations spéciales, qui servent à avertir au loin le mâle de la présence d'une femelle et à susciter en lui le désir de s'accoupler. Même dans les insectes il est des faits dont on ne peut se rendre compte que par des effluves odorantes. Si par exemple on renferme dans une boîte exactement close, une femelle de bombyce, et surtout celle du grand paon, on ne tarde pas à voir voltiger autour de cette prison des mâles que la vue n'a pu instruire de cette captivité. Se passe-t-il quelque chose d'analogue dans notre espèce? beaucoup d'auteurs l'ont affirmé. « Les odeurs, dit Cabanis, agissent fortement sur le système nerveux ; elles le disposent à toutes les sensations de plaisir : elles lui communiquent ce léger trouble, qui semble en être inséparable ; et tout cela, parce qu'elles exercent une action spéciale sur les organes où prennent leur source les plaisirs les plus vifs accordés à la nature sensible. Dans l'enfance, l'influence de l'odorat est presque nulle ; dans la vieillesse, elle est faible : son époque véritable est celle de la jeunesse, celle de l'amour [1]. » Il est constant que chez une foule de peuples, et dès la plus haute antiquité, les femmes voluptueuses se disposaient à l'amour par l'usage cosmétique de divers parfums, particulièrement du musc. Cette substance a même été signalée comme capable d'exciter des pollutions nocturnes [2]. J'ai lu cependant quelque part, qu'un homme qui s'y connaissait, Henri IV, voulait qu'on laissât aux parties sexuelles leur odeur naturelle, plus efficace, selon lui, que tous les apprêts mensongers. Malgré ces témoignages, et beaucoup d'autres que j'aurais pu y joindre, je crois que, dans notre espèce, où l'odorat comparé à celui des animaux a si peu de puissance, les émanations odorantes n'ont qu'une part très faible à l'excitation des plaisirs sexuels. Cependant je regarde comme prudent de pré-

---

[1] *Rapports du phys. au moral de l'homme*, t. I, p. 222.
[2] Luc. Schræckius, *Hist. moschi.*, cap. xxxiv, p. 153.

venir l'abus des cosmétiques chez les jeunes sujets.

L'irritation de la peau, surtout au voisinage des parties sexuelles, peut, comme nous l'avons vu, se répéter sur elles, et causer ainsi des désirs vénériens. Les libertins blasés de toutes les époques ont cherché, et quelquefois trouvé, dans cette possibilité une dernière ressource. La volupté n'ayant plus pour eux de caresses, ils l'ont armée d'un fouet noueux et d'autres instrumens de torture. Au temps de Néron et de Pétrone, l'art de ranimer les facultés éteintes avec des orties vertes était connu et pratiqué : une prêtresse de Priape, Enothea, promettait à Eucolpe de lui rendre *fascinum tam rigidum ut cornu* par ce procédé. Menghus Faventinus le conseille dans le cas d'une extrême brièveté de la verge, afin, dit-il, de la magnifier [1]. Une foule d'auteurs, Pic de la Mirandole, Cœlius Rhodiginus, André Tiraqueau, Riedlin, Othon Brunfels, etc., etc., ont rapporté, sur l'emploi que le libertinage a fait de ce moyen, des détails que je ne reproduirai pas ici, et qu'on peut trouver dans l'ou-

---

[1] *Pract.* pars II , cap. *de Passion. membr. general.*

vrage de Meïbomm[1], et un article de M. Virey[2]. Cependant les plaisirs de la fustigation ont eux-mêmes leurs bornes : aussi a-t-elle été prescrite encore, non pour acérer l'aiguillon de la chair, mais pour l'émousser. Plus d'un saint homme s'est flagellé dans cet espoir; mais souvent, dit-on, la concupiscence a seule trouvé son compte dans cette pratique. Peut-être faudrait-il, pour qu'elle fût efficace, qu'elle trouvât des bras moins amis que ceux qui, de coutume, se chargent de l'exercer.

On conçoit qu'un moyen dont on peut faire un tel usage est susceptible, quand on l'emploie comme châtiment, d'avoir un résultat bien différent de celui qu'on s'en était promis. La fustigation, et aussi la dénudation qui en est inséparable, ont souvent, chez les enfans, un effet que l'érection de la verge exprime aussitôt. Il n'est pas rare de voir de jeunes sujets se complaire à cette correction et la rechercher. Les

---

[1] *De flagrorum usu in re venereá*, Lugd. Batav., 1643. Ce savant ouvrage est dédié à un conseiller de l'évêque de Lubeck, et porte cette épigraphe :

« Delicias pariunt veneri andelia flagra;
« Dum nocet, illa juvat; dum juvet, ecce nocet. »

[2] *Dict. des Scienc. méd.*, art. *Flagellation*.

sensations qu'elle peut procurer ont été quelquefois assez fortes pour être suivies d'une
éjaculation immédiate. Combien d'enfans ne
se sont livrés à l'onanisme que par suite de
cette imprudente méthode! combien de fois
a-t-elle alimenté, chez des masturbateurs,
leur habitude funeste! Ces conséquences ont
été signalées par une foule d'auteurs : Pic de
la Mirandole, Rhodiginus, etc., etc., en ont
rapporté des exemples. Il faut y joindre le
suivant, que M. Serrurier raconte en ces
termes : « Un de mes condisciples de collége,
dit-il, trouvait un plaisir indicible à se laisser
fustiger : il cherchait toutes les occasions de
manquer envers le professeur, qui jamais
n'absolvait un coupable et le faisait toujours
passer par les verges, en le livrant à des individus chargés de cette ignoble fonction. Ce
même condisciple m'a avoué qu'il regrettait
de voir arriver la fin de la punition, parce
qu'alors la pollution n'était pas complète.
Aussi qu'est-il résulté de cette affreuse découverte? Ce malheureux a pris l'habitude de la
masturbation. Réduit à l'état de consomption
le plus horrible, par suite de la déperdition
habituelle de la semence, il nous fut offert en
spectacle, au moment de sa mort, comme un

modèle de dépravation, et comme un exemple du danger où l'on s'expose par cette coupable passion [1].»

La fustigation est bien plus à craindre quand l'exécution vient d'un sexe qui n'est pas celui du patient. Il y a, même chez les plus jeunes enfans, un quelque chose intérieur qui leur permet de sentir cette différence. Écoutez J.-J. Rousseau décrivant l'effet qu'il éprouva de la correction qui lui fut infligée deux fois par mademoiselle Lambercier : il avait alors huit ans : « Assez long-temps, dit-il, elle s'en tint à la menace, et cette menace d'un châtiment tout nouveau pour moi me semblait très effrayante; mais, après l'exécution, je la trouvai moins terrible à l'épreuve que l'attente ne l'avait été, et ce qu'il y a de plus bizarre est que ce châtiment m'affectionna davantage encore à celle qui me l'avait imposé. Il fallait même toute la vérité de cette affection et toute ma douceur naturelle, pour m'empêcher de chercher le retour du même traitement en le méritant; car j'avais trouvé dans la douleur, dans la honte même, un mélange de sensualité qui m'avait

---

[1] *Dict. des Sciences méd.*, art. *Pollution*, p. 126.

laissé plus de désir que de crainte de l'éprouver derechef par la même main. Il est vrai que, comme il se mêlait sans doute à cela quelque instinct précoce du sexe, le même châtiment reçu de son frère ne m'eût point du tout paru plaisant. » Jean-Jacques s'étant mis une seconde fois dans le cas de recevoir la même correction, l'exécutrice put découvrir, *à quelque signe*, que ce châtiment n'allait pas·à son but : aussi n'y revint-elle plus [1]. Grâce à son tempérament, Jean-Jacques ne contracta pas, dans cette périlleuse occasion, une habitude qui peut-être eût tari à leur source les admirables facultés qu'il déploya plus tard.

On voit, par ce qui vient d'être dit, combien il faut tenir à la séparation des sexes dans les écoles ; car la méthode dont nous parlons est et sera long-temps encore pratiquée dans un grand nombre d'entre elles. Quant aux colléges royaux, elle y est depuis long-temps interdite. J'en dirai autant de la plupart des institutions particulières. Mais ce n'est pas assez ; il faudrait que les verges disparussent de tous les foyers domes-

___

[1] *Confessions*, liv. Ier.

tiques. Ce sont particulièrement les médecins qui doivent s'attacher à faire comprendre
aux familles que les mœurs ont tout à craindre
d'une peine qui a le double inconvénient d'of-
fenser la pudeur et d'éveiller les sens.

Certains vêtemens peuvent, en excitant la
peau, en y causant ou en y entretenant des
démangeaisons, avoir des effets analogues à
ceux de la flagellation. La bure, le cilice, ces
tissus de laine et de crin dont se vêtissaient
jadis les dévots, ont, dit-on, contribué, avec
la discipline, à la réputation d'incontinence
que s'étaient faite quelques ordres mendians.
On en a dit autant de la malpropreté. Quoi
qu'il en soit, on agit sagement en évitant
l'application immédiate des vêtemens de laine
sur la peau des jeunes sujets, particulièrement
au voisinage du bassin. Conséquemment un
caleçon de toile doit toujours être porté sous
le pantalon de drap. J'ai déjà parlé de l'importance des soins de propreté pour les parties sexuelles [1]: on peut en dire autant pour
toute la surface de la peau.

C'est surtout par des lotions et des bains
que cette propreté doit être entretenue. Les

---

[1] Voyez p. 439.

premières doivent le plus souvent être froides : il y a peu de contre-indications à cette règle. Quant aux bains, je dirai seulement qu'on ne doit permettre qu'avec beaucoup de circonspection aux masturbateurs, et généralement aux jeunes sujets, ceux dont la température est élevée, à cause de l'excitation qu'ils déterminent. Ce ne doit être aussi qu'avec une sage réserve qu'on doit leur conseiller les bains tièdes, qui ont le double inconvénient de rendre susceptible et d'énerver. Les bains frais et froids devront donc toujours être préférés, quand la saison et la santé des individus le permettront. Indépendamment de ces règles concernant les bains, il en est d'autres tout de surveillance; nous en parlerons plus loin.

Les boissons et les alimens sont susceptibles de modifier profondément l'excitation vénérienne. Elle peut, elle et les excès qui en sont la conséquence, avoir son principe dans le régime alimentaire. Ce régime peut aussi être un obstacle puissant aux efforts dont le but est d'arracher un jeune sujet à l'onanisme, de même qu'un bon choix d'alimens et de boissons est éminemment propre à les aider. Il est donc important de rechercher les conditions diététiques sous l'influence desquelles le sens vénérien s'exalte ou s'apaise, pour écarter les unes et profiter des autres. C'est à quoi nous allons maintenant procéder.

Sine cerere et Baccho friget Venus, dit un vieux adage, qui serait irréprochable s'il n'était trop absolu. En effet une alimentation abondante et forte est, en *général*, plus favorable aux désirs vénériens que l'alimentation contraire. Ce fait peut être constaté sur une vaste échelle, si l'on compare, sous le rapport des conceptions, les années d'abondance et celles de disette. On voit alors combien la misère publique nuit à la procréation. Depuis long-temps cette remarque avait été faite, mais grace aux patientes recherches de M. Villermé, sa démonstration paraît maintenant complète. Ce savant a établi, d'après plusieurs tableaux du mouvement de la population en France, qu'à cette époque de notre révolution où l'on venait de supprimer la dîme, les impôts sur le vin, sur le sel, les redevances féodales, les maîtrises, les jurandes, etc., etc.; enfin, à ce moment où les ouvriers, les petits cultivateurs, les prolétaires en un mot, se trouvèrent tout à coup dans une aisance inaccoutumée, qu'ils célébraient dans la plus grande partie du territoire par des fêtes, des repas, et qui leur permettait de se nourrir mieux, le nombre des naissances s'accrut très notablement. Sur onze tableaux que M. Villermé a pu examiner, il n'a trouvé, à cet égard, qu'une seule exception. Par contre, lorsque le peuple vient à n'avoir qu'une nourriture mauvaise et insuffisante, le nombre des conceptions diminue pour ne reprendre son niveau qu'après que l'abondance est rétablie. Il paraîtrait même que lorsque la disette et son effet sur la reproduction ont cessé, celle-ci prend pour quelque temps une énergie extraordinaire. Ces faits ont été surtout manifestes après la mauvaise récolte de 1816 ; il y eut beaucoup moins de conceptions, proportions gardées, depuis novembre 1816 jusqu'à et compris septembre 1817, principalement pendant les mois d'avril, mai, juin et juillet, que dans les autres années [1].

Des observations analogues ont été faites sur les animaux : on a remarqué que c'est surtout aux époques où leur nourriture est abondante qu'ils entrent en rut, et qu'en général ils produisent beaucoup plus quand ils sont en domesticité qu'à l'état sauvage, où souvent ils

---

[1] *Annal. d'hyg. publ.*, janvier 1831, p. 101 à 104.

subissent de longues abstinences. Ce n'est donc pas sans raison que le jeûne a été prescrit par les casuistes comme un moyen d'amortir les désirs charnels. Un fait positif, et qui résulte aussi des recherches de M. Villermé, c'est que dans presque tous les pays catholiques dont il a pu examiner le chiffre des naissances, le carême, tel qu'on l'observe, et surtout tel qu'on l'observait autrefois, paraît avoir une influence défavorable sur la procréation [1].

Les faits dont il vient d'être parlé peuvent s'expliquer de plusieurs manières : d'abord par l'action de l'abondance et de la disette sur la santé publique. Il est probable, en effet, que ce qui a lieu en temps de misère, se rapproche de ce qu'on voit dans les pays marécageux durant le règne des épidémies [2]. L'action de l'abondance sur la procréation peut s'expliquer aussi par l'influence immédiate du travail digestif sur les organes qui ont en dépôt le sens vénérien. On sait que souvent des désirs amoureux se développent immédiatement après le repas. Il suffit quelquefois de se coucher aussitôt après celui-ci pour avoir une

---

[1] *Id.*, p. 112.
[2] Voyez p. 94 et 472.

pollution nocturne. M. Serrurier parle d'un maniaque qui avait des pertes séminales, quand, après une abstinence prolongée, il se remplissait l'estomac d'alimens [1]. On conçoit, au surplus, que l'effet dont nous parlons doit se produire plus aisément, et avec plus de force, quand l'excitation qui accompagne le travail digestif est plus grande; lorsque, par exemple, le repas a été copieux, composé d'alimens choisis, excitans, et arrosé d'un vin généreux ou d'une petite quantité de liqueurs alcooliques. C'est surtout chez les individus atteints de pollution, que l'influence immédiate de ces circonstances peut être saisie.

Indépendamment de l'effet immédiat dont il vient d'être question, une alimentation chaude et analeptique peut, en donnant au corps un surcroît d'excitation et de force, rendre les désirs amoureux plus fréquens et plus vifs. Ainsi l'usage habituel et abondant des viandes de boucherie, du gibier, de la charcuterie, des ragoûts, des épices, des vins chauds, des liqueurs, du café, etc., doit être considéré comme une cause indirecte d'excès

---

[1] *Dictionnaire des scienc. méd.*, t. XLIV, p. 116.

vénériens, surtout si les sujets qui font un pareil régime n'en balancent pas l'action par une vie très active. L'usage des alimens végétaux, et particulièrement de ceux qui, comme les fruits, les légumes verts, apportent peu de matériaux à la nutrition, doit avoir des résultats contraires. Il ne faudrait pas cependant prendre, dans un sens trop absolu ce que je viens de dire : un régime affaiblissant et une salacité excessive peuvent se montrer de compagnie. Les Landais de la Gironde en sont un exemple frappant : leur régime alimentaire est le plus misérable qu'on puisse concevoir : ils vivent de soupes aux choux, aux raves, aux haricots, avec du lard rance, du poivre et du piment ; de bouillies de farine de maïs et de millet ; d'un pain de seigle ou de maïs mal confectionné ; d'eau pure, ou acidulée, au plus, avec du vinaigre, etc. Aussi présentent-ils une maigreur extrême, un teint hâve et décoloré, tous les signes enfin d'une détérioration profonde ; ce qui ne les empêche pas d'être très précoces pour l'amour, et de s'y livrer avec la plus extrême ardeur [1].

---

[1] Renseignemens de M. Boyer-Fonfrède.

Divers alimens ont été présentés comme pouvant, plus que les autres, exciter les forces génératrices. Ils ont, pour cette cause, reçu le nom de *spermatopés*. Parmi eux, et au premier rang, se trouvent *les poissons*. Il paraîtrait que cette qualité leur a été attribuée dès la plus haute antiquité : toutefois ce n'est que depuis un doute émis, avec beaucoup de réserve cependant, par Montesquieu [1], que cette opinion a eu parmi les modernes un véritable crédit. Beaucoup d'auteurs l'ont admise, sur la foi de ce grand homme, comme incontestable, et dès lors, au lieu d'en rechercher les bases, ils se sont attachés seulement à découvrir les causes du fait qu'elle avait consacré. Ainsi on a expliqué la vertu prolifique des poissons par les aromates et autres condimens qui entrent dans leur préparation ; par leur salaison, d'où proviennent, dit-on, certaines maladies de peau qui rendent *salace*, mot qui semble annoncer son origine ; par le phosphore que contient leur chair, et plus particulièrement leur laite ; par ce fait, que la pêche fournissant une grande quantité de

---

[1] *De l'esprit des Lois*, liv. XXIII, cap. XIII.

poisson, celui-ci devient pour les populations maritimes une nourriture presque exclusive et très abondante. On a été plus loin : on a déterminé quelles sont les parties des poissons qui fournissent le plus de matière séminale ; et c'est aux laitances que cette propriété a été dévolue, soit parce que ce sont les organes sécréteurs du sperme, soit à cause du phosphore que Fourcroy et Vauquelin ont découvert en elles. Ajoutons que tous les poissons n'ont pas été mis indistinctement sur la même ligne sous le rapport qui nous occupe : on a particulièrement désigné, tant parmi eux que dans les classes d'animaux qui s'en rapprochent le plus, les raies, les squales, la lote, le poulpe, les pétoncles, les huîtres, les écrevisses, les homards, etc., etc.

J'ai cherché les bases de l'opinion que je viens d'exposer relativement aux poissons ; mais, malgré tous mes efforts, je n'ai pu lui en trouver aucune. Cette opinion n'a pas même l'appui de cette notoriété populaire, qui est le produit insensible des observations de chacun et de chaque jour. Il m'a été beaucoup plus facile de trouver des observations, des remarques contradictoires. Ainsi M. Benoiston de Châteauneuf a prouvé directement par des faits statistiques, que la fécondité n'est pas plus grande chez les habitans des côtes maritimes que chez ceux qui vivent ailleurs [1]. De son côté, M. Villermé a fait observer qu'au Groënland et parmi les Esquimaux, où la nourriture principale se compose de poissons, de veaux marins, c'est-à-dire d'alimens où abondent ces parties huileuses, que l'on regarde comme très prolifiques, il est rare que les femmes aient plus de deux ou trois grossesses durant leur vie. D'ailleurs, pourquoi se fait-il, si le poisson a la vertu qu'on lui suppose, que le temps du carême, c'est-à-dire l'époque de l'année où l'usage de cette nourriture est le plus général, soit celui où la procréation est le moins active, ce qui résulte de documens rassemblés dans presque tous les pays, et que M. Villermé a soumis à ses laborieuses investigations [2]. Rien n'est donc moins établi et plus improbable que cette vertu, ce dont il importe qu'on soit bien pénétré, afin de ne pas repousser du régime de la

---

[1] *Notice sur la fécondité en Europe au commencement du dix-neuvième siècle*, Bulletin de M. Ferussac, janvier 1827, 6e sect.

[2] *Annales d'hygiène publique*, janvier 1831, p. 111.

jeunesse une nourriture qui, étant à la fois réparatrice et peu excitante, convient parfaitement pour prévenir l'exaltation génitale, ou pour l'apaiser.

Indépendamment du poisson, un grand nombre d'alimens ont été regardés comme aphrodisiaques. Parmi les animaux, on a désigné la tortue caret, plusieurs reptiles insectivores, un oiseau appelé *torcol*, et une foule d'insectes dont il est inutile de parler. Les œufs ont été placés dans la même catégorie, où l'on a mis également les truffes, les champignons, les artichauts, le céleri, le cacao et toutes ses préparations ; l'ail, l'ognon, divers condimens, comme le gingembre, le poivre, la vanille ; et enfin certains fruits, comme les fraises, les abricots, les pêches, les ananas, etc. La fécondité et le goût précoce pour la luxure, qui distinguent, dit-on, les habitans de la Sologne, ont été attribués au grand usage qu'ils font du blé sarrasin, lequel aurait pour propriété spéciale d'exciter, ce qu'on croit avoir observé sur les oiseaux, les organes de la reproduction [1].

---

[1] *Mémoires de la société royale de médec.*, 1776, part. II, p. 70.

Assurément parmi les alimens que je viens de nommer, il y en a qui, étant excitans, échauffans, peuvent, comme tous ceux qui se trouvent dans ce cas, provoquer des désirs, sans avoir rien de plus spécifique qu'une foule de substances qu'on a comptées parmi les *anti-aphrodisiaques*, vu qu'étant raffraîchissantes et adoucissantes elles peuvent produire l'effet opposé. Parmi ces dernières, nous trouvons le lait qui, selon M. Sainte-Marie, forme, en général, moins de semence que la plupart des autres alimens. Nous y trouvons encore les légumes frais, et particulièrement l'oseille, le pourpier, la laitue, l'endive, le concombre, le potiron, le melon, etc. On peut y joindre les viandes des jeunes animaux, du poulet, de l'agneau, du veau, etc.; et aussi les boissons raffraîchissantes, comme l'orgeat, l'eau de groseille, la limonade, etc., etc. Le régime le plus capable d'apaiser les désirs charnels consiste, comme on le voit, dans la diète blanche ou anti-phlogistique, dans cette diète qui se compose de toutes les choses liquides ou solides, qui, introduites dans l'estomac, se laissent digérer et assimiler avec le moindre développement possible d'excitation et de chaleur. Ce régime est celui qu'il faudrait prescrire aux

sujets qui, pourvus encore d'une certaine vigueur, auraient à se défendre contre des désirs
pressans et dangereux.

Divers médicamens ont été conseillés aussi
pour le même objet : un grand nombre d'entre
eux n'agissent que comme les alimens dont
nous venons de parler ; telles sont les tisannes
de mauve, de violette, d'orge, de chiendent,
les émulsions, les eaux distillées de laitue, de
pourpier, etc. ; telles sont aussi les boissons
glacées, la glace donnée à l'intérieur, et même
les glaces préparées. On prescrit également,
pour calmer l'excitation des organes générateurs, des médicamens ayant une action
non contestée sur le système nerveux. Ainsi
le camphre, seul ou joint au nitre, a souvent été donné dans ce but : l'action spéciale de ce médicament sur les voies urinaires
permet de croire qu'il pourrait, dans certains
cas, rendre quelques services. Primerose et
Saint-Basile ont vanté, dit-on, l'usage intérieur de la ciguë pour modérer les désirs trop
ardens. L'opium et ses préparations ont été
aussi conseillés dans ce but. L'usage que les
Orientaux font de ce médicament, et les effets qu'il produit sur eux, me le rendent
un peu suspect : cependant je suis loin d'en

repousser l'emploi, persuadé qu'il est des cas où l'opium pourrait être fort utile. La belladonne mérite peut-être plus de confiance. Le docteur Powel a rapporté, dans le *Magasin médical de Londres* [1], l'observation d'une demoiselle de vingt-sept ans, qui éprouvait, depuis plus de trois ans, deux fois le mois, et même plus souvent, de violens accès d'une hystérie libidineuse : sa guérison fut attribuée à une potion dans laquelle entrait la teinture de belladonne : ce médicament avait été porté jusqu'à produire la dilatation des pupilles. Les résultats obtenus par Chaussier, et, après lui, par une foule de praticiens, de l'application de la belladonne sur le col de la matrice, soit pour en combattre la rigidité dans l'accouchement, soit pour apaiser les convulsions qui peuvent compliquer celui-ci, permettent de croire que ce médicament est un de ceux qui seraient le plus souvent efficaces dans le satyriasis et la nymphomanie. La thridace pourrait aussi être essayée dans ce cas. M. Angelot a rapporté l'observation d'une spermatorrhée survenue à la suite d'un excès de table et d'un amour violent

---

[1] Avril 1824.

qui fut guérie par ce moyen [1]. Ajoutons l'eau distillée de laurier-cerise, que M. Louyer-Villermay indique comme pouvant être essayée dans la nymphomanie.

/L'acide borique, autrefois nommé sel sédatif de Homberg, a été aussi conseillé pour apaiser les ardeurs amoureuses./ Il en est de même du nitre qui, sous ce nom, ou sous ceux de sel de prunelle et de cristal minéral, a joui, comme antiaphrodisiaque, d'une grande faveur. C'est par l'usage de ce médicament que, suivant Baldassar, cet homme qui demandait avec tant d'instance qu'on lui enlevât les testicules, et dont j'ai parlé précédemment (p. 450), a été guéri. Baldassar avait employé ce sel, parce qu'il s'était rappelé que Prevatius, médecin de Pavie, l'ayant administré à un homme pour une affection de la vessie, l'avait rendu impuissant. On a préconisé encore le chanvre et le saule : Etmuller croyait particulièrement à l'action de ce dernier ; il recommandait l'extrait de ses feuilles et la sève qu'on obtient de ses jeunes branches au printemps [2].

---

[1] *Annales de la méd. physiol.*, août 1826.

[2] *Traité du bon choix des médicamens*, 1710, Lyon, t. II, p. 433.

Mais de tous les médicamens, ceux dont le crédit est le plus ancien et s'est le plus long-temps soutenu, sont l'*agnus castus* et le *nénuphar*.

On ne connaît pas jusqu'où la crédulité humaine peut aller, si on n'a lu ce qui a été dit sur les vertus de ces médicamens. Les femmes grecques, suivant Dioscorides, se couchaient, pendant les fêtes de Cérès, sur des feuilles d'agnus castus pour conserver leur chasteté[1]. On trouve dans Arnaud de Villeneuve qu'un moyen infaillible de garantir la sienne de toute atteinte, est de porter habituellement un couteau dont le manche serait en bois de cet arbrisseau. Jadis on faisait dans les monastères un grand usage, tant extérieurement qu'à l'intérieur, de ses feuilles et de ses semences pour supporter plus aisément les rigueurs du célibat. On se croyait plus fort contre la luxure, parce qu'on s'était fait une ceinture avec des branches d'agnus castus, ou qu'on avait pris quelque préparation qui en contenait. Aussi que de recettes dont il est la base ! Un ancien curé de Saint-Vincent

----

[1] Matthioli *Comment.*, in lib. 1, Dioscordis, cap. cxvi.

de Lyon, Noël Chomel, en a particulièrement vanté une qu'il regardait comme immanquable, dans ses *Lettres* et dans son *Dictionnaire économique* [1]. Aujourd'hui ce médicament est tombé dans un discrédit si complet, qu'il serait difficile de trouver un médecin qui crût encore aux vertus qu'on lui avait attribuées. Il en est de même pour le nénuphar. Sa réputation, comme calmant des organes générateurs, date aussi des premiers âges de la science : on le trouve vanté dans Dioscorides [2] et Galien [3] : son histoire n'est pas moins fabuleuse que celle de l'agnus castus. Cependant il n'est pas, autant que ce dernier, déchu des hautes qualités qu'on lui attribuait. On l'emploie encore aujourd'hui, mais comme un calmant dans lequel on a peu foi, et à qui, d'ailleurs, on ne reconnaît plus le pouvoir spécial d'engourdir le sens vénérien.

Ici se terminerait la liste des médicamens proposés comme antiaphrodisiaques, si Mon-

---

[1] Chomel, *Abrégé de l'Histoire des plantes usuelles,* Paris, 1782, in-8°, p. 149.

[2] Matthiole, lib. III, cap. cxxxvii.

[3] Lib. VII.

tégre n'avait parlé, d'après Dopsonville, d'un arbre qui croîtrait dans l'Inde orientale, et dont certains fakirs de ce pays se serviraient pour se rendre impuissans. Cet arbre se nomme *mairkousie*. Tous les jours, et dès l'âge de six à sept ans, les enfans que l'on destine à augmenter le nombre de ces individus avalent gros comme une noisette de ses feuilles : puis on augmente peu à peu la dose jusqu'à l'âge de vingt-cinq ans, époque où l'effet est irrévocablement produit. Reste à savoir quel est cet arbre, et, pas plus que Montégre, je ne saurais, à cet égard, donner le moindre renseignement[1].

Indépendamment des excitans spéciaux des organes générateurs, tout ce qui a pour effet d'accroître la sensibilité en général, *tend* à exalter la leur. Assurément une impressionnabilité très vive et un sens vénérien médio-

---

[1] *Voyage de* M..... *en Asie,* ou *Essais philosoph. sur les mœurs de divers animaux étrangers ;* et *Dict. des Scienc. méd.,* art. *Continence,* p. 124.

crement développé peuvent se rencontrer et se rencontrent souvent ensemble ; mais cela prouve seulement que l'appareil génital peut échapper à certaines influences, ne pas répondre aux provocations qui lui sont faites. Cet appareil aurait pu se comporter autrement, se *constituer* sous le régime de causes qui peuvent agir sur lui, puisqu'elles ont prise sur tous les autres. Ainsi, ce qui *tend* à développer ou à diminuer la sensibilité d'un sujet, doit être considéré, non comme devant nécessairement modifier celle de ses organes générateurs, mais comme pouvant et devant, dans un grand nombre de cas, la modifier.

Si maintenant on considère que les abus des organes générateurs n'ont lieu, le plus souvent, que parce que la sensibilité de ces organes a été trop tôt ou trop vivement éveillée, on conçoit qu'une susceptibilité très grande doit agir en prédisposant à ces abus, et qu'en conséquence il convient, tant pour les prévenir que pour les réprimer, de s'occuper de tout ce qui favorise son développement.

La faculté de sentir, comme celle de penser et de se mouvoir, n'est, à beaucoup d'égards, que ce qu'on l'a faite. L'*éducation*, c'est-à-dire la culture de ces trois facultés, peut donc, en donnant aux sens un langage précoce, devenir indirectement un principe d'excès. Elle peut aussi, quand sa direction est bonne, être un moyen puissant de les prévenir. Sachons donc comment l'éducation agit, et comment on la dirige.

Ce n'est qu'en exerçant ses facultés qu'on les cultive. Cependant on se tromperait fort si l'on croyait que, pourvue d'une existence individuelle, chacune d'elles peut se développer isolément par l'usage, et comme à l'insu des autres. Les facultés humaines paraissent avoir un fonds commun de forces qu'elles se partagent, de telle sorte que chacune ne peut s'accroître qu'aux dépens de ses rivales. Rarement l'individu qui est doué ou, si l'on veut, affligé d'une sensibilité excessive, possède en même temps une vigueur musculaire très grande. Ce n'est pas non plus par la délicatesse de leurs sens que brillent ces hommes, dont les bras athlétiques soulèvent sans peine de lourds fardeaux. Il s'en faut aussi que le savant, dont l'intelligence travaille toujours et travaille seule, sente comme l'artiste qui ne vit que d'impressions, et qui, conséquemment, s'applique à en trouver de nombreuses et de fortes. L'éducation agit donc de deux manières : directement, en développant les facultés qu'elle exerce ; et indirectement, en s'opposant aux progrès de celles qu'elle néglige. Ce qu'elle donne à l'une, elle en prive l'autre : c'est à la fois une puissance positive et négative. Quant aux moyens de la diriger, ils agissent en réglant l'usage des trois facultés pendant cette période de la vie où elles se constituent. Ce n'est pas ici le lieu de dire comment l'éducation doit être conduite, pour qu'au triple point de vue physique, intellectuel et moral, elle soit bonne : cherchons seulement à déterminer ce qu'elle doit être, pour qu'une impressionnabilité trop vive ou trop précoce ne devienne la cause d'excès vénériens.

Ce n'est pas dans les classes laborieuses que les hystériques et les hypocondriaques sont le plus nombreux. La fatigue du corps, quand elle est habituelle, étouffe les sens. D'autre part, tout ce qui énerve rend impressionnable à l'excès. Déjà ces faits, dont la notoriété est générale, font pressentir l'influence de l'exercice et du repos sur le sens vénérien. L'observation de tous les jours lèverait, au surplus, toute espèce de doutes sur cette influence, s'il était possible d'en former. Ce n'est pas sur les enfans qui sont vifs, et se livrent avec impétuosité aux jeux pour lesquels il faut le plus de mouvemens et d'efforts, que l'onanisme s'arrête plus volontiers, mais sur ceux dont les sens et l'esprit se grossissent d'une activité qu'une vie sédentaire ne permet pas d'utiliser autrement. La puberté, cette émancipation des organes générateurs, est plus tardive, de deux ou trois ans au moins, chez les individus qui ne prennent juste de repos que ce qui est nécessaire pour dissiper la fatigue, que chez ceux qui ne prennent d'exercice que ce qu'on en désire pour se délasser du repos. Toutes choses égales d'ailleurs, l'adulte qui n'attend que d'un travail pénible la nourriture de chaque jour, pense moins aux plaisirs sexuels que l'homme inoccupé. Helvétius attribuait les goûts lascifs des Asiatiques à leur oisiveté, et l'indifférence des Canadiens pour l'amour, aux fatigues que la chasse et la pêche leur faisaient éprouver [1]. M. Villermé a cherché à constater,

---

[1] *De l'Homme*, sect. 10, note 4.

par les procédés statistiques, l'influence des grands travaux sur les conceptions ; mais il n'y est pas parvenu. Cependant il est disposé à regarder l'influence de la fatigue sur les penchans sexuels, comme la cause de l'énorme différence qu'on dit avoir observée aux Antilles, sous le rapport de la fécondité, entre les familles des nègres esclaves et celles des blancs. Il se rappelle avoir lu qu'à Saint-Domingue, en 1788, trois mariages de nègres ne donnaient que deux enfans, tandis que chaque union parmi les blancs en donnait trois[1].

On voit, par ce qui précède, à quel point l'exercice est utile à la jeunesse. Par malheur les besoins intellectuels et moraux de notre époque font que l'éducation physique leur est, à beaucoup d'égards, sacrifiée. Combien elle doit amener de désirs précoces, cette vie scolaire qui, tous les jours, enchaîne pendant de longues heures l'activité physique du jeune âge ! Aussi de bons esprits se sont-ils élevés contre la brièveté des récréations dans les colléges. C'est ce qu'a fait M. Taillefer dans un excellent travail, publié, en 1824, sur les

---

[1] *Annales d'hyg.*, Janvier 1831.

améliorations à introduire dans l'instruction publique. MM. Pavet de Courteilles [1] et Simon (de Metz)[2] ont tenu un langage analogue. Les exercices gymnastiques, dont l'usage commence à s'étendre dans les colléges de garçons, et qui déjà sont adoptés dans quelques unes des meilleures pensions de demoiselles[3], offrent, dans une certaine limite, une compensation de l'éducation énervante qu'on y reçoit. M. Simon (de Metz) assure que la masturbation, qui faisait de grands ravages dans la maison des orphelins de Berne, en a été chassée par ces exercices. Il ajoute que ce fléau a disparu également des écoles de la Suisse, depuis que l'enseignement mutuel qui, comme on sait, oblige les enfans à des évolutions fréquentes, y est adopté [4].

Une vie très active peut remédier à une lascivité trop grande. La chasse particulièrement

---

[1] *Hygiène, des colléges,* in-8°, 1827, p. 165.

[2] *Hygiène de la jeunesse,* in-8°, 1827, p. 164.

[3] Je citerai particulièrement l'excellente institution de madame Lelarge, rue de Montreuil, à Paris. Deux gymnases, l'un d'été, l'autre d'hiver, sont, à des heures réglées, mis à la disposition des élèves. Sous ce rapport, comme sous tous les autres, cette institution est un établissement modèle.

[4] *Loc. cit.*, p. 164.

a été conseillée sous ce rapport : « On a fait
Diane ennemie de l'amour, dit J.-J. Rousseau,
et l'allégorie est juste ; les langueurs de l'a-
mour ne naissent que dans un doux repos.
Un violent exercice étouffe les sentimens ten-
dres[1]. » M. Rullier a vu la chasse produire,
chez un homme de quarante ans qui s'y livrait
avec une sorte de passion , une véritable ana-
phrodisie, qui se dissipa lorsque le malade
eut adopté, sur les conseils de ce médecin,
une autre manière de vivre[2]. Il y a des exercices qui produisent un effet contraire. Ce
sont ceux qui, par des secousses répétées,
excitent directement les organes générateurs.
La gestation dans une voiture, surtout si elle
est cahotante, et plus encore l'équitation,
peuvent agir ainsi. Cet effet a été connu des
auteurs les plus anciens. Aristote en parle.
Tous les cavaliers savent que les mouvemens
du cheval produisent souvent une érection
immédiate. Ajoutons que ces mouvemens ont
quelquefois été la seule cause d'une perte insensible de semence. Pareille chose peut résulter des cahots d'une voiture : M. Serru-

----

[1] *Émile*, liv. IV.
[2] *Dict. des Scienc. méd.*, art. *Génital*, p. 123.

rier dit en avoir observé sur lui-même un exemple.

La station assise peut-elle, quand on la prolonge trop, avoir une action excitante sur les organes générateurs? M. Simon (de Metz) le pense. Suivant lui, cette attitude a pour effet d'attirer le sang, par la gêne, la douleur qu'elle cause, dans les parties inférieures du tronc, et d'y retenir ce liquide: elle disposerait par là le jeune homme aux excitations génitales et aux engorgemens du cordon, de même qu'elle produit des hémorrhoïdes chez les personnes qui voyagent habituellement en voiture, et chez les hommes de bureau. Cet auteur conclut en condamnant l'usage admis dans les colléges, de laisser les élèves assis pendant quatorze heures, à peu près, sur les seize ou dix-sept dont se compose la journée. Il voudrait que le temps du travail fût moins long, et que les élèves prissent debout toutes les leçons qui peuvent s'accommoder de cette position. Il voudrait aussi que les siéges ne fussent ni susceptibles de s'échauffer, comme ceux qui sont rembourés, ni trop durs. Ceux en joncs entrelacés lui paraissent mériter la préférence [1].

----

[1] *Hyg. de la jeunesse, loc. cital.*

L'action du travail intellectuel sur les sens a beaucoup d'analogie avec celle du travail musculaire. En général, les personnes dont l'esprit est fort occupé, qui vivent d'étude, goûtent peu les joies de la sensualité. Il y a des savans, et les auteurs en citent des exemples assez nombreux, qui sont tombés de cette manière dans une impuissance prématurée. D'autre part, les individus dont l'esprit est naturellement lourd et paresseux, les imbéciles, les idiots, se font remarquer souvent par leur extrême salacité. La culture des facultés intellectuelles n'est donc pas en elle-même une cause prédisposante d'abus vénériens ; mais elle peut indirectement le devenir, soit par l'inaction physique qu'elle entraîne, soit par la nature des idées qu'elle suscite. Nous venons de parler du premier de ces inconvéniens, le second va nous occuper.

Les influences morales, c'est-à-dire celles qui par l'esprit arrivent aux sens, prédisposent souvent les jeunes sujets aux abus dont nous traitons. L'action de ces influences est directe ; c'est par des impressions qu'elles développent l'impressionnabilité, qu'elles peuvent donner aux sens la faculté de tenir un langage et d'exercer un empire précoces. Elles sont à craindre surtout quand, s'adressant à l'instinct de la propagation, elles lui donnent l'éveil avant cette époque où la formation et la constitution du corps sont accomplies. Aussi l'éducation morale, cette éducation qui consiste à écarter de la jeunesse certaines impressions, à faire que celles qui doivent nécessairement arriver, n'agissent que lorsque leur temps est venu, doit-elle être considérée comme un des moyens les plus efficaces pour prévenir l'abus prématuré des plaisirs vénériens.

Les notions d'amour peuvent, quand elles sont acquises trop tôt, faire naître dans l'ame un sentiment, vague d'abord, puis plus précis, qui n'attend qu'une occasion pour devenir une passion funeste. Aussi la lecture des romans, de ces livres qui toujours ont pour but d'intéresser l'ame à des amours qu'on s'est efforcé de peindre sous les plus vives couleurs, doit-elle être sévèrement défendue aux jeunes sujets. J'en dirai autant des représentations théâtrales. Ici l'amour est en quelque sorte matérialisé : on voit les personnages que cette passion animent ; ils l'expriment de manière à faire croire qu'ils en sont réellement possédés : tout ce qui peut leur ajouter quelque charme, ils s'en emparent; ils cherchent par la coquetterie la plus savante à illusionner, à passionner le public, et même à exciter en lui des désirs. Ce que les arts ont de plus vif, de plus pénétrant, se joint au geste et à la parole pour émouvoir le cœur : il faut absolument qu'il sympathise avec ces peines et ces plaisirs d'amour dont on le fait témoin, car le succès est là. Ajoutez que la crainte de manquer le but, fait souvent qu'on le dépasse. Ce n'est plus l'amour qu'on représente, c'est le libertinage, le vice. Concevez ce qu'une ame neuve, et que le développement pubéral introduit dans un monde nouveau, dont elle cherche avec avidité les détails, doit emporter d'émotions d'un spectacle fait pour des cœurs blasés! Tiré d'une torpeur qui devait durer encore, le sens vénérien se fait entendre, les désirs viennent, et ils demandent satisfaction avant que le corps ait toute sa force, et que conséquemment les plaisirs légitimes soient possibles ou permis.

Les bals, les grandes réunions, toutes les occasions enfin de voir le monde quand il est dans sa plus grande parure, quand le désir de plaire en fait un véritable concours, ne sont pas moins à craindre pour la jeunesse. En général, le contact habituel ou trop fréquent des jeunes gens des deux sexes doit être, autant que possible, évité. Dans un Rapport fait à la Société industrielle de Mulhouse, sur la durée que le temps quotidien de travail doit avoir pour les enfans, on signale le travail de nuit qui entasse ensemble, dans des ateliers, des jeunes sujets de sexe différent, comme une cause puissante de désordres [1]. Un des grands avantages de l'éducation collective vient de ce qu'elle tient les sexes isolés. Dans l'intérieur des familles, et je n'excepte pas celles qui se distinguent par une moralité parfaite, les occasions de rapport entre les jeunes garçons et les jeunes filles sont toujours trop nombreuses. Certaines émotions se glissent entre eux : vagues, obscures dans l'origine, elles prennent ensuite plus de consistance ; le foyer d'où elles partent s'échauffe, la curiosité s'y attache, et bientôt le secret des plaisirs solitaires est trouvé.

Les jeunes sujets peuvent encore saisir, sous le toit paternel, des notions dangereuses sur les différences matérielles qui séparent les

---

[1] Voir le *National* du 8 novembre 1833.

sexes, et sur d'autres faits qui en sont la conséquence. « Je ne vois, dit J.-J. Rousseau,
qu'un moyen de conserver aux enfans leur
innocence ; c'est que tous ceux qui les entourent la respectent et l'aiment. Sans cela, toute
la retenue dont on tâche d'user envers eux, se
dément tôt ou tard : un sourire, un clin d'œil,
un geste échappé, leur disent tout ce qu'on
cherche à taire ; il leur suffit pour l'apprendre
de voir qu'on le leur a voulu cacher [1]. » Par
malheur, le peu d'étendue des habitations dans
les grandes villes, une foule de nécessités, et
particulièrement celle de la surveillance, obligent les parens à tenir trop près d'eux leurs
enfans, pour que ceux-ci, dont la curiosité est
presque toujours attentive, ne fassent pas certaines remarques par lesquelles ils sont insensiblement conduits à de fâcheuses découvertes.
L'abbé Chappe a signalé la manière dont les
Samoïèdes vivent dans leurs huttes, comme
une cause active de libertinage et de dépérissement. Ces individus ne connaissent point,
dit-il, l'usage des lits : ils couchent pêle mêle,
presque nus, sur des bancs et des poëles. Les
père et mère ne sauraient jouir des droits du

---

[1] *Émile*, liv. IV.

mariage sans que leurs enfans n'en soient témoins. La jeunesse, plus tôt instruite qu'ailleurs, a trop de facilité pour ne pas se livrer à
la dissolution : aussi est-on obligé de les marier de bonne heure pour prévenir les désordres [1].

Si des observations accidentelles peuvent,
dans les intérieurs les plus moraux , avoir les
suites dont il vient d'être parlé, quelle doit
être la conséquence du spectacle habituel des
mauvaises mœurs ! Leur empire est si grand,
à cet âge où l'ame, sans expérience, est toujours prête à s'abandonner aux impressions du
moment. Par pitié pour la jeunesse, cachez-
vous donc, vous dont l'exemple lui serait fatal : et vous, magistrats, veillez bien à ce que
l'impudeur et le vice ne s'affichent pas sous
ses yeux. Je comprends que la prostitution,
si repoussante que soit une femme qui loue
son sexe comme un portefaix loue ses muscles, soit permise, et même presque protégée,
quand elle ne sort pas de certaines limites.
Lorsqu'on n'abuse de ses facultés que contre
soi-même, il y a usage aux yeux de la loi. Mais
quand la prostitution descend sur la place pu-

---

[1] *Voyage en Sibérie*, t. 1er, 1re partie.

blique, quand elle y étale son cynisme et y déploie ses provocations ; quand enfin elle expose nos fils et nos filles à connaître en un instant ce que nous leur avions caché avec tant de soins ; oh! alors il y a crime, non seulement de la part des malheureuses qui se livrent à un pareil métier, mais de la part de ceux qui, pouvant s'y opposer, ferment les yeux ou l'autorisent.

Règles relatives aux causes directes ou spéciales d'onanisme. — L'habitude de l'onanisme peut avoir trois origines : elle peut venir, 1º de ce que l'individu a *découvert* spontanément, sans le secours de personne, l'art de se masturber; 2º de ce que cet art lui a été *enseigné* ; 3º de ce qu'étant privé, dans cet âge où le besoin de coït se fait sentir, des moyens de le satisfaire, il a cherché dans l'onanisme une ressource.

Nous avons vu précédemment [1] qu'une irritation insolite de la membrane muqueuse génito-urinaire peut développer une excitation vénérienne, susceptible d'aller jusqu'au satyriasis et à la nymphomanie. Cette irritation

[1] Voyez p. 431 et suiv.

peut encore agir autrement. Le prurit qu'elle occasione attire les mains vers les parties sexuelles ; des sensations inconnues sont produites, et la masturbation est accidentellement découverte. On voit par là combien il est essentiel d'écarter de ces parties, chez les jeunes sujets, toutes les causes de démangeaisons. Souvent encore il arrive que ce sont des attouchemens fortuits, et qu'aucun prurit ne motivait, qui apprennent à un jeune sujet qu'il existe en lui un foyer de jouissances. Donnez donc aux enfans, même dès leur premier âge, des habitudes pudiques : que les attouchemens génitaux leur soient interdits ; qu'on leur en fasse un objet de honte. Ne permettez pas, par exemple, que certains lavages soient exécutés avec la main seule , et que les jeunes garçons contractent, comme on le voit, la sale coutume de se tenir les mains dans leurs culottes. Qu'on évite surtout de laisser longtemps les enfans seuls : ce besoin d'observer, qui est si vif à leur âge, ils le retournent vers eux-mêmes, quand ils ne lui trouvent plus d'alimens au dehors, et de la sorte font quelquefois de dangereuses remarques. C'est au lit surtout que le désœuvrement peut devenir fatal. Forcez donc les enfans à se lever quand ils ne dorment plus, et faites que l'heure du coucher précède peu celle du sommeil. Il faut aussi qu'on sache que beaucoup d'enfans n'ont été conduits à se masturber que par les efforts qu'ils faisaient pour résister au besoin d'uriner. Les pressions que, dans ce but, ils exerçaient sur la verge, en s'appliquant fortement les cuisses l'une contre l'autre, avaient fini par éveiller des sensations qu'ils cherchaient et parvenaient à reproduire. Je signale cette cause de masturbation comme beaucoup plus fréquente qu'on ne le croit.

Il en est une autre qui, bien que beaucoup plus rare, mérite d'être connue. Il est arrivé que des animaux domestiques, des chats, des chiens surtout, ont, en léchant les parties sexuelles de jeunes enfans, particulièrement de petites filles, tiré de sa torpeur un sens qui devait dormir encore. Il paraîtrait même, s'il faut en croire Hufeland, qu'on doit craindre de certains animaux un autre genre de danger. Ce savant médecin rapporte qu'une petite fille de trois ans jouait, étant assise sur un tabouret, avec un chien placé entre ses cuisses, et qu'elle serrait contre elle. Tout à coup l'instinct de la propagation s'éveille chez cet animal, et une sorte de copulation s'accomplit.

L'enfant pousse des cris; on accourt, et l'on arrive assez à temps pour être témoin de cette violence. Les parties génitales avaient été lésées : elles s'enflammèrent, puis elles se couvrirent de petites ulcérations dont l'aspect était celui de chancres vénériens, et qui ne cédèrent qu'à l'usage interne et externe des mercuriaux. Hufeland, qui s'est étayé de ce fait pour soutenir quelques idées qu'il s'était faites sur l'origine de la maladie vénérienne, ajoute que Ruggieri avait, quelques années auparavant, publié dans les journaux de médecine français un cas où, par l'effet de l'alléchement d'un chien, des ulcères de mauvaise nature s'étaient développés aux parties génitales de deux vieilles demoiselles [1]. En rapportant ces faits, je dois dire que je les considère comme ayant grand besoin de confirmation.

Le plus souvent l'habitude de l'onanisme vient de provocations directes, d'un véritable *enseignement*. Quelquefois ces provocations ne peuvent être attribuées qu'à l'imprudence. Ainsi on voit des bonnes, des nourrices châtouiller les parties sexuelles des en-

---

[1] *Biblioth. méd.*, mai, 1821, p. 258.

fans qui leur sont confiés, pour les distraire ou apaiser leurs cris. Nous avons précédemment rapporté, d'après M. Biett, l'exemple d'une jeune fille qui, ayant contracté de cette manière l'habitude de l'onanisme, ne put en être délivrée que par l'amputation du clitoris. Ici, j'aime à le croire, on ne doit accuser que l'ignorance; mais trop souvent c'est par suite d'une perversion véritable que les gens de service instruisent les enfans de leurs maîtres. Qu'on se méfie surtout des domestiques femmes : comme c'est à leurs soins que l'on confie les jeunes enfans, elles cherchent souvent en eux un dédommagement du célibat forcé qu'elles gardent. Il serait trop long d'exposer tous les moyens qu'elles imaginent pour exploiter cette coupable ressource : aussi me bornerai-je à rapporter un fait qui résume en lui tout ce que la luxure peut inventer de plus diabolique, fait dont l'authenticité m'est garantie par M. le docteur Andrieux. Un enfant qu'on avait pourvu d'une nourrice jeune et vigoureuse, dépérissait chaque jour. Les parens affligés cherchaient en vain la cause de cet état : on finit par la découvrir. Mais où trouver des mots pour exprimer leur surprise et leur colère, quand ils trouvèrent cette malheureuse exténuée, sans mouvement, avec son nourrisson qui cherchait encore dans une succion affreuse, et inévitablement stérile, un aliment que les seins auraient pu seuls donner!!! Les exemples d'une pareille dépravation doivent assurément être rares. Mais si le génie du vice réserve, pour quelques privilégiés, ses plus damnables inspirations, il en a pour chacun, et ce ne sont pas les plus simples d'entre elles qu'il faut le moins redouter.

Les domestiques mâles ne sont, en général, à craindre que pour les jeunes gens qui touchent à leur puberté, ou l'ont atteinte. Un besoin de libertinage, ou seulement le désir de gagner les bonnes graces de leur jeune maître, voilà ce qui les pousse à donner, de voix ou de fait, les plus dégoûtantes leçons. Ce sont plutôt les privations que leur impose une sorte de claustration, qui ont conduit des professeurs, des maîtres d'études à flétrir une innocence qu'ils devaient protéger. Mais le plus souvent l'initiation aux mystères de l'onanisme vient des camarades au milieu desquels on vit. Ils se font gloire des joies qu'ils se procurent, les vantent, et raillent ceux qui n'osent les partager. Les plus âgés ne se bornent pas toujours à instruire les plus jeunes ; ils les uti-

lisent, et tirent d'eux, soit par promesses,
soit par menaces, les plus honteux services.
C'est ainsi que, dans les réunions de jeunes
gens, se commettent des désordres dont la
crainte ou la complicité gardent le secret, et
qui, de la sorte, restent ignorés du maître. On
trouve dans un ancien journal de Berne que,
parfois, tout un collége trompait par l'onanisme l'ennui que lui inspiraient les leçons
d'une méthaphysique scolastique qu'un très
vieux professeur faisait en dormant. Des faits
analogues se sont un grand nombre de fois
renouvelés.

Si, chez les jeunes sujets, l'onanisme est pratiqué pour lui-même, plus tard il n'est qu'un
pis-aller; c'est faute de satisfactions plus légitimes que l'on s'y abandonne. Les illusions
dont les jeunes gens s'environnent, quand ils
se livrent à des sacrifices solitaires, disent assez
qu'ils sacrifieraient sur un autre autel s'ils pouvaient en disposer. Le célibat, chez les adultes,
est, à quelques rares exceptions près, la seule
cause d'onanisme. Cette pratique, et d'autres
plus révoltantes encore, s'attachent aux ordres
monastiques, comme conséquence et punition
de vœux contraires aux lois du corps humain.
La polygamie, ce quasi-célibat que subissent

les femmes de plusieurs contrées, amène des désordres semblables. On a décrit une consomption à laquelle les femmes turques sont sujettes, et qui ne reconnaît pas d'autre cause [1]. C'est surtout dans les prisons, là où les besoins physiques ne sont retenus par aucun sentiment moral, que leur explosion se fait avec le plus d'éclat. On y voit des individus d'un même sexe se partageant les rôles, contracter des *mariages*, suivis des plus infames débauches. « On ne saurait croire, dit M. Villermé, combien le vice de la pédérastie et la mastupration sont communs dans les prisons; jeunes et vieux ils s'y abandonnent avec tant d'excès, que c'est à cela plus qu'aux misères, aux chagrins, etc., que les médecins des prisons du département de la Seine, que j'ai consultés, attribuent la fréquence des phthisies pulmonaires, des tiraillemens d'estomac, des faiblesses musculaires, de la débilitation de la vue, et des facultés intellectuelles. » Ce médecin considère la masturbation comme une des causes de l'excessive mortalité qui règne dans les dépôts de mendicité [2].

---

[1] *Journal de méd.*, t. XLIV, p. 539, 1775.

[2] *Dict. des Sciences méd.*, art. *Prison*, p. 240 et 260.

Les marins s'abandonnent souvent aussi, pendant les privations que leur imposent de longs voyages, à la pédérastie et à l'onanisme [1]. Une foule d'adultes, particulièrement de femmes, cherchent également dans des plaisirs solitaires une compensation dangereuse à la gêne que les mœurs et les lois leur font subir. Il n'est pas, jusqu'aux animaux, qui, lorsqu'ils sont privés de femelles, se masturbent avec fureur. Montégre a publié des détails intéressans sur ce sujet [2].

Nous l'avons dit plusieurs fois, il y a dans l'onanisme une facilité d'exécution qui le rend toujours plus redoutable que le coït. Si donc on était dans le cas d'avoir à choisir entre eux, il n'y aurait pas à hésiter. Dans les choses humaines, ce n'est pas toujours entre un mal et un bien que l'on se trouve dans le cas d'opter, ce n'est souvent qu'entre un mal plus grand et un moindre. On peut donc, sans blesser les lois physiques et morales, souhaiter à un jeune masturbateur, même alors que sa maturation ne serait pas encore achevée, des moyens moins dangereux que ceux dont il use, pour répon-

---

[1] Delivet, *Principes d'hyg. nav.*, in-8°, 1808, p. 443.
[2] *Dict. des Scienc. méd.*, art. *Continence*, p. 119.

dre à l'entraînement de ses passions. C'était aussi la pensée de J.-J. Rousseau. « Défiez-vous, dit-il, de l'instinct ; il serait dangereux qu'il apprît à votre élève à donner le change à ses sens, et à suppléer aux occasions de les satisfaire ; s'il connaît une fois ce dangereux supplément, il est perdu. Sans doute il vaudrait mieux encore... Si les fureurs d'un tempérament ardent deviennent invincibles, mon cher Émile, je te plains ; mais je ne balancerai pas un moment, je ne souffrirai pas que la fin de la nature soit éludée. S'il faut qu'un tyran te subjugue, je te livre par préférence à celui dont je peux te délivrer ; quoi qu'il arrive, je t'arracherai plus aisément aux femmes qu'à toi [1]. » Un médecin n'ayant pas, comme Rousseau, d'Émile à livrer aux femmes, ne peut que former certains vœux et conseiller le mariage. C'est à quoi nous nous bornerons ici.

Ces conseils et ces vœux ont, au surplus, pour eux la sanction de l'expérience. Il est de fait qu'une foule de jeunes gens, dès qu'il ont eu commerce avec une femme, renoncent à l'onanisme : cette pratique n'est plus à leurs

---

[1] *Émile*, liv. IV.

yeux qu'un expédient bâtard, et qu'ils dédaignent quand une fois ils ont fait acte de virilité. Nous avons connu, disent MM. Fournier et Bégin, un père qui, voyant son fils résister à tous les avis, se décida à lui donner une femme dont l'influence eut le plus prompt succès [1]. Cette détermination, quelque nom qu'on lui donne, a souvent été prise et suivie du même résultat. Plus d'une fois, un seul coït a suffi, chez des femmes, pour apaiser d'excessives ardeurs. Je pourrais rapporter ici des exemples nombreux de nymphomanies qui ont été immédiatement guéries de la sorte. Il est encore une autre ressource pour les femmes, c'est la grossesse. Son pouvoir, sous ce rapport, n'était pas inconnu des anciens. Ainsi, dans un livre attribué à Hippocrate, il est dit : « *Equidem virginibus suadeo quibus tale quid accidit, ut citissimè cum viris conjungantur. Si enim conceperint, sanæ evadunt* [2]. » Panarolus, Mathieu De Grado, et autres, ont rapporté des observations de femmes atteintes de nymphoma-

---

[1] *Dict. des Sciences méd.*, art. *Masturbation*, p. 133.

[2] Lib. *De his quæ ad virginem spectant*, Foës, Genéve, p. 563.

nie qui ne retrouvaient le calme que pendant la grossesse [1]. Le fait suivant, qui a été observé par M. Esquirol, montre à la fois l'influence du coït et de la grossesse sur l'excitation génitale. « Une fille bien née, âgée de dix-neuf ans, grande et forte, est prise d'accès hystériques, avec des convulsions violentes et presque continuelles. Après un traitement fort long et tout-à-fait infructueux, cette jeune personne disparaît un jour de la maison paternelle, et toutes les recherches que l'on fait pour la retrouver étant inutiles, on n'en entend plus parler. Au bout de quelques mois, M. Esquirol, passant le soir dans un quartier de Paris assez reculé, est arrêté par une femme qu'il reconnaît pour celle qu'il avait traitée sans succès. *Que faites-vous là ?* lui dit-il. — *Je me guéris*, répondit-elle. Cette malheureuse a continué, pendant dix mois, le métier de courtisane de la dernière classe. Elle eut deux fausses couches, et enfin rentra dans la maison paternelle parfaitement guérie. Cette femme est aujourd'hui mariée, mère de famille, et tient la conduite la plus

---

[1] *Dict. des Scienc. méd.*, art. *Nymphomanie*, p. 589.

régulière [1]. » L'exemple des femelles d'animaux dont le rut cesse quand elles ont été fécondées, ne suffirait-il pas, au reste, pour faire pressentir l'action de la grossesse dans notre espèce.

§ II.

DEUXIÈME INDICATION.

Faire que la volonté résiste au désir de se masturber.

Quand on peut satisfaire un désir et qu'on ne le fait pas, c'est qu'une *crainte* enchaîne la volonté, ou que celle-ci est *distraite* par des circonstances plus fortes que le désir. Ainsi donc il est possible en inspirant à un individu certaines craintes, ou en lui procurant certaines distractions, de faire que sa volonté résiste soit à un premier désir, soit à des désirs habituels de se masturber.

La crainte de Dieu et de ses ministres peut avoir sur quelques ames un grand pouvoir. Elle a pu maintenir seule la continence malgré des désirs si violens, qu'ils finissaient par causer un véritable délire. Le satyriasis, la nymphomanie, l'hystérie, des convulsions et autres maladies, n'ont eu souvent d'autre origine

---

[1] *Dict. des Sciences méd.*, art. *Continence*, p. 105.

qu'une lutte de la foi religieuse contre les sens : témoin le curé Blanchet dont les combats, et le satyriasis qui en fut la suite, ont été si bien décrits par Buffon [1]. Une jeune dame qui s'était beaucoup masturbée avant son mariage, m'a conté qu'elle suspendait toujours ses manœuvres quand elle faisait ses pâques, reculant devant les aveux qu'il aurait fallu qu'elle fît au tribunal de la pénitence. Plusieurs fois à ma connaissance la crainte de la confession orale a produit chez de jeunes sujets le même résultat. Hâtons-nous de dire cependant qu'à une époque comme la nôtre, on aurait tort de compter beaucoup sur cette influence. La confession, au surplus, peut avoir elle-même ses dangers; il est malheureusement trop vrai que des confesseurs ont, plus d'une fois, en faisant des questions imprudentes ou indiscrètes, jeté des semences fatales dans des cœurs encore innocens.

La crainte de manquer à des habitudes pudiques contractées dès l'enfance, retient quelques sujets. D'autres s'abstiennent parce qu'ils redoutent le courroux et les reproches d'un

---

[1] *Histoire naturelle de l'homme. De la puberté.*

père, parce qu'ils pensent à la honte dont ils seraient marqués si leur secret venait à se découvrir. Les châtimens, quand après un flagrant délit ils ne se font pas attendre, ont pour effet de rendre les coupables circonspects à l'avenir, et de leur faire perdre ainsi une partie des occasions dont ils auraient pu profiter. Mais de toutes les craintes, celle qui a sauvé le plus de masturbateurs, et conséquemment qui offre le plus de ressources, est la crainte des infirmités ou de la mort.

Rarement les masturbateurs ajoutent foi à ce qui leur est dit, sur les dangers qu'ils courent, par leurs parens ou des gens du monde. Ils croient plus volontiers à ce qu'ils trouvent dans des livres. Celui de Tissot est le seul qui, sous ce rapport, ait eu beaucoup de crédit. Il y a peu d'hommes qui ne l'aient lu, et l'action réformatrice qu'il a exercée est vraiment énorme. Ce n'est pas que ce savant ouvrage ait toujours été efficace : on l'a même accusé d'une exagération qui aurait eu des conséquences funestes. « Si vous offrez à celui qui vient de s'épuiser, dit Hallé, un portrait trop effrayant d'un malade exténué, il se verra bientôt lui-même desséché et mourant. On a vu plus d'une fois le livre excellent de Tissot, mis entre les mains de jeunes gens en cet état, les jeter dans une mélancolie profonde qui les conduisait au précipice même dont on s'était proposé de les écarter[1]. » Montègre s'est exprimé d'une manière analogue : « Le vénérable Tissot, dit-il, pour détourner la jeunesse du penchant dangereux de la masturbation, a cru devoir charger le tableau des maux qui peuvent en être la suite : il est résulté de cette exagération un effet tout contraire à celui que l'auteur en attendait ; quelques jeunes gens à imagination vive et faible, frappés des peintures hideuses qu'ils avaient sous les yeux, se sont crus immédiatement atteints de tous les maux dont on les menaçait, et plusieurs sont tombés dans le désespoir : le plus grand nombre, au contraire, ne sentant rien en soi des effets terribles attribués, sans restriction, à cette habitude, en ont conclu, ou que tout était fiction, ou qu'ils se trouvaient dans un cas particulier qui les mettait à l'abri du danger[2]. » Plusieurs autres auteurs, particulièrement Friedlander, ont fait des observations semblables.

---

[1] *Encyclopédie method. medecine*, art. *Abus de soi-même*, p. 44.

[2] *Dict. des Scienc. méd.*, art. *Continence*, p. 101.

Moi aussi j'ai vu, dans plusieurs occasions, l'ouvrage de Tissot manquer entièrement son but, ou bien causer, en le dépassant, des effets déplorables. Somme toute, cependant, j'estime que ce livre, inconvéniens et avantages compensés, a rendu de très grands services, et qu'il y aurait injustice à ne pas le reconnaître hautement. En même temps, je dois dire que la connaissance des reproches faits à Tissot, et le désir de les éviter, ne m'ont pas dicté un mot du présent écrit. En le composant, une seule vue me préoccupait, celle de dire la vérité entière, d'en montrer toute l'étendue, et de rester dans ses limites. J'ai, dans plus d'un passage, exprimé qu'il ne faut pas juger les effets ordinaires de l'onanisme d'après les observations qui ont été publiées, les cas graves et extraordinaires ayant seuls, en général, les honneurs de l'impression. J'ai dit plus d'une fois encore, que les effets les plus communs de l'onanisme consistent plutôt dans des indispositions peu caractérisées, et dans certaines viciations du tempérament, que dans des maladies ayant une forme précise et une place arrêtée dans les cadres nosologiques. Je n'ai pas manqué non plus de signaler la rapidité que la santé

met communément à se rétablir quand l'onanisme cesse de la troubler. Mais en faisant ces
observations rassurantes, mon objet n'était
pas d'exercer telle action ou telle autre sur
l'esprit des jeunes gens qui pourront me lire,
je voulais seulement, je le répète, rendre
hommage à la vérité.

La parole d'un médecin peut souvent, plus
qu'un livre, opérer une conversion. Il ne doit
pas craindre, lui, de frapper fort, car immédiatement il peut amortir ses coups. Concevez tout ce qu'il y a d'étourdissant dans ces
mots dits froidement et par un homme grave
à un masturbateur : « Dans trois mois vous
n'existerez plus. » Immédiatement on voit
celui-ci pâlir, se troubler ; le cœur, les forces lui
manquent, il se sent défaillir. N'ayez point de
regrets ; ce n'est pas en ménageant la sécurité
du coupable que vous le sauverez de lui-même :
seulement ajoutez avec la même assurance :
« Dans trois mois vous serez guéri si vous renoncez complétement, et sans retard, à votre
fatale habitude. » Ces paroles d'espérance, toujours indispensables pour compléter l'effet
qu'il faut produire, consolent aussitôt cette
ame qui semblait se briser, et donne au
malheureux qui les entend la force de résis-

ter à des désirs que maintenant il maudit. Par malheur, il arrive souvent que l'impression causée par ce langage, ou par tout autre, s'efface bientôt, et qu'on ne trouve plus, lorsqu'on veut la reproduire, qu'un cœur devenu incapable de l'éprouver derechef. Qu'alors on cherche un autre remède, car celui-là est usé. La parole du médecin doit, au surplus, se modifier de mille manières selon les individus à qui il s'adresse : mais quel que soit le langage qu'il adopte, il doit présenter en même temps la certitude du mal si l'on continue, et celle de la guérison si l'on cesse. Ce dernier résultat serait douteux, qu'il devrait encore le tenir pour assuré.

Quelquefois il serait bon que le masturbateur, au lieu de passer brusquement de la vie qu'il menait à une réforme complète, se ménageât une transition moins rapide. Swédiaur a formellement conseillé cette marche[1]. Deux motifs pourraient la faire adopter : le premier, c'est qu'il est plus facile de quitter par degrés une vieille habitude que de la rompre brutalement; le second, c'est qu'il n'est pas toujours sans danger de s'affranchir subitement de ses habitudes, même quand elles sont vicieuses.

---

[1] *Traité des maladies vénériennes*, t. 1er, p. 159, 4e édit.

Des prisonniers ne sont-ils pas devenus aveugles pour avoir été extraits sans ménagement de leur cachot?

Lorsqu'un jeune homme n'a pas trouvé dans ses lectures, ou les avertissemens du médecin, la force de résister à ses désirs, ne désespérez pas encore; il vous reste une ressource : c'est la vue d'un masturbateur mourant. — Approche-toi, regarde; celui-là que tu considères était plein de santé, d'avenir! Il se fit masturbateur; vois ce qu'il est devenu : l'amitié, la science l'avertirent; il n'entendit rien! On lui cita des faits : il n'y crut pas! Il y croit maintenant! Mais regarde-le encore, car dans quelques jours on ne le verra plus. — Si la terreur ne saisit pas celui que vous rendez témoin de ce sinistre tableau, renoncez à la produire : le sentiment de la conservation ne vous répondrait plus. Un chirurgien nommé Bertrand, pénétré en même temps de la puissance d'un tel enseignement et des difficultés qui l'environnent, avait cherché, il y a trente ans environ, à l'immobiliser : c'était au moyen de figures en cire, qui présentaient l'effigie effrayante de masturbateurs des deux sexes. Ces figures produisaient, assure-t-on, et devaient produire le plus grand effet. On dit qu'elles ont été transportées à Marseille. Il est à regretter qu'on n'ait plus, dans la capitale, ce moyen puissant d'action.

Les anciens, et on cite Avicenne, Paul d'Égine, conseillaient, dit-on, de susciter des affaires aux amoureux, d'exciter en eux de la tristesse, de les faire mettre en prison, de leur supposer des affaires criminelles, etc., etc. Un fait certain, c'est que souvent il suffit d'occuper fortement le cœur et l'esprit pour leur donner le change. La *distraction* est donc un moyen qu'on peut utiliser chez les masturbateurs, quand ils ne sont pas trop impérieusement dominés par leurs désirs. Les voyages, l'étude, un établissement, l'ambition, enfin tout ce qui est susceptible de donner à la volonté une direction forte et nouvelle, peut satisfaire à cette indication.

§ III.

TROISIEME INDICATION.

Oter à ceux qui désirent et veulent se masturber le pouvoir de le faire.

La masturbation n'est possible qu'aux deux conditions suivantes : d'abord il faut une *occasion* qui permette de s'y livrer en secret. Il faut ensuite, quand cette occasion est trouvée, qu'il y ait *possibilité d'exécution*. Ainsi donc, c'est en s'attaquant aux conditions de commodité, ou à celles d'exécution, que l'on peut empêcher l'onanisme, malgré les désirs et la volonté.

Les occasions d'onanisme se résument toutes en une seule, l'*isolement*. Tout ce qui n'est pas nécessaire, en fait de plaisir, étant importun, on veut être seul pour goûter des jouissances qu'on peut se procurer seul. A cette disposition que faut-il opposer? La *surveillance*, c'est-à-dire cette précaution qui fait que le jeune homme étant constamment observé, ou dans le cas de l'être, n'est jamais ou craint de n'être pas long-temps isolé. Exposé à chaque instant à être pris sur le fait, et conséquemment à la honte, aux reproches et aux corrections qui suivraient le flagrant délit, il s'abstient. La surveillance est donc un obstacle indirect aux désirs et à la volonté.

La surveillance doit particulièrement s'attacher aux jeunes gens quand ils sont dépouillés de leurs vêtemens, comme au lit, au bain, ou aux latrines. Faites donc en sorte, vous dont le devoir est de garantir un jeune sujet, qu'il se couche, dorme et se lève sous vos yeux. Si cela ne suffit pas, qu'il partage votre lit. Cette

mesure est souvent la seule qui puisse arracher certains sujets à l'onanisme. Dans les
colléges, il ne doit y avoir ni chambres particulières, ni cellules : des dortoirs, de vastes
dortoirs, où la surveillance ne dorme jamais,
voilà ce qui convient. Une lampe, dont la
lumière suffisante pour aider la surveillance
soit cependant incapable de gêner le sommeil,
doit y brûler pendant toute la nuit. Il faut que
les maîtres, et généralement les personnes
surveillantes, couchent dans ces dortoirs, et
y fassent, à des heures non réglées, des inspec-
tions silencieuses. Pas de rideaux, ou du moins
si on les adopte pour la décence, qu'ils soient
disposées de telle sorte, qu'aucune portion du
lit ne puisse être soustraite à l'œil des surveil-
lans. Le silence le plus parfait doit régner dans
les dortoirs : tout ce qui empêche de dormir
travaille pour l'onanisme. Là enfin, comme
ailleurs, il faut que les heures du lever et celles
du coucher soient calculées selon les âges,
pour que les suspects ou les coupables ne
soient jamais au lit que pour y goûter le
sommeil.

Méfiez-vous d'un jeune homme qui va souvent et reste long-temps aux latrines. Celles
où se trouvent plusieurs siéges se prêtent

moins à l'isolement. Toutefois des cloisons peu élevées doivent séparer chacun d'eux, tant pour éviter les provocations que pour ménager la pudeur. Dans beaucoup de colléges, les portes des latrines sont ouvertes, à leur partie supérieure, de manière à ce qu'un adulte puisse voir ce qui s'y passe. Une précaution de même sorte est nécessaire pour la prison, lieu où les élèves cherchent communément en eux-mêmes des moyens de chasser l'ennui. Ai-je besoin d'ajouter que la surveillance doit suivre les jeunes gens jusqu'au bain.

L'onanisme s'exécute soit par l'action des mains et des cuisses sur les parties sexuelles, soit par le frottement de ces parties contre des corps extérieurs. Différens moyens ont été proposés pour empêcher ces divers genres d'exécution. Le plus simple de tous est d'obliger les enfans à tenir leurs mains hors du lit. Cette consigne, quand on peut la faire observer, suffit souvent, surtout chez les garçons. Après ce moyen, je n'en connais qu'un seul dont on puisse dissimuler le but ; c'est l'application d'un cataplasme froid sur les parties sexuelles : je l'ai plus d'une fois conseillé. M. Pavet de Courteille a proposé l'usage de chemises plus longues que le corps, et que l'on fermerait au-delà des pieds avec une coulisse [1]; je doute que ce moyen puisse avoir une grande efficacité.

Ceux dont il me reste à parler sont essentiellement et ouvertement coërcitifs. En faire usage, c'est se constituer en lutte. Aussi ont-ils d'autant moins de chances de succès que les jeunes gens sont plus âgés, plus forts, et plus disposés à en braver l'emploi.

Des liens peuvent être appliqués sur les mains pour empêcher qu'elles ne se dirigent vers les parties sexuelles, ou sur les pieds pour maintenir l'écartement des cuisses. On peut encore mettre à l'enfant une camisolle fermée par derrière, et dont les manches, jointes l'une à l'autre, forcent les bras à rester sur la poitrine. Divers appareils ont été imaginés pour empêcher le rapprochement des cuisses. Il en est un qui se compose de morceaux épais de liége qu'on attache à la partie interne de chacune d'elles. Un autre consiste dans un morceau de bois, dont les extrémités ont la forme d'une enfourchure de béquille. On construit aussi des caleçons, dont l'ouverture est en arrière,

---

[1] *Hyg. des colléges*, p, 36.

et qui servent à emprisonner la partie inférieure du tronc.

Des espèces de brayers, que les bandagistes appellent *ceintures contre l'onanisme*, ont été imaginés pour préserver les parties sexuelles de tout contact extérieur. La pièce principale de ces appareils est en toile métallique, en argent ou en ferblanc : sa forme, qui est triangulaire pour les filles, représente, pour les garçons, une sorte de moule qui peut recevoir la verge et les bourses : des ressorts analogues à ceux des bandages herniaires, ainsi que des sous-cuisses, partent de cette pièce, et en maintiennent avec force l'application. Pour ajouter à la sûreté de l'appareil, on l'adapte quelquefois à un caleçon qui ne peut s'ouvrir par devant. L'efficacité de ces moyens pour les enfans très jeunes, faibles et dociles, ne saurait être mise en doute : l'expérience a prononcé à cet égard. Ce n'est pas à dire que les ceintures ne puissent être éludées ; l'art du masturbateur, s'il s'exerce à les rendre vaines, y parvient presque toujours. Nous en avons rapporté plus d'un exemple. En voici un qui est de M. Reveillé-Parise. Une petite fille de sept ans, et dont la santé se détériorait chaque jour, ayant été prise en flagrant délit d'onanisme, sa mère, loin de lui adresser le moindre reproche, lui fit comprendre qu'il était d'usage de mettre une ceinture d'une forme particulière aux jeunes filles de son âge. Cette ceinture, qui était bien faite et très exactement appliquée, ayant atteint son but, la santé de l'enfant se rétablit avec rapidité. On s'applaudissait d'avoir réussi, quand on vit les accidens reparaître avec plus de force que précédemment. Examen fait de la ceinture, on trouva qu'elle était intacte et nullement dérangée. Cependant on redoubla de vigilance, et on finit par découvrir la cause de la rechute. Cette petite fille était parvenue à se masturber au moyen d'une longue plume qu'elle glissait sous la ceinture avec une adresse vraiment infernale. Dès lors la mère ne quitta plus sa fille, ni le jour, ni la nuit, et, grâce à cette surveillance, la malade se rétablit entièrement [1].

Les ceintures mécaniques ont, au surplus, des inconvéniens qui obligent à en restreindre beaucoup l'emploi. D'abord, on ne peut en faire usage dans les colléges, attendu qu'elles

---

[1] *Revue médicale*, avril 1828, p. 94.

ne manqueraient pas d'y devenir l'occasion de railleries intolérables, ou l'objet d'une curiosité dangereuse; ensuite elles entretiennent, dans les parties génitales, malgré tous les soins qu'on peut prendre, une chaleur, une irritation et une humidité continuelles. Les bords de la pièce principale peuvent aussi déterminer des excoriations et des entamures, même très profondes, comme nous en avons rapporté un exemple d'après M. Biett[1]. Cependant, je le répète, ces appareils ont très souvent été utiles, et on aurait tort de les négliger.

----

[1] Voyez p. 428.

CHAPITRE II.

DES MOYENS DE RÉPARATION RELATIFS AUX EXCÈS VÉNÉRIENS.

En thérapeutique on procède de deux manières : tantôt, remontant des symptômes à leur cause, on cherche à étouffer celle-ci dans l'organe où elle réside ; tantôt, laissant le fond pour la forme, on ne s'occupe que des symptômes. Les mêmes procédés s'appliquent aux abus des organes générateurs, abus qui constituent, ainsi que nous l'avons vu précédemment [1], une véritable maladie.

Ce qu'il y a de plus efficace pour dissiper le mal causé par ces abus est de les faire cesser. Généralement, on voit, quand on y est parvenu, l'ordre se rétablir avec une rapidité qui étonne. Aussi les moyens de *préservation,*

---

[1] Voyez p. 102.

ceux-là qui frappent l'onanisme lui-même, et que nous avons exposés, sont-ils à mes yeux les meilleurs moyens de *réparation*. Par malheur, il arrive souvent, quand les excès ont été souvent répétés et long-temps prolongés, que les organes générateurs continuent sans provocation l'œuvre que l'onanisme avait commencée. C'est ainsi que les *pollutions involontaires* entretiennent et aggravent un épuisement et des maladies, qui sans cela auraient disparu. Dans ce cas, le traitement à fond, celui qui s'attaque au mal dans sa source, a encore une tâche à remplir, celle d'arrêter ces pollutions. Disons quelques mots sur les moyens d'y parvenir.

Les pollutions résultent presque toujours, ainsi que nous l'avons vu (p. 336), d'une phlegmasie des voies séminales analogue à celle dont l'urètre est le siége dans la blennorrhée. Ce fait, que les observations de M. Lallemand avaient indiqué, a été constaté anatomiquement, dans ces dernières années, tant par ce professeur que par M. de Madrid Davila [1]. Nous pouvons donc regarder le trai-

---

[1] *Dissert. sur les pollutions involontaires*, in-4°, Paris, 1831.

tement de la spermatorrhée involontaire, comme ne devant être, à beaucoup d'égards, que celui d'un catarrhe chronique. Voici les moyens principaux que l'on a conseillés.

Il faut placer en tête les applications froides sur les parties sexuelles. L'eau pure, l'oxicrat et la glace, sont les réfrigérans qu'on a le plus employés. Pour faire ces applications, Cœlius Aurelianus employait des éponges, Wichmann se servait de linges, et Sainte-Marie, qui préférait la glace, d'une vessie de cochon. On a obtenu des succès nombreux par cet emploi topique du froid, et, pour mon compte, je l'ai vu réussir de la manière la plus complète. Les lavages et affusions des parties sexuelles avec des liquides froids, ont également, ainsi que les douches sur le périnée, été mis en usage. On a aussi recommandé les bains de siége et ceux de rivière, auxquels nous pouvons ajouter les bains de mer. M. Lallemand, qui repousse les lavemens trop chauds ou d'une température trop basse, pense que ceux qui ne seraient que frais pourraient être utilisés. (Thèse de M. Davila.)

D'autres bains, dont l'action est différente, ont été aussi employés par M. Lallemand : ce sont les bains sulfureux. M. Davila qui les préconise beaucoup, propose de plus les bains aromatiques.

La cautérisation par la pierre infernale de la portion prostatique de l'urètre a été mise en usage et fortement vantée par M. Lallemand. Elle se pratique suivant un procédé que ce professeur a décrit dans son ouvrage sur les *Maladies des Organes génito-urinaires*. Des exemples de guérison par ce moyen sont rapportés dans la thèse de M. Davila. Elle contient également le fait d'un jeune homme qui fut guéri d'une pollution diurne, par l'introduction dans l'urètre d'une sonde qu'on y laissa aussi long-temps que le malade put la supporter : c'est aussi à M. Lallemand que l'idée de ce moyen est venue. Cet habile chirurgien a encore employé l'acupuncture, et, dit-il, avec succès. Il a vu des malades qui, après une application d'aiguilles dans le périnée, entre la partie postérieure des bourses et l'anus, ont passé trois ou quatre mois sans éprouver de nouvelles pollutions. (Thèse citée.)

Quelques praticiens ont obtenu des succès, en dirigeant leurs moyens vers le cervelet et la moelle épinière. Ayant parlé déjà de ces tentatives [1], nous n'y reviendrons pas.

Une foule de médicamens ont été administrés à l'intérieur contre les pertes de semence. Ceux qu'on a le plus vantés sont les martiaux et le quinquina, soit séparément, soit unis ensemble. L'eau ferrée, les oxides de fer, et surtout les eaux ferrugineuses, particulièrement celle de Spa, ont été souvent prescrits : Wichmann donnait plusieurs verres de cette dernière eau tous les matins; il associait à ce moyen des préparations de quinquina. M. Serrurier a rapporté un fait qui montre l'efficacité de cette association. Suivant M. Lallemand, le quinquina, et, en général, tous les médicamens qui contiennent du tannin, ne procurent jamais que des améliorations de courte durée. Beaucoup d'auteurs, au surplus, se sont élevés contre l'emploi des astringens et des toniques dans la spermatorrhée, leur attribuant, entre autres inconvéniens, celui, toujours très grand dans cette maladie, de causer la constipation.

Plusieurs substances narcotiques ont été aussi mises en usage. Nous avons rapporté

---

[1] Voyez p. 405 et 411.

(page 493), d'après M. Angelot, un cas où la thridace a réussi. La belladonne pourrait également réussir. Chez un malade, dont M. Serrurier a parlé, l'opium paraît avoir causé une exaspération. Cependant, suivant M. Davila, les opiacés ont été prescrits avec succès : il redoute néanmoins la constipation que d'ordinaire ils occasionent.

On a encore vanté une foule de remèdes. Je citerai les acides minéraux, la limonade phosphorique, l'eau de chaux, certaines préparations saturnines, la magnésie, le cachou, la bistorte, l'ipécacuanha, la bénoite, etc. Les avantages que l'on a retirés du baume de copahu et du poivre cubèbes dans la blennorrhagie, n'indiqueraient-ils pas que ces substances pourraient être utiles dans quelques spermatorrhées ?

Quant aux règles de régime, comme toutes celles qu'on a prescrites rentrent dans ce que j'ai dit sur les moyens d'éviter ou de calmer le sens vénérien, et dans ce que je vais dire sur ceux de restaurer les individus épuisés par l'onanisme, je n'en parlerai pas ici.

Le traitement dont il vient d'être parlé a pour but de remédier à la maladie dont la perte séminale est la conséquence. Voici maintenant un procédé qui agit en s'opposant physiquement à cette perte : il a été inventé par un officier de santé du département de la Sarthe, nommé A. J. Wender. Ce procédé consiste dans la compression du canal de l'urètre : on la pratique au moyen d'une pince faite avec un morceau de bois flexible, long de six à sept pouces, et de douze à dix-huit lignes d'épaisseur : après avoir été fendu par une de ses extrémités jusqu'à un nœud qui doit se trouver à l'autre, ce morceau de bois est ensuite évidé, ce qui le rend plus souple. Pour se servir de cette pince, on passe la verge entre ses deux branches, de manière qu'il y en ait une dessus et l'autre dessous ; puis on rapproche les deux extrémités qu'on lie ensemble avec un cordon. De cette manière le pénis se trouve comprimé et légèrement gêné, ce qui suffit, dit Wender, pour éloigner toute sensation voluptueuse de cette partie et pour arrêter net la pollution[1]. Il a rapporté l'histoire détaillée d'une guérison

---

[1] *Essai sur les pollutions nocturnes* produites par la masturbation, chez les hommes, et exposition d'un moyen simple et sûr de les guérir radicalement, in-8°, La Flèche, 1811.

obtenue par ce moyen et par des toniques convenablement administrés.

La pince de Wender doit avoir des inconvéniens de plusieurs sortes, et manquer souvent son but. Mérite-t-elle cependant tout le ridicule dont on s'est plu à l'entourer? N'y a-t-il point des cas où elle pourrait être utile? Ne serait-elle pas susceptible de perfectionnement? Voilà des questions auxquelles, dans l'état actuel de la science, on ne pourrait répondre. M. Serrurier estime que l'idée de Wender pourrait être mise à profit, et M. Réveillé-Parise, qui s'élève contre le dénigrement dont la pince de ce chirurgien a été l'objet, assure qu'il s'est servi deux fois d'elle, dans des cas de pollution, et deux fois avec succès [1].

Maintenant que nous avons dit comment on doit s'y prendre pour atteindre le foyer du mal, c'est-à-dire les pollutions volontaires et involontaires, occupons-nous de leurs effets. De deux choses l'une : ou ces pollutions poursuivent leur ouvrage, ou bien l'économie est soustraite enfin à leur action. La première de ces suppositions est la moins favorable au succès. Le

---

[1] *Revue médicale*, avril 1828, p. 94.

médecin en s'attaquant à des effets dont la cause agit toujours, livre une lutte inégale; il fait ce qu'on nomme en thérapeutique, *une médecine de symptômes*, et opère comme s'il cherchait à guérir une pleurésie ou une gastrite, sans s'occuper de la plèvre ou de l'estomac. Ce n'est pas, au surplus, une raison pour s'abstenir complétement: on peut encore, soit retarder les progrès du mal en lui disputant le terrain qu'il envahit chaque jour, soit calmer quelque symptôme inquiétant ou douloureux. La position du médecin est bien meilleure quand il n'y a plus d'habitude qui détruise la santé, ou de pollutions qui remplacent l'habitude. Si le sujet est simplement *détérioré*, la conduite à tenir est celle que nécessiterait une *convalescence*; s'il est atteint d'une *maladie* caractérisée, il faut lui prescrire le traitement que cette maladie exige. Au surplus, la différence que je viens d'établir entre le masturbateur coupable encore et celui qui s'est réformé, n'a de valeur que pour le pronostic. Les efforts du médecin n'auront pas chez l'un et chez l'autre une égale portée, mais leur direction devra être la même. Toujours il y aura lieu de remédier, soit à une détérioration, soit à une maladie.

On pense bien que je n'entreprendrai pas

d'indiquer ici les traitemens qu'il conviendrait d'opposer aux maladies si nombreuses que l'o-nanisme peut produire. La myélite, la démence, l'amaurose, l'épilepsie, etc., etc., qu'elles aient été ou non causées par cette habitude, exigent des moyens spéciaux qui sont indiqués dans les ouvrages où l'on traite de ces affections. Je n'ai donc à m'occuper que de cette consomption, de cet épuisement, de cette détérioration enfin, que nous avons décrite dans le troisième chapitre de notre première partie[1].

La *détérioration onanique* vue d'ensemble présente deux phénomènes bien distincts: 1° la consomption de tout ce qui est force; 2° l'excitation de tout ce qui est sens. Ainsi donc restaurer les forces sans accroître, et même si l'on peut, en diminuant l'impressionnabilité générale, voilà les deux indications qu'il faut remplir.

Mais, avant de se mettre à l'œuvre, il faut bien se pénétrer de ceci, qu'elle ne peut être accomplie en quelques jours. Un mal qui ne s'est produit que peu à peu, ne saurait disparaître que comme il s'est produit. Le médecin qui, voulant trop précipiter sa marche, emploirait

---

[1] Voyez p. 104 et suiv.

des médications ou un régime trop actif, userait promptement ses ressources, qui n'auraient servi au malade que pour le fatiguer.

C'est dans le *régime alimentaire* que les meilleurs moyens de réparation se trouvent : il faut rendre de la substance au corps, pour lui rendre des forces : or, comme il n'y a de choses qui nourrissent que celles que l'on digère, la première règle est de faire que toutes les conditions d'une bonne digestion soient, autant que possible, observées. Ces conditions n'ayant rien de spécial pour les masturbateurs, je n'en parlerai que sommairement, renvoyant, pour plus de détails, à ce que j'ai dit ailleurs sur ce sujet [1]. Ce qu'il faut considérer d'abord, c'est que chez les sujets détériorés par l'onanisme les fonctions digestives sont toujours altérées à un degré quelconque, ou, au moins, disposées à l'être. La moindre faute de régime peut aggraver considérablement cet état, ce qui est un mal en soi, et ce qui, de plus, peut ajouter de nouveaux obstacles à la réparation. Si donc il convient en toute circonstance d'observer rigoureusement les règles d'un bon ré-

---

[1] *Manuel d'hygiène publique et privée*, etc., etc., Paris, 1827.

gime alimentaire, cette nécessité est plus impérieuse encore pour les masturbateurs.

Tout aliment qui est réfractaire à la digestion est mauvais, et doit être proscrit, quelle que soit l'idée qu'on se serait faite de ses qualités, à moins toutefois que cet aliment soit celui que le malade digère le moins mal. Cette règle, qui ne souffre pas d'exception, montre que tout ce qu'on a dit sur les alimens qu'il convient de permettre aux masturbateurs, n'a qu'une valeur relative. Il faut donc, avant de prescrire un choix d'alimens, consulter les antécédens du malade, et, quand on a prescrit ce choix, se tenir toujours prêt à le modifier. Cette condition remplie, et, je le répète, elle est à mes yeux la première de toutes, il faut préférer, parmi les alimens qu'on peut choisir, ceux qui nourrissent le plus et qui excitent le moins. Ainsi les condimens, substances qui, presque toutes, sont éminemment excitantes sans être nutritives, ne doivent être tolérées qu'autant qu'elles seraient une condition indispensable de digestion : leur usage doit, au reste, être restreint alors dans la plus étroite mesure. En opposition je mettrai le lait, qui nourrit beaucoup et n'excite pas : aussi chez tous les épuisés, et quelle que soit la cause de l'épuisement, est-il un des alimens qui, généralement, doivent avoir la préférence. Si la digestion du lait de vache est difficile, qu'on essaie le lait d'ânesse, et, au besoin, celui de femme, que plusieurs auteurs ont conseillé. Mais si cet aliment se laisse mal digérer, qu'on le défende; car alors au lieu de réparer, il nuit. La chair des jeunes animaux, particulièrement du veau, du poulet, serait bonne; mais celles de bœuf et de mouton vaudraient mieux encore, car elles contiennent, sous un moindre volume, plus de molécules nutritives. Rôties et grillées ces viandes valent mieux que bouillies. Le poisson frais est aussi, en général, un aliment convenable ; toutefois je n'entends parler que des espèces dont la digestion est facile, comme le merlan, la sole, la limande, etc., et qui peuvent se passer de ces sauces très relevées qui, dit-on, font manger le poisson. Les bouillons, particulièrement ceux de bœuf, de grenouille, de tortue, et les divers potages, doivent, toujours sous les conditions de digestibilité, être entremêlés aux alimens solides, et même les remplacer quand la digestion de ceux-ci ne peut plus se faire.

Les substances farineuses, et particulièrement le pain, le riz, la pomme de terre, etc., sont très convenables parce qu'elles réparent bien et excitent peu ; mais souvent on les digère mal. Quant aux légumes herbacés et aux fruits, on ne doit les conseiller que comme pis-aller et quand l'estomac ne veut supporter qu'eux.

Peu et souvent, voici, en ce qui concerne la division des alimens, la règle à suivre. Toujours votre malade aura pris trop d'alimens s'il atteint la satiété complète, ou s'il éprouve quelque gêne, quelque incommodité après les avoir pris : le fractionnement de la nourriture doit arriver jusqu'à ce que rien de cela n'ait lieu. Quant au retour des repas, il ne doit être fréquent, que parce qu'ils sont petits : j'aime à donner le bouillon, soit chaud, soit plus souvent encore froid, par cuillerées, et comme on ferait d'une potion. Je ne saurais trop vanter les services que cette méthode m'a rendus.

Les boissons nourrissent à peine, et, pour la plupart, elles excitent beaucoup. Celles qu'on donnerait dans l'intention d'augmenter les forces, n'atteindraient leur but que pour quelques instans ; elles excitent et ne réparent pas. Si le malade les prend pour apaiser sa soif, qu'il en prenne le moins possible ; car, elles également, il faut qu'il les digère. Le plus souvent elles ne servent que pour aider à la digestion. C'est sous ce rapport que les vins peuvent être utiles : pour choisir entre eux, il faut consulter les précédens du malade, et, si je puis m'exprimer ainsi, tâtonner son estomac : les vins de Bordeaux sont ceux par qui l'essai doit commencer. Une règle générale domine, au reste, l'usage des boissons pendant le repas, c'est d'atteindre le but qu'on se propose avec la moindre quantité de boissons, au moindre degré de concentration possible. Les vins très chauds, les liqueurs, le café, le thé, etc., ne devraient être permis qu'autant qu'ils seraient des conditions absolues de digestion. L'usage de l'eau de Seltz, et surtout de celle de Spa, peut être fort avantageux. Souvent les boissons très froides sont les seules qui conviennent à l'estomac.

Des médicamens ont été donnés dans le but, soit de tonifier l'économie, soit de rétablir les digestions. Les plus utiles de ces médicamens sont diverses préparations martiales, le quinquina et les amers. Je comprends la possibilité de rendre les fonctions digestives meilleures avec ces médicamens, et d'autres encore; mais ce n'est pas ici le lieu d'exposer la thérapeutique des maladies qui s'annoncent par de mauvaises digestions. J'estime également qu'il ne peut y avoir que du profit à employer quelques toniques, surtout si on a le soin d'en ménager assez les doses pour qu'ils n'aient pas d'effet immédiat prononcé, et particulièrement pour qu'ils n'aient pas d'action topique trop forte sur l'estomac et les intestins. D'autres substances médicamenteuses sont encore administrées aux masturbateurs; mais comme elles ont pour objet de combattre les symptômes variés, ou les maladies nombreuses qu'ils présentent, nous ne pouvons nous en occuper.

Les bains très froids doivent, comme toute médication susceptible d'avoir immédiatement un effet intense, être défendus aux sujets épuisés par l'onanisme. Mais si les bains ne sont que frais, et surtout si on les prend soit dans une eau courante, soit dans la mer, ils peuvent rendre quelques forces à la constitution. Des frictions sèches ou aromatiques, soit sur les membres, soit le long de la colonne vertébrale, peuvent agir dans le même sens. J'en dirai autant d'un exercice modéré : je dis modéré, car la fatigue userait encore les forces au lieu de les accroître, et pourrait provoquer ou hâter le développement d'une des maladies que l'onanisme donne. Un air pur et sec, comme celui que l'on respire dans les pays de montagnes, pourrait aussi avoir une influence favorable, soit sur l'économie en général, soit sur les digestions.

FIN.

TABLE.

PREMIERE PARTIE.

EFFETS DES EXCÈS VÉNÉRIENS.

CHAPITRE PREMIER.

Des dangers que peuvent avoir les excès vénériens.

CHAPITRE II.

CHAPITRE III.

SECONDE PARTIE.

CHAPITRE PREMIER.

CHAPITRE II.

FIN DE LA TABLE.

TYPOGRAPHIE DE A. PINARD,

QUAI VOLTAIRE, 15.